TÚ PUEDES RECUPERAR TU SALUD

El método Schneider de la salud

MEIR SCHNEIDER

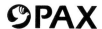
PAX

EL LIBRO MUERE CUANDO LO FOTOCOPIAN

Amigo lector:

La obra que usted tiene en sus manos es muy valiosa. Su autor vertió en ella conocimientos, experiencia y años de trabajo. El editor da una presentación digna de su contenido y pone su empeño y recursos para difundirla ampliamente, por medio de su red de comercialización.

Cuando usted fotocopia este libro o adquiere una copia "pirata" o fotocopia ilegal del mismo, el autor y editor no recuperan la inversión que han realizado.

La reproducción no autorizada de obras protegidas por el derecho de autor desalienta la creatividad y limita la difusión de la cultura, además de ser un delito.

Si usted necesita un ejemplar del libro y no le es posible conseguirlo, le rogamos hacérnoslo saber. No dude en comunicarse con nosotros.

EDITORIAL PAX MÉXICO

TÍTULO ORIGINAL DE LA OBRA: *The Handbook of Self-Healing.*
Publicada por Arkama, Penguin Books, Londres, Inglaterra.

COORDINACIÓN EDITORIAL: Matilde Schoenfeld
TRADUCCIÓN: Gilda Moreno Manzur
PORTADA: Víctor M. Santos Gally

© 2006   The Self-Healing Research Fundation
© 2007, 2016   Editorial Pax México, Librería Carlos Césarman, S.A.
    Av. Cuauhtémoc 1430
    Col. Santa Cruz Atoyac
    México DF 03310
    Tel.: 5605 7677
    Fax: 5605 7600
    editorialpax@editorialpax.com
    www.editorialpax.com

Primera edición
ISBN 978-607-9472-12-2

Índice

Prefacio

En este libro se ofrece un enfoque revolucionario a la medicina, en particular a la medicina de rehabilitación. Muchos libros se han escrito con respecto a las filosofías de la medicina alternativa; éste traduce dichas filosofías, así como las nuestras, a la práctica.

Se requirió mucho trabajo para demostrar con claridad de qué manera la conciencia, los pensamientos y el movimiento pueden ser utilizados con eficacia por casi todos. Para lograr tal claridad necesité una buena cantidad de apoyo y lo recibí de mi coautora, Maureen Larkin. Una de las mayores aportaciones de Maureen a mi vida fue esclarecer el modo en que la gente percibe esta práctica mía, tan poco usual. Ella me ayudó enormemente a mejorar mis habilidades de comunicación con el mundo exterior.

Mi esposa, Dror, ha sido mi más grande apoyo y mi sostén principal. Trabajó en cada detalle de este libro. Dror supo cómo presentar de manera inteligible todo un nuevo conjunto de conocimiento. Con su formación en el área de biología y su profundo entendimiento de mi método, logró aumentar nuestra precisión y claridad. Trabajó durante horas interminables, de las 11 de la mañana a las tres de la madrugada, verificando, leyendo pruebas y editando la obra.

Cada una de las ilustraciones incluidas se basa en una fotografía en la que se muestra a clientes y amigos realizando muchos de los ejercicios aquí descritos. Dror escogió cuáles de éstos requerían ilustrarse, programó y dirigió las sesiones fotográficas y posó. Un agradecimiento especial a nuestro fotógrafo, Terry Allen, quien mostró una rara capacidad para percibir el movimiento involucrado en cada ejercicio y reflejarlo en sus imágenes. Mi profundo agradecimiento a todos aquellos que se ofrecieron como voluntarios para posar: Rachel Riley-Cox, Diana Stork, Micah Leideker y, en especial, Jim Sharps.

Me alegro de haber terminado este libro porque el mundo lo necesita. Espero disfrutarlo con un grupo de amigos al avanzar, capítulo por capítulo, hacia una salud mejor.

Meir Schneider

INTRODUCCIÓN

S i leíste *Sanación personal*, sabes ya que el libro se escribió para personas interesadas en desarrollar una mejor relación con su cuerpo, desarrollar la capacidad de escuchar y de sentir las necesidades del mismo, así como responder a ellas. Los ejercicios incluidos se concibieron para aquellos que deseen mover, utilizar, desarrollar y estudiar su cuerpo, en reconocer las capacidades y limitaciones propias, y aceptarse como son.

En *Sanación personal avanzada* ofrecemos programas orientados a necesidades más específicas. Si sufres un padecimiento que necesitas sanar, empieza con él y nosotros mencionaremos ejercicios de *Sanación personal* que son pertinentes para tu trastorno específico. Si en general eres sano, será más beneficioso para ti utilizar *Sanación personal* para desarrollar tu conciencia cinestésica y, más adelante, enfocar tu trabajo en un área particular, como cuáles son los ejercicios más adecuados para correr, para la espalda o para la visión.

El propósito de este libro no es sólo ayudarte a deshacerte de los síntomas, sino a desarrollar tu intuición y creatividad para cuidar de tu cuerpo, tu salud y tu vida. Puedes empezar al proponerte una mejora específica y terminar con desarrollar una nueva sensación de tu cuerpo, un nuevo entendimiento del mismo, una sensación de un mayor involucramiento con él. En ese punto el libro habrá causado el efecto que esperamos. La participación más profunda y la capacidad de inventar se encuentra en un nivel de comprensión que no es sólo físico o mental, sino también espiritual.

Para convertir a este libro en una guía eficaz en los años por venir, no es suficiente que avances por sus páginas, comprendas algunos conceptos y trabajes con ellos. Ni siquiera es bastante que estés abierto al cambio. Lo que es de mayor importancia es que creas en ti mismo: que creas en tu fortaleza y recursos físicos, emocionales y espirituales. Quienes ya trabajaron con *Sanación personal* tienen una idea de con cuántos recursos cuenta su cuerpo que nunca han aprovechado, cuántos más pueden utilizar y cuanto más sano y vital puede estar si continúan el aprendizaje de cómo vivir mejor en él.

Si no encuentras tu problema particular en este libro, siéntete incluido de todas maneras. Su extensión y alcance no son lo bastante amplios como para describir todo lo que podríamos sugerir, pero creemos que, bien sea que leas *Sanación personal* o *Sanación personal avanzada*, dispones de material general que te bastará para empezar.

Muchos de los ejercicios pueden utilizarse para cubrir una gran variedad de necesidades. Aun si encontraste en este libro ejercicios orientados a tu situación específica, éste tal vez sea sólo el principio. Es posible que después de experimentar con ellos utilices tu recién desarrollada conciencia cinestésica para elaborar otros que funcionen aun mejor para ti.

Te recomendamos que lleves un registro diario de tus logros y tus dificultades, de manera que después de seis o nueve meses puedas evaluar tu mejora. Utiliza este libro, recurre a tus amigos, echa mano de tu intuición y de cualquier aportación de tus maestros de este u otro método terapéutico para aprender más acerca de lo que puedes emprender para mejorar tu cuerpo.

Sanación personal te servirá como guía para tu trabajo en la mejora de tu salud. Al hacerlo con este libro, recomendamos con firmeza que trabajes bajo supervisión profesional, en especial médica. La medicina convencional ha sido en extremo importante y útil para muchos millones de personas en su tarea de comprender el cuerpo, de curar infecciones, de deshacerse de obstrucciones, de dar vida a personas que de otra manera la perderían, pero nunca le ha enseñado al ser humano a apuntalar y aumentar la fuerza vital. Si tú aumentas tu nivel de conciencia, tu movilidad y tu fortaleza general, cuando aprendes sobre tus capacidades, puedes volverte menos dependiente de la intervención externa de la medicina.

Insistimos en que trabajes con un pequeño grupo de apoyo formado por personas que poco a poco se familiaricen más contigo y con tus capacidades y que puedan ayudarte en tu desarrollo.

Es probable que, de manera intituiva, te percates de que hay momentos para trabajar por tu cuenta y momentos para hacerlo con un grupo, momentos para hacerlo con un terapeuta, incluso otros para hacerlo con uno diferente. Un cliente que mostró este entendimiento fue Daniel, quien padecía distrofia muscular. Daniel cambió la impotencia y la pasividad de un inválido casi sujeto a una silla de ruedas por la confianza y la dedicación del ciclista y practicante del trote en el que se convirtió. En un punto crucial de su tratamiento Daniel sintió que había llegado el momento de trabajar con gran intensidad por su cuenta. Pensó en sí mismo como en un escultor que construía su propio cuerpo. Después de tres meses y con músculos mucho más fuertes, se sintió preparado para reanudar la terapia. Al igual que Daniel, lo que tú necesitas es la disciplina y el compromiso de trabajar en ti mismo y de seguir lo que es mejor para ti. Nosotros te brindamos apoyo.

Cada paso que des es una puerta abierta para el siguiente. Nunca sabes cuál será tu paso siguiente. Los ejercicios te conducirán a nuevos ejercicios: los que tu cuerpo, a medida que se desarrolle, te exigirá. Pero actúa con precaución: conocemos a muchos que pensaban que conocían su cuerpo, pero que se movían y vivían con gran rigidez y tensión. Tu grupo de apoyo, tu terapeuta o tus amigos te ayudarán a evaluar en qué condiciones te encuentras. ¿Cuáles son algunos criterios?

1. Que tu movimiento sea suave.
2. Que te sientas cómodo.
3. Que respires profundo siempre.
4. Que sientas que hay espacio en las articulaciones y alargamiento de la columna.
5. Que tu cuerpo y mente trabajen en conjunto hacia el logro de una meta.

El principal objetivo de este libro es ayudarte a trabajar con tu cuerpo con una sensación de unión: nunca con un sentimiento de lucha contigo mismo o a pesar de ti mismo o en busca de probar algo. Siempre que trabajes en tu columna, sistema nervioso, respiración, visión o cualquier otro sistema, es muy probable que encuentres tus limitaciones. Al intentar relajarte, quizá te des cuenta de que está tenso o inquieto. Al procurar moverte con mayor fluidez, acaso te percates de cuán rígido estás. Al encarar la manera en que funciona tu sistema nervioso central, tal vez te frustres al descubrir cuán fijos son tus patrones a este respecto. Reconoce el resentimiento que puedas sentir en relación con el trabajo corporal. Sería equivocado darte por vencido. Quizá te invada la pereza o el aburrimiento, pero recuerda que éste o la falta de disciplina no son las causas de que no trabajes contigo mismo: son tan sólo otras formas de resistencia, de limitaciones que tú mismo te has impuesto, que tienen razones subyacentes y subconscientes. En cierta medida, es mucho más fácil mantener tus limitaciones que romperlas. El peligro es que quizá renuncies a trabajar con tu cuerpo justo cuando empezabas a ver mejoras en él.

Sin embargo, si reconoces este proceso como propio, no pelees contra el mismo, no te resientas por resistirte porque la ira no te llevará a parte alguna y la ira dirigida a ti mismo constituye resistencia al cambio. Alégrate con el reconocimiento pues se trata de un paso importante hacia la sanación. Consulta con tu grupo de apoyo o con un buen terapeuta, recibe de ellos atención y apoyo, y continúa tu trabajo. Intenta eliminar de tu diccionario la palabra "debería" y hacerte, más bien, de un sentido de propósito. Trabajar en busca de la relajación, la movilidad y la fluidez es mucho más sano y eficaz que forzarte a conseguirlas. Vencer estas limitaciones te permitirá sentirte más vivo, con más energía y una mayor sensación de bienestar.

1

CORRER

Correr puede ser la mejor o la peor forma de ejercicio aeróbico; depende de cómo lo hagas. Un aspecto positivo es que puede mejorar todos tus procesos corporales, desde los vitales de circulación y respiración hasta la digestión. Un aspecto negativo es que los músculos y articulaciones de los corredores pueden lesionarse algunas veces de manera tan grave que se ven obligados a dejar de correr. Uno de nuestros talleres más populares es exclusivo para corredores que quieren aprender a correr sin lastimarse o, mejor aún, hacerlo de tal manera que aprovechen todos los beneficios potenciales de esa práctica.

Correr no sólo no tiene que lesionarte; de hecho, puede ayudarte a vivir más relajado y libre de dolor en general. Nuestro interés en los corredores empezó cuando una de nuestras practicantes profesionales que había sido corredora desde que estudiaba secundaria, enfermó de ciática debido, en parte, a la manera como corría. Dedicó dos años a rehabilitar su cuerpo y sus hábitos de correr para volver a practicar este deporte de manera regular sin miedo a sufrir ataques de ciática. El interés se intensificó cuando Meir empezó a correr como una forma de ejercicio y meditación, al explorar sus posibilidades como herramienta de sanación personal.

Cosechar todas las recompensas de correr significa tener músculos más fuertes, articulaciones y huesos más sanos, mejor circulación, respiración más profunda y regular, una gran sensación de logro y satisfacción y, por encima de todo, un bienestar general que abarca el cuerpo y la mente. No obstante, si te lesionas, no sólo perderás ese resplandor que te da el sentirte bien, puedes disminuir tu capacidad de correr con el tiempo. Muchas, quizás incluso la mayoría, de las lesiones que se derivan de correr suceden sólo porque la gente se presiona para correr demasiado tiempo o con demasiada fuerza, o es insensible a las señales de su cuerpo, como el dolor y la fatiga. En otras palabras, casi todas estas lesiones pueden prevenirse y lo que mejor las previene es cuidar de nosotros mismos.

Con toda seguridad corres, por lo menos en parte, por un auténtico deseo de tener un cuerpo más sano. Si este deseo es tu objetivo principal, tu cuerpo te recompensará. Sin embargo, a menudo las personas tienen otros intereses: intentar que su cuerpo sea más bello, poner a prueba su resistencia y fortaleza, competir con los demás o, sencillamente, luchar por estar a la altura de un desafío que ellas mismas se impusieron. Tal vez alguien busque fortalecer su corazón, al tiempo que olvida que el resto de su cuerpo también debe tomarse en cuenta. Siempre que cualquiera de estas metas se vuelva más importante que la salud general, correr se convierte en un riesgo potencial. Es entonces cuando la gente se lesiona la espalda, las caderas, las rodillas, los tobillos y los pies; o desarrolla tendinitis, astillamiento de espinillas y otros problemas musculares y de articulaciones, o bien, muere de un ataque cardíaco a media carrera.

Por consiguiente, procura adoptar la actitud de que lo haces por ti mismo y por tu cuerpo, de modo que todo tú te sientas y funciones mejor. Si eres la clase de persona que necesita dolor y tensión y un auténtico sufrimiento prolongado para sentir que en realidad lograste algo (y muchos corredores entran en esta categoría), ésta es una oportunidad de abandonar tal idea por un tiempo. Con frecuencia, la gente corre justo porque cree que requiere un esfuerzo tremendo y que sólo con ese tipo de esfuerzo se consiguen resultados. Descubrirás que no necesariamente es así. Puedes aprender a correr por el gusto de hacerlo, sin presionarte ni forzarte; puedes aprender a correr sin esfuerzo, y verás que las recompensas serán incluso mayores que cuando corrías esforzándote al máximo. Intenta poner énfasis en nutrirte, más que en desafiar o competir contigo o cualquier otra persona.

Casi todos los ejercicios que sugerimos en *Sanación personal* se han ubicado en el extremo de no exigir esfuerzo vigoroso alguno. (Ya hay muchos libros a la venta sobre ejercicios intensos.) Si has probado nuestros otros ejercicios de sanación personal, tal vez hayas observado que al principio te tensabas para hacer incluso el movimiento más sencillo y menos exigente. La mayoría de nuestros ejercicios se concibió para aprender a abandonar dicha sensación de tensión y reemplazarla con una de suave sosiego. Es relativamente fácil hacer esto con movimientos que no son extenuantes. Ahora te invitamos a llevar esta sensación de ausencia de esfuerzo a una actividad más enérgica. Empieza con la idea de que correr es fácil, agradable y divertido, y que no tienes que correr un paso más de lo que en verdad quieres. Después de todo, no tienes ninguna necesidad de hacerlo. Muy pocos de nosotros requerimos correr, bien sea para alcanzar a alguien o para huir de alguien. Correr debe de haber sido en algún tiempo una actividad necesaria para todos, y sin duda es grata, una vez que te acostumbras. Pero tu vida ya no depende de ella, así que asegúrate de que sea un placer para ti y no una experiencia penosa. Cuanto menos te lo plantees como desafío, menos te presiones y te critiques, más disfrutarás, te nutrirás y resultarás beneficiado al correr.

En lo primero que debes pensar es en encontrar un buen lugar para correr. Casi todos los corredores saben cuán dañino es hacerlo sobre concreto, y de todos modos lo acostumbran. Algo que desconcierta en sumo grado en la bahía de San Francisco es ver a los corredores avanzar por las aceras o junto a calles llenas de gente y con tránsito muy pesado, respirando con inhalaciones profundas los gases del escape de los automóviles y autobuses al tiempo que demuelen sus articulaciones contra el concreto. Muy a menudo los vemos en una calle como ésta que rodea al parque Golden Gate, en donde hay kilómetros de senderos de tierra y hectáreas de árboles que expelen oxígeno. Nunca hemos logrado adivinar qué hacen afuera del parque cuando podrían estar adentro. O por qué alguien corre sobre concreto cuando la mayoría de la gente tiene un parque o patio escolar muy cerca, con senderos o una pista para correr. En el capítulo sobre Articulaciones, 3 de *Sanación personal*, explicamos que, si bien es esencial practicar mucho ejercicio vigoroso para la salud de las articulaciones, los impactos o golpes fuertes y repetidos a la articulación a menudo provocan el surgimiento de osteoartritis. Correr sobre concreto provoca, de manera definitiva, dichos impactos.

Con mucho, el mejor lugar para correr es una playa arenosa. Puedes correr descalzo, lo que te permite usar muchos más músculos de los pies y las piernas que cuando llevas zapatos. Te brinda la posibilidad de correr en arena compacta o suave, que son dos ejercicios por completo diferentes. También te permite respirar aire de mar, y correr en el agua si lo deseas. Correr con los pies en el agua fría puede, de hecho, eliminar cualquier hinchazón de las piernas que podría ocurrir por correr. Si tienes la suerte de vivir cerca de una playa arenosa, aprovéchala, y corre ahí. De no ser así, piensa bien en los lugares que tienes a la mano. Pistas para caminatas, senderos en los parques de la ciudad, lotes baldíos, bosques o campos de juego en escuelas: casi todo el mundo puede encontrar algún lugar plano que todavía no ha sido cubierto de concreto. Y si al final no encuentras otro sitio para correr más que la calle, escoge una tranquila. También te ayudará tener dos o más pares diferentes de zapatos para correr. Éstos tenderán a gastarse a diferente velocidad, así que los patrones de desgaste en su interior serán distintos y distribuirán tu peso de manera un tanto diferente. Esto puede provocar que tus músculos se ajusten ligeramente cuando cambias de zapatos de un día a otro, y ayuda a impedir que el impacto de correr caiga en la misma parte de la articulación cada vez. Usar calcetas gruesas también absorberá algo del impacto si corres en la calle.

El siguiente aspecto es qué distancia correr. Por supuesto, esto varía mucho. La pregunta principal es: ¿eres considerado con tu cuerpo? Sabemos de alguien que se fijó la marca arbitraria de correr 15 kilómetros diarios. Con este programa, perdió peso de manera constante y ya era delgado. Se obsesionó tanto que no podía dormir más de cuatro horas en la noche y su vida cotidiana transcurría en una niebla de fatiga, que al final puso en riesgo su empleo. Desarrolló tendinitis en ambas rodillas, lo cual ignoró de manera resuelta. Esto suena como un caso extremo, pero, de hecho, tal comportamiento no es en absoluto extraño. Todos conocemos a gente que pone en peligro su salud por una devoción fanática a su trabajo. La devoción fanática a la excelencia de cualquier clase puede castigar tanto en lo que se refiere al esfuerzo físico como al emocional.

Entonces, cuando decidas qué distancia correr, presta atención a qué distancia corres en la actualidad y de qué manera te afecta. Eso parece elemental, pero muchas personas, como el corredor que mencionamos, no lo hacen. Si le prestas atención a tu cuerpo, te dirá todo lo que necesitas saber. Si eres un corredor novato, tómalo con calma y avanza en forma gradual. Tu fortaleza muscular y capacidad pulmonar aumentarán un poco cada vez que corras, así que puedes agregar a menudo algo de distancia, como unos 20 metros, de modo que tus músculos tengan un desafío constante, pero no exagerado. Deberás decidir qué constituye para ti una distancia "pequeña". Para una persona con fuerza muscular y en buena forma, pueden ser otros 100 metros cada vez; para un principiante absoluto, podrían ser 15 metros. Atiende y observa qué hace sentir mejor a la totalidad de tu cuerpo. Apégate a tu nueva distancia hasta que sea fácil para ti, y luego auméntala de nuevo. No necesitas agregar distancia cada vez que corres, pero hazlo tan a menudo como te resulte cómodo. Y no te esclavices a una idea arbitraria sobre la distancia que necesitas correr cada día. De nuevo, sé sensible contigo. Tal vez corrías más de seis kilómetros al día, pero si estás rígido, cansado y adolorido, y lo que en verdad necesitas es un descanso, no insistas en cumplir tu meta habitual. Es la manera como corres, mucho más que la distancia, lo que al final mejorará tu bienestar.

El masaje constituye una excelente preparación para correr, en especial si padeces problemas de rigidez muscular o de articulaciones. Puedes dar masaje a tus pies, tobillos, piernas y rodillas para calentarlos y aflojarlos. Si deseas información al respecto, consulta la sección de automasaje en el capítulo 7 de *Sanación personal*.

Parte de la razón por la que a Meir le encanta correr es porque los ejercicios de correr y de visión se complementan y se apoyan de manera recíproca.

1.1

Es una excelente idea aplicar las palmas de las manos sobre tus ojos (consulta el ejercicio 8.5 del capítulo 8 de *Sanación personal*) como preparación para correr. Esto relaja los ojos junto con toda la parte superior del cuerpo, lo que te permitirá adentrarte en tu carrera con una sensación de tranquilidad y frescura. También prepara a tus ojos para algunos ejercicios; hay varios ejercicios de visión que podrás realizar con facilidad mientras corres. Parpadear con frecuencia los relajará y romperá el hábito de esforzarse y fijar la vista. Otro ejercicio útil es desplazar la mirada entre el piso frente a ti y el punto más lejano en la distancia. Una de las actividades más sanas para el ojo humano es mirar a lo lejos, en especial si se trata de un ojo miope o cansado por mirar de cerca durante jornadas de trabajo excesivo. Correr brinda una oportunidad magnífica de mirar a lo lejos. Cuando empieces a correr, dirige la mirada a un punto lo más lejano que puedas. Algunas personas sólo miran el sendero que está frente a ellas, lo que puede dar la sensación de encontrarse en una banda sin fin. Si miras a la distancia, puedes sentir que ya llegaste al punto que estás viendo. La visualización de este tipo reduce la fatiga. (Una de nuestras clientas imagina, mientras corre, que alguien que está de pie en ese punto lejano de destino sostiene una soga y tira de la misma junto con ella.) Esto también tiende a mantener tu postura más erguida, lo que hará que correr no te cause problemas de espalda y te permitirá respirar de un modo más completo. También puedes intentar imaginar que corres en la dirección contraria; es decir, si corres hacia el sur, imagina que avanzas hacia el norte.

Ahora llegamos a la respiración. Si leíste *Sanación personal*, ya sabes cómo respirar: de un modo profundo, completo, lento, inhalando y exhalando sólo por la nariz, y asegurándote de que tus exhalaciones son tan largas y completas como tus inhalaciones. (Si no has leído *Sanación personal*, asegúrate de leer el capítulo 1 sobre Respiración. Aprender a respirar correctamente es la mejor manera de prepararte para correr.) Es probable que al principio respirar por la nariz afloje tu paso. Casi todos hemos terminado por respirar por la boca en cierta medida, y nuestra nariz no está acostumbrada a introducir suficiente aire como para que nos adentremos en un ejercicio vigoroso. Respirar por la nariz toma más tiempo, pero te ofrece respiraciones mucho más profundas, y al final te da más oxígeno, en vista de que permite que haya más tiempo para el intercambio de dióxido de carbono por oxígeno en el interior de los pulmones. Por tanto, sé paciente.

Cuanto más respires por la nariz, más podrás hacerlo y, con el tiempo, no necesitarás respirar por la boca aun cuando corras a velocidad máxima. El día que Maureen sintió que ya había aprendido a respirar fue aquel en el que descubrió que jadeaba por la nariz en vez de la boca; créelo, es posible. Lo ideal, por supuesto, es que no necesites jadear en lo absoluto, sino respirar de modo uniforme y completo. Asegúrate de que el torso entero se expanda cuando inhales. Debes sentir que tu pecho se levanta, tus costillas se separan y tu abdomen y la parte baja de tu espalda se estiran. Si lo requieres, disminuye tu velocidad al correr durante un tiempo para permitir que tu capacidad de respiración se amplíe poco a poco. Respirar profundo mientras corres es la mejor manera de asegurarte de permanecer relajado durante la carrera y después de ella.

No necesitas sostener los brazos con rigidez cuando corres. Muchos corredores aprietan los brazos, ponen rígidos los hombros y los codos, y aprietan los puños, o bien, mueven los brazos de arriba abajo y los hacen trabajar tan arduo como las piernas. Esto, por supuesto, es innecesario y fatigoso, en particular si corres periodos prolongados. Tus hombros tienen suficientes oportunidades de tensarse, así que ésta no debería ser una más. Practica correr con los brazos sueltos a los lados y moverlos sólo con el movimiento de tu cuerpo. Si quieres levantar los brazos, mantén los hombros abajo y las manos relajadas.

1.2

Puedes usar las manos para masajear y relajar diferentes partes del cuerpo mientras corres. Dar masaje al pecho te ayudará a respirar de un modo más completo. Soba y golpea con suavidad a los lados del cuello. Coloca las palmas a cada lado de la cabeza y jala hacia arriba para estirar los músculos del cuello. Golpea con los puños y pellizca con las puntas de los dedos, con mucha suavidad, tus muslos, tus caderas y la parte baja de tu espalda, para que los músculos se mantengan flojos. Dar masaje al cuero cabelludo también es muy relajante, en especial si introduces los dedos bajo el cabello y lo levantas con suavidad mientras das el masaje; esto no sólo relaja el cuero cabelludo, sino que también es refrescante.

1.3

Concéntrate en los pies. Muchos corredores tienen la imagen del torso, en especial de la parte baja de la espalda, que levanta y mueve las pesadas piernas, mientras los pies se arrastran por detrás; esta visualización en sí misma puede ser extenuante. Piensa mejor en que tus pies son la fuerza impulsora, como si tuvieran vida propia y cargaran tu cuerpo con ellos.

La rodilla debe doblarse cuando el pie toca el suelo, y luego doblarse todavía más. Enderézala de manera gradual cuando el pie ejerza presión contra el piso y adelanta la otra rodilla. Esto te dará el mejor impulso hacia adelante, y también protegerá las articulaciones de las rodillas del impacto que ocasionaría golpear el piso con las rodillas tiesas o rígidas.

1.4

La fatiga a menudo proviene de la sensación de que se lucha contra la gravedad. La visualización te ayudará con esto. Visualiza que tu cuerpo no pesa en absoluto, que es un globo atado con una cuerda a tus pies y vuela junto con el viento. O puedes seguir el tirón de la gravedad: imagínate plantado con firmeza en el suelo, y que es la tierra misma la que te lleva hacia adelante. Imagina el movimiento giratorio de la Tierra y que es esta fuerza la que te hace avanzar. Te sorprenderá descubrir cuánto puede tu imaginación, o actitud, cambiar la manera como te sientes. Una de nuestras clientas acostumbraba cargar cada mañana dos baldes muy pesados de agua en un tronco atravesado sobre los hombros; decía que en realidad le gustaba hacerlo porque se imaginaba que el peso de los baldes obligaba a sus tensos hombros a descender y a su cuello rígido a alargarse. Cuando percibía que su cuerpo recibía la ayuda de esta ardua labor y dejaba que sus músculos trabajaran con la presión y no en contra de ella, en verdad se sentía muy bien. Si de manera constante le ofreces a tu mente imágenes de ausencia absoluta de esfuerzo, de ligereza y alivio, la tensión de tus músculos se relajará en forma espectacular.

Una de las grandes ventajas de cualquier ejercicio vigoroso es que puede ayudarnos a fortalecer nuevas series de músculos, y equilibrar así el uso de nuestro cuerpo. Pero si hacemos ejercicio con una sensación de tensión, recaeremos sobre los mismos músculos que usamos todo el tiempo para todo. Si acostumbras hacer que tu espalda realice el trabajo del resto de tu cuerpo —es decir, si contraes los músculos de la espalda cuando en realidad es otro conjunto de músculos el que necesita trabajar—, descubrirás que haces lo mismo cuando corres, sobre todo si empiezas a cansarte. De manera inconsciente, tu espalda se pondrá rígida para quitar parte de la carga al resto de tu cuerpo. Sin embargo, esto no disminuye la fatiga, sino justo lo contrario. La única razón por la que el cuerpo hace esto es porque tiene ese hábito. Debido a que siente que estás sometido a estrés, empieza a pedir la ayuda de los músculos "de respaldo", que en realidad sólo deben usarse en una emergencia. Ésta es una de las razones por las que recomendamos de manera tan resuelta que cultives una sensación de relajación cuando corres: te permitirá desarrollar nuevos músculos y nuevas formas de moverte, en tanto que una sensación de tensión te inhibirá.

Como apreciarás, la mayoría de las instrucciones y sugerencias anteriores se relaciona con romper patrones y hábitos actuales de movimiento y actitud. Casi toda la gente corre de la misma manera como hace todo lo demás en la vida. Si tensa los hombros en el trabajo, lo hará mientras corre; si respira de modo superficial, bizquea y esfuerza sus ojos, camina con las piernas rígidas, asienta más un pie que el otro, pone tieso el abdomen, o lo que sea, trasladará estos hábitos a su estilo de correr. Debido a que correr es más extenuante que otras actividades, los malos efectos aparecen más pronto, en la forma de lesiones de músculos, tendones y articulaciones. Es por esto que animamos a todos a estar conscientes de todo lo que hacen cuando corren y a que lo cambien o lo varíen, de ser posible, con el fin de lograr un uso más equilibrado del cuerpo. El único propósito de los ejercicios siguientes es ayudar a romper tus patrones de movimiento y experimentar nuevos.

1.5

Es importante variar la altura de los pasos mientras corres. Si levantas los pies a exactamente la misma distancia del piso cada vez, obligas a trabajar justo a las mismas fibras musculares, y colocas un impacto intenso en la misma parte de cada articulación. Si levantas las piernas un poco más o un poco menos se distribuirá el uso del músculo y el impacto en la articulación de un modo mucho más uniforme. Si corres en la playa, puedes hacer esto en forma automática al cambiar de la húmeda y compacta arena mojada a la suave arena seca; si corres en un sendero, es conveniente que en éste el suelo sea un tanto irregular y te obligue a ajustarte. Si la mayor parte del camino es lisa y pareja, de ti dependerá recordar que es conveniente variar la altura a la que levantas los pies. Podría parecer que requieres mayor esfuerzo para levantarlos más, pero en realidad puedes reducir tu fatiga, en vista de que usarás muchos músculos diferentes en vez de trabajar en exceso unos cuantos. No obstante, asegúrate de mantener el centro de tu cuerpo más o menos en el mismo nivel del suelo: intenta levantar más tus pies, no todo el cuerpo.

Un día Meir corrió 16 kilómetros, meta que se fijó aun cuando para él era entonces una distancia inusitadamente larga. Al descubrir que sólo podía levantar los pies a unos 30 centímetros del suelo, intentó alzarlos más y se dio cuenta de que su cuerpo no respondía a esta solicitud. Sus músculos habían adoptado un patrón de movimiento y no querían abandonarlo. Si llegas a este punto, lo mejor que puedes hacer es tomar un descanso y practicar un poco de ejercicio que "confunda" a tus músculos, para de este modo ayudarles a romper su patrón. Un ejercicio de este tipo es el movimiento entrecruzado, que se describe con más detalle en el ejercicio 6.22 del capítulo sobre el sistema nervioso (6 de *Sanación personal*). Este movimiento es una imitación del tipo que hiciste antes de aprender a caminar, y le "recuerda" a tu cerebro y tu sistema nervioso la época en la que tu coordinación apenas empezaba a desarrollarse, antes de que se desarrollaran desequilibrios y tensiones desiguales en tu movimiento y tu postura. Permite a tu cerebro y a tus nervios "pensar" en el movimiento como algo sencillo, equilibrado, coordinado, y permite a tus músculos responder en la debida forma. Después del movimiento entrecruzado, Meir volvió a correr y descubrió que ahora podía levantar los pies más alto y con menos esfuerzo. Al romper el patrón de movimiento pudo usar músculos diferentes, músculos que todavía no se habían fatigado por el uso prolongado.

1.6

Practicar algunos otros ejercicios durante la carrera también ayuda a romper hábitos de movimiento y se suma a los beneficios de correr. Si tu equilibrio es bueno, puedes girar la cabeza ligeramente de lado a lado mientras corres, o doblar la parte superior del cuerpo un poco hacia adelante, luego un poco hacia atrás. Estos movimientos estiran el cuello y la parte superior de la espalda e impiden que se tensen mientras corres. Te puedes inclinar hacia adelante en forma gradual con todo el torso; empieza con los hombros y baja por la columna en forma lenta. Endereza tu cuerpo de manera gradual y dóblalo hacia atrás, inclina la cabeza primero y luego los hombros y la espalda. Enderézate de nuevo con lentitud. Extiende los brazos hacia los lados para equilibrarte e inclina el cuerpo lentamente primero hacia un lado, luego hacia el otro. Estos ejercicios impedirán que la columna se ponga rígida. Puedes correr girando los dedos de los pies hacia dentro, y luego hacia fuera, lo que incrementará la flexibilidad de tus caderas, rodillas y tobillos.

1.7

Entrelaza los dedos de las manos detrás de tu espalda y levanta los brazos lo más alto que puedas mientras te sea cómodo. Correr con este estiramiento puede ser muy efectivo para aflojar toda la espalda, en particular la parte baja.

1.8

Para cambiar la concepción que tu cuerpo tiene de cómo correr, el mejor ejercicio es hacerlo hacia atrás. Inténtalo y observa cuán diferente es la sensación que cuando corres hacia adelante. La espalda y el abdomen se sostienen de manera distinta, los brazos se mueven en forma diferente, las piernas se levantan de otro modo. Tenderás a erguir más la cabeza, en vista de que no hay nada que ganar con estirar el cuello hacia adelante como acostumbran tantos corredores. No podrás correr con la misma velocidad o la misma distancia hacia atrás que en sentido contrario; el valor principal de correr hacia atrás es que cambias los hábitos que puedes haber establecido al correr hacia adelante. Por ejemplo, cuando corremos hacia atrás tendemos a relajar el abdomen; si practicas esto lo suficiente, descubrirás que relajas el abdomen durante tu carrera regular, junto con el cuello, la parte baja de la espalda y los cuadríceps. Al mismo tiempo, desarrollas una serie de músculos por completo diferentes de los que se usan para correr hacia adelante, lo que permite alcanzar un mejor equilibrio de tu fortaleza corporal general. Meir suele correr más de seis kilómetros, y de éstos por lo menos 800 metros lo hace hacia atrás.

1.9

Si lo logras sin perder el equilibrio, gira la cabeza con lentitud de un lado a otro mientras corres hacia atrás. Si no ves a dónde se dirige tu cuerpo te tensas de manera instintiva y este movimiento de cabeza lo contrarrestará, al tiempo que te permitirá ver un poco de lo que hay detrás de ti. Este movimiento de cabeza, ya sea al correr hacia adelante o hacia atrás, es también un buen ejercicio de visión. Mover el campo de visión, no importa si para ello mueves los ojos o la cabeza, estimula la parte del ojo encargada de la visión aguda. Parpadea mientras giras la cabeza, y permite que tus ojos oscilen con rapidez de un punto al otro.

Sin voltear la cabeza, también puedes estimular tu visión periférica con sólo enfocar la vista en un punto frente a ti de modo que las células oculares periféricas, no las centrales, tengan que trabajar para ver lo que pasa a los lados. La tendencia a permitir que las células oculares periféricas trabajen es mayor cuando vamos hacia atrás, porque toda la nueva información visual en la que está interesado el cerebro la proporciona la visión periférica, más que la central. Si alguna vez te has sentado en un tren viendo hacia atrás, quizá te hayas percatado de que es mucho más probable que prestes atención a lo que consigues captar con el rabillo del ojo.

1.10

A continuación, intenta correr hacia los lados. De nuevo, usarás una serie diferente de músculos. Hay dos maneras de correr hacia los lados: puedes mover un pie al lado y "deslizar" el otro para alcanzarlo, sin cruzar una pierna adelante de la otra (ver figura 1.10 A), o cruzar una pierna con la otra (ver figura 1.10 B). De ambas formas utilizarás nuevos músculos y relajarás los de la cadera al ampliar su movimiento.

Para la mayoría de la gente, correr no es un ejercicio que le brinde más flexibilidad, soltura o relajación: su propósito principal es fortalecer y desarrollar algunas partes del cuerpo, lo que también puede tender a ponerlas rígidas y tiesas. Algunos corredores sí saben cómo correr y permanecer relajados, y eso es lo que intentamos enseñar; no obstante, es muy probable que si ya eres corredor, principiante o avanzado, tiendas a poner rígidos los músculos cuando corres. Puede tomar años superar esto. Por eso, deberás realizar una sesión de ejercicios de estiramiento y

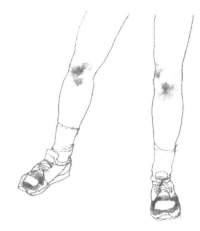

Figura 1.10A

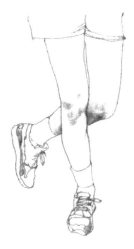
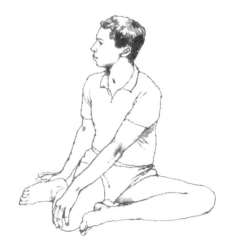

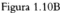

Figura 1.10B   Figura 1.11

enfriamiento al terminar cada carrera. Relajar los músculos después de trabajar de manera ardua con ellos no borrará ninguno de los beneficios obtenidos con el ejercicio, sólo los incrementará. Además, reducirá las posibilidades de que surjan problemas musculares o de articulaciones por regresar a tu vida cotidiana con los músculos todavía contraídos como los tenías al correr.

1.11

Asegúrate en especial de estirar la espalda después de correr. Si hay un área que ponemos rígida de manera inconsciente más que cualquier otra, es la espalda. Los ejercicios que estiran ésta y la parte baja del cuerpo serán de gran ayuda. Por ejemplo, siéntate en el piso, con ambas piernas sobre él, las rodillas dobladas y apuntando hacia el mismo lado: si ambas rodillas están dobladas y apuntando a la izquierda, el pie izquierdo quedará colocado cerca de la rodilla derecha. En esta posición, gira lento el cuerpo de un lado a otro (ver figura 1.11).

Otros estiramientos excelentes se presentan en el capítulo sobre la columna vertebral (4 de *Sanación personal*), en las secciones tituladas Estiramientos laterales para la parte baja de la espalda, Estiramiento y giros al estar sentado para la parte baja de la espalda, Arco de la columna vertebral, Flexión de la columna, y Cómo aflojar caderas y pelvis. Prueba todos estos ejercicios, descubre cuáles te parecen más eficaces y agradables e incorpóralos como una rutina cotidiana al terminar de correr.

2

PARA TOCAR MÚSICA

Nuestro trabajo nos ha puesto en contacto con muchos músicos, tantos, en realidad, que desarrollamos un taller especial para ellos, titulado "Tú eres el instrumento", diseñado para atender sus necesidades. Por supuesto, éstas varían mucho. Un pianista, un violinista y un flautista enfrentan problemas especializados por resolver; todos usan las manos de manera diferente y adoptan posturas por completo distintas cuando tocan. Sin embargo, algunas preocupaciones son comunes a casi todos los instrumentistas. No tenemos suficiente espacio en esta sección para describir los ejercicios relacionados con cada instrumento, pero podemos describir medios para tomar conciencia y lograr el relajamiento, que han ayudado a todos los músicos con los que hemos trabajado y que tocan arpa, violín, viola, bajo, violonchelo, piano, batería y otras percusiones, flauta, guitarra, guitarra eléctrica, acordeón, así como a cantantes.

Antes de trabajar con este capítulo, hazlo con los primeros seis capítulos de *Sanación personal*. Presta atención particular a los ejercicios de coordinación del capítulo 6, sobre el sistema nervioso (ejercicios 6.12 a 6.19).

Todos los que trabajan durante periodos prolongados con las manos corren cierto riesgo de desarrollar dolor y tensión, no sólo en las manos, sino en toda la parte superior del cuerpo. Muchos músicos encaran, además, la dificultad de que necesitan conservar una posición cansada o inconveniente mientras tocan: el violinista o el flautista con la cabeza ladeada hacia un lado, el arpista con los brazos sostenidos arriba sin apoyo alguno, el saxofonista que debe sostener un instrumento pesado. La variedad de problemas incluye tendinitis, calambres y espasmos musculares, artritis, dolores de cabeza, dolor facial y fatiga visual, así como malestar y dolor en el pecho y los músculos de los hombros. Tal vez el problema más frecuente sea el síndrome del túnel carpiano, inflamación que provoca dolor, ardor y entumecimiento de antebrazos, muñecas y manos.

Estos problemas no surgen sólo porque uses mucho las manos. Como trabajadores corporales que en ocasiones usamos las manos durante muchas horas al día, hemos demostrado que es posible hacerlo sin dolor. Estos problemas ocurren como resultado de usar las manos y los brazos con tensión, es decir, cuando sus músculos están rígidos y contraídos de manera continua. Parte de esta contracción es inevitable, pertenece al proceso de sostener y tocar el instrumento. Sin embargo, mucha es por completo innecesaria. Si tomas conciencia de ello, puedes eliminarla. Esto no sólo reducirá el dolor, también hará que toques con una calidad inmensamente mejor.

Hay tres elementos principales para mejorar tu maestría musical: la relajación, el fortalecimiento y la conciencia. Los músculos relajados son más flexibles y móviles, lo que te permite tocar con la precisión, la velocidad, el tono y la expresión que deseas. Los músculos fuertes se cansan con menos rapidez, por lo que puedes practicar durante periodos prolongados sin fatigarte. Sin embargo, lo más importante de todo es la conciencia. El primer nivel de conciencia es la simple conciencia corporal. Muchos músicos la pierden, atentos como están a las notas, el tono, los tiempos y otros aspectos técnicos de la música. Mucho del dolor físico de un músico se deriva de que olvida, cuando toca, que el músico es el verdadero instrumento y debe mantenerse afinado en forma sutil. Esto incluye la conciencia de cómo sostienes o mueves, tensas o relajas, todo tu cuerpo mientras tocas. La conciencia de cómo entras en contacto con tu instrumento y cómo él responde a este contacto, la conciencia del sonido que creas, es el segundo nivel de conciencia. Los ejercicios que incluimos en esta sección relajarán y fortalecerán tus manos y la parte superior de tu cuerpo, aunque se centran, sobre todo, en la conciencia, de ti y de tu música.

Cómo relajar el cuerpo

Tal vez no estés consciente de ningún dolor o problema corporal derivado de tu trabajo como músico. Si éste es el caso, aun así te recomendamos que hagas dos cosas. Primero, visita a un terapeuta masajista, quiropráctico, kinesiólogo o cualquier otra persona que conozca el trabajo corporal, y lleva tu instrumento. Pídele al profesional que te observe tocar y te diga si capta tensiones, mala postura, o cualquier otro factor que a la larga pudiera ocasionarte un problema. De esta manera tal vez puedas evitar dolores futuros. No todos los terapeutas poseen la aptitud para realizar esta clase de análisis, de modo que explica lo que deseas cuando hagas la cita. Segundo, asegúrate de practicar algún tipo de ejercicio de relajación como parte de tu práctica, ya sea trabajo de sanación personal, yoga, estiramientos o t'ai chi. La gente con frecuencia acude a nosotros muy confundida con un dolor que dice que "surgió de repente". En nuestra opinión, el dolor puede, en efecto, manifestarse de súbito, pero se desarrolla durante años de un abuso inconsciente.

Si sufres dolor o tensión al tocar tu instrumento, te recomendamos que primero revises el libro *Sanación personal* y analices todos los ejercicios para el área particular del problema. Consulta de manera especial el capítulo sobre el sistema nervioso (el 6). Trabaja todos los días con los ejercicios para el área en la que padeces el problema; piensa en ellos como parte de tu práctica musical, lo cual es cierto ya que sin duda la mejorará para que no experimentes dolor. Tal vez descubras que el problema desaparece o cambia. Por ejemplo, un dolor de cadera puede originarse de hecho en una rigidez de la parte baja de la espalda, y al aliviar la cadera quizás empieces a sentir el problema más en la espalda, donde empezó. De ser así, cambia a los ejercicios de esa región.

Asimismo, al practicar con tu instrumento toma tiempo para realizar algunos ejercicios de estiramiento y relajación. Tal vez tiendas a ponerte rígido durante la práctica, aunque esperamos que, al ir aumentando tu conciencia, puedas permanecer relajado y cómodo. En cualquier caso, el movimiento corporal será bueno para tu nivel de energía y sensación de bienestar, y contrarrestará la naturaleza sedentaria de tu actividad profesional.

Los siguientes son algunos de los ejercicios que más recomendamos.

Consulta el capítulo sobre columna vertebral (4 de *Sanación personal*), ejercicios 4.2, 4.5 y 4.11, que constituyen un alivio agradable de la tensión que provoca estar sentado quieto, y un suave estiramiento para la parte baja de la espalda y las caderas.

Consulta el ejercicio 2.11 del capítulo sobre circulación (2 de *Sanación personal*). Deja que tus manos choquen contigo mientras giras, siente cómo el movimiento provoca una ligera brisa e imagina que tus brazos flotan con ella. Practica también el ejercicio 2.15 (mismo capítulo) y luego los ejercicios 1.10 y 1.13 del capítulo sobre respiración (1 de *Sanación personal*).

2.1

Colócate de modo que tus manos, los dedos y las yemas de los dedos de tus pies toquen el piso, y conserva los talones en el aire (ver figura 2.1). Mueve las caderas hacia

arriba y hacia abajo, para inclinar la parte
media del cuerpo hacia el piso y luego alejar. Si la parte baja de tu espalda está rígida,
este movimiento tal vez sea muy limitado
al principio, pero su amplitud aumentará.

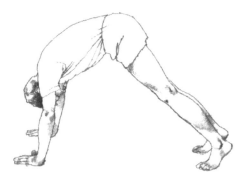

Figura 2.1

2.2

Ponte de pie de espaldas a la pared, los
pies un poco separados, y recarga todo tu
peso contra la pared. Levanta una rodilla
lo más alto que puedas, y luego tómala con ambas manos para alzarla un poco más;
trata de llevarla hacia tu pecho si es posible. Sostenla ahí durante cinco o seis segundos,
luego bájala y levanta la otra rodilla. Repite esto 10 veces, siempre alternando las
rodillas.

Ejercicios para las manos

Las siguientes son dos recomendaciones importantes para los ejercicios de las manos,
cuando sean aplicables:

1. Después de mover la mano o el dedo o la muñeca como se describa en el
   ejercicio, detente y visualízate realizando el mismo movimiento de un modo
   suave y sin esfuerzo alguno. Hazlo de nuevo y ve si el movimiento en realidad
   es más suave y fácil.
2. Efectúa el ejercicio con una mano y luego compárala con la otra antes de
   ejercitarla con ésa. ¿Está más caliente, ligera, flexible? Esto te ayudará a conocer
   los efectos de cada ejercicio y, por tanto, es importante en especial cuando te
   estás familiarizando con cada uno.

2.3

Siéntate y apoya un antebrazo en tu regazo, o en una mesa o el brazo de un sillón.
Abre y cierra la mano con mucha lentitud. Visualiza que las puntas de tus dedos
dirigen este movimiento, como si al moverse tiraran de los dedos y luego la palma,

junto con ellos. Procura sentir el movimiento de huesos, músculos y tendones bajo tu piel. Al tiempo que abres y cierras la mano, siente los músculos que corren por el antebrazo y por la mano. Es posible que sientas tiesa la zona y rígidos los músculos. Imagina que se relajan por completo, que se aflojan y se flexibilizan. Con el pulgar presiona la cara interna del antebrazo y con los índices el exterior, masajea con suavidad y firmeza hacia arriba y hacia abajo del antebrazo (ver figura 2.3); luego da pequeños golpecitos con las puntas de los dedos, en especial en los lugares donde los músculos se sientan rígidos. Sigue haciendo esto al tiempo que abres y cierras la mano. Repite el ejercicio con la otra mano, y luego con las dos en forma simultánea.

Llena un recipiente hondo con agua caliente, y repite el ejercicio con la mano sumergida. Si tienes problemas de hinchazón en las manos, agrega un poco de sal al agua.

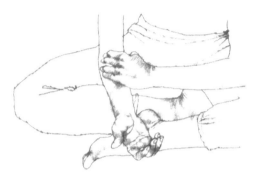

Figura 2.3

2.4

Sostén las bases de las palmas una contra la otra, y da pequeños golpecitos con las puntas de los dedos de una mano a la otra (ver figuras 2.4 A y 2.4 B). Procura que tus muñecas y dedos estén sueltos. Imagina que las puntas de los dedos conducen este movimiento, y que ningún músculo de los brazos, muñecas o manos interviene en él.

2.5

Sostén las manos separadas unos 15 centímetros, con las palmas encontradas. Imagina que hay una corriente de energía que corre entre ellas (creemos que la hay). Imagina que esta energía se mueve en direcciones diferentes y une tus ma-

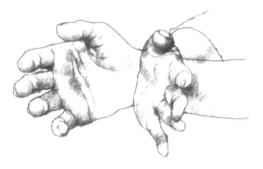

Figura 2.4A

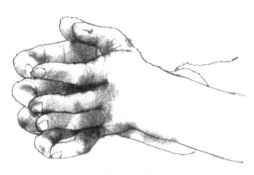

Figura 2.4B

nos como un imán; las aleja una de la otra; conecta cada dedo; se expande y contrae al tiempo que fluye: se hace más caliente y más eléctrica mientras juegas con ella.

Consulta el ejercicio 7.1 del capítulo sobre masaje (7 de *Sanación personal*), que quizá sea el más efectivo para aumentar la sensibilidad de los dedos. Continúa con los ejercicios 7.2 a 7.7. El masaje no sólo relaja las manos y alivia el dolor: provocará que sean más sensibles, lo que incrementará tu capacidad para conseguir justo el sonido que quieres de tu instrumento, de poner el sonido preciso que quieres en tu música.

Sigue con el capítulo sobre circulación (2 de *Sanación personal*), ejercicios 2.17 y 2.21 a 2.24.

Ahora estás listo para continuar con algunas técnicas avanzadas para las manos, muchas de las cuales combinan masaje con movimiento para, al mismo tiempo, relajar, fortalecer y sensibilizar tus manos.

2.6

Cierra los ojos e imagina que cada dedo se expande y contrae por separado. Primero visualiza que los dedos lo hacen solos; luego imagina que tu respiración fluye hacia ellos y los expande cuando inhalas y los encoge cuando exhalas.

2.7

Da masaje a cada articulación por separado. Hay 14 articulaciones en los dedos, así como ocho pequeños huesos que componen la muñeca. Imagina los espacios entre los huesos de cada articulación, y visualiza que con el masaje agrandas estos espacios un poco más.

Cuanto más libre sea el movimiento de tus articulaciones, con más facilidad y suavidad tocarás. En cuanto a las manos, eres un bailarín y necesitas la flexibilidad de un bailarín.

2.8

Coloca las palmas juntas, entrelaza los dedos y gira las manos desde las muñecas, 10 veces en cada dirección. Primero, usa los músculos de los antebrazos para empujar las manos; después, imagina que las muñecas son la fuerza motora; luego, las puntas de los dedos. Mueve las manos en círculo; permite que una se relaje mientras la otra empuja la primera mitad del giro, y cambia para la segunda mitad.

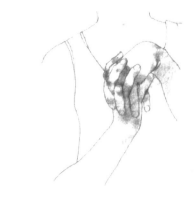

Figura 2.9

2.9

Aprieta las manos, con los dedos entrelazados. Flexiona la muñeca derecha hacia atrás, con el dorso de la mano hacia el brazo, de modo que el movimiento haga que la muñeca izquierda se flexione en forma pasiva (ver figura 2.9). Ahora deja que la mano derecha tire de la izquierda hacia abajo y a un lado, alejándola de ti, acercándola a ti. Repite todos estos movimientos con la mano izquierda, que moverá de manera activa la mano derecha pasiva.

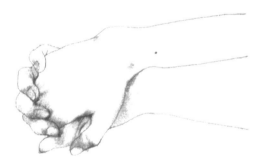

Figura 2.10A

2.10

Cruza los brazos, voltea las palmas hacia abajo y luego una frente a otra. Entrelaza los dedos de ambas manos en esa posición (ver la figura 2.10 A), y ahora tira de una mano para estirar la otra muñeca (ver la figura 2.10 B).

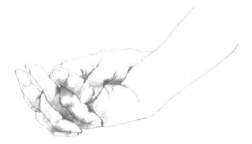

Figura 2.10B

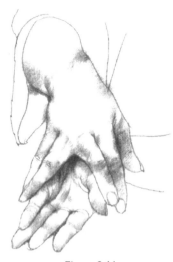

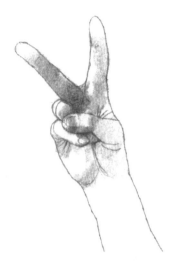

Figura 2.11   Figura 2.12

2.11

Separa los dedos de la mano derecha lo más que puedas. Coloca la mano izquierda entre el meñique y el anular de la derecha y, abriendo un poco los dedos de la mano izquierda, separa los dedos de la derecha lo más posible. Haz lo mismo entre el anular y el dedo medio (ver la figura 2.11), el dedo medio y el índice, y el índice y el pulgar. Pon tus manos sobre una superficie plana y compara cómo sientes ambas manos. ¿Sientes más grande la que acabas de estirar? Cambia de manos y repite el ejercicio.

2.12

Ahora estira dos dedos y sepáralos lo más que puedas, al tiempo que doblas los otros tres hacia tu palma (ver la figura 2.12). Haz esto con cada par de dedos adyacentes.

2.13

Empuja el pulgar derecho hacia la mitad de tu palma izquierda; intenta sentir el "centro" de la mano. Dobla cada dedo a la vez hacia este centro, sin mover los demás dedos al hacerlo.

Realiza lo mismo doblando sólo los nudillos medios. Por último, intenta doblar sólo las puntas de los dedos hacia el centro, de modo que las articulaciones que se muevan sean las más alejadas de la palma (ver la figura 2.13). Repite con la otra mano.

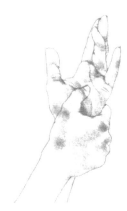

Figura 2.13

2.14

Los dedos se doblan de manera natural hacia las palmas de las manos y casi todos los movimientos de éstas acentúan dicho doblez. Sin embargo, tal posición puede convertirlas en garras acalambradas y artríticas si las usas cuando están tensas. Para revertir esta tendencia, dobla con suavidad los dedos hacia atrás y presiónalos con las puntas de los dedos de la otra mano (ver la figura 2.14 A). Ahora dobla cada articulación de cada dedo, uno por uno, hacia atrás, lo más que te resulte cómodo, y muévelo hacia la izquierda, la derecha y en círculo mientras lo estiras hacia atrás.

Estira la muñeca hacia atrás y hacia adelante al tirar de todos los dedos (ver las figuras 2.14 B y 2.14 C).

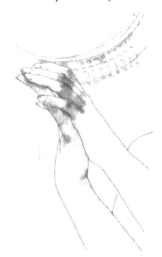

Figura 2.14A

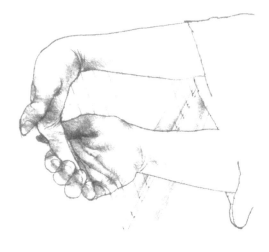

Figura 2.14B

2.15

Con una mano, da masaje al espacio entre la base del meñique y el anular de la
otra mano. Frota con el pulgar por el lado
de la palma y el índice por el otro lado;
presiona en ambos. Al tiempo que das el
masaje, dobla el meñique hacia el centro
de la palma sin mover los demás dedos.
Ahora frota el espacio entre el anular y el
dedo medio, y dobla el anular hacia la palma. Haz esto con cada dedo, uno a la
vez, y luego cambia de mano.

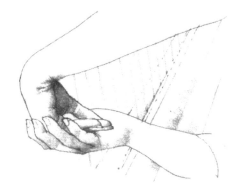

Figura 2.14C

2.16

Entrelaza los dedos, voltea las palmas hacia fuera y estira los brazos frente a ti (ver la
figura 2.16). Sostén esta posición hasta contar cinco, respira profundo, y deja que tus
manos y muñecas se estiren de manera completa. Dobla los brazos un poco para
aflojarlos y luego estíralos de nuevo. Repite esto cinco o seis veces. Intenta esta
variación: entrelaza los dedos, voltea las palmas hacia afuera y luego hacia arriba,
hacia el techo. Puede ser útil que pongas las manos debajo de la barbilla, de manera
que los meñiques sean los que estén más cerca de la garganta y usen la barbilla para
apoyarse cuando las palmas están volteadas hacia arriba. Con esta variación estirarás
los antebrazos y los codos, así como las manos y muñecas.

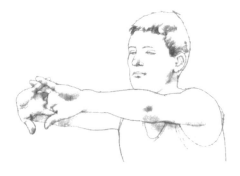

Figura 2.16

2.17

Ponte a gatas y gira los antebrazos hacia
fuera hasta que tus dedos señalen hacia ti
y los meñiques estén cerca uno del otro
(ver la figura 2.17). Para incrementar el
estiramiento de los codos, procura tras-
ladar tu peso doblando las rodillas tanto
como te resulte cómodo.

2.18

Descansa el codo derecho en una mesa mientras tu mano izquierda, sosteniendo los cuatro dedos centrales de la mano derecha, mueve ésta en círculo, girando la muñeca. Sostén el antebrazo derecho con la mano izquierda al tiempo que la muñeca derecha gira por sí sola. El primero es un movimiento pasivo; el segundo es activo. Cuando mueves de manera pasiva la muñeca, déjala que se relaje por completo; si se mueve en forma activa, visualiza que todavía lo haces pasivamente y procura conservarla igual de relajada. Gira la muñeca de manera pasiva otra vez. ¿Sientes más suave el movimiento?

Mueve la muñeca de manera activa en un movimiento giratorio lento; sin embargo, esta vez sostén la propia muñeca en vez del antebrazo, y masajéala al tiempo que la mano gira. Intenta no permitir que la presión del masaje influya en el movimiento de la mano, pero da un masaje lo más profundo que te resulte cómodo, buscando sentir los huesos de la muñeca y los espacios entre ellos.

2.19

Da masaje con las puntas de tus dedos, en un movimiento circular y de palpación, empezando en las palmas de las manos y ascendiendo por el interior del antebrazo, la parte superior del brazo, la zona de la axila y el pecho. Luego da un masaje igual, descendiendo por el exterior de la parte superior del brazo, del antebrazo y el dorso de la mano. Respira hondo y visualiza que tu respiración expande y llena de energía tus brazos y manos.

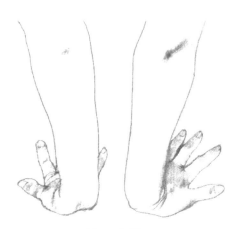

Figura 2.17

2.20

Siéntate ante una mesa. Da golpecitos suaves con: las puntas de los dedos sobre ella; los nudillos más alejados de la palma; los medios; los más cercanos; la parte interna de las muñecas; el exterior de las muñecas y, por último, los codos. Golpea unas 30 a 50 veces por cada cada uno.

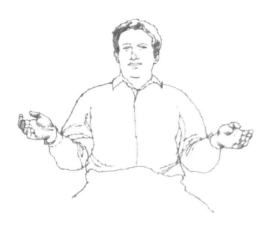

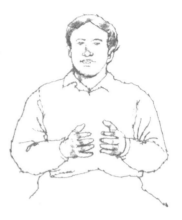

Figura 2.21A   Figura 2.21B

2.21

Pon los brazos a los lados con los codos un poco doblados (ver la figura 2.21 A); júntalos de modo que los dedos se encuentren (ver la figura 2.21 B) y se alejen en un movimiento de rebote. Mantén las muñecas sueltas y siente el movimiento del aire cuando las manos se acercan una a la otra. Repite este movimiento 30 veces.

En los tiempos antiguos, a los ciegos con frecuencia se les entrenaba como músicos y masajistas. Al faltarles el sentido de la vista, eran reconocidos por contar con una sensibilidad exquisita, así como una precisión infalible, en su sentido y uso del tacto. Sin duda la falta de visión también les ayudaba a desarrollar un sentido del oído más fino.

2.22

Si tiendes a mirar tu instrumento cuando tocas, intenta tocarlo en la oscuridad. Esto te ayudará a desarrollar tu tacto y tu "oído". Toma un ejercicio o pasaje sencillo que conozcas de memoria y practica tocándolo en la oscuridad. Tal vez al principio cometas muchos errores, pero es probable que te sorprendas con lo rápido que tus dedos aprenden a encontrar la cuerda, la tecla o el agujero indicado. Tu sentido cinestésico se encargará del trabajo de tus ojos. Esto crea una sensación más fuerte de conexión entre tu instrumento y tus manos.

Cuando sientas que puedes tocar un pasaje de manera suave en la oscuridad, sigue tocando al tiempo que pones tu conciencia —es decir que intentas, de manera consciente, percibir tus sensaciones— en cada articulación, en cada dedo, en ambas manos, mientras tocas. Concentrarte de forma consciente en un área particular mejora la función nerviosa de esa área. Cada parte de tu cuerpo tiene nervios sensitivos (que sienten) y nervios motores (que dirigen el movimiento), los cuales trabajan juntos. Cuando prestas atención a los mensajes de los nervios sensitivos, estás en mejores condiciones de dirigir los impulsos de los motores. Sentir lo que sienten tus manos —en vez de ignorarlo, como solemos hacerlo— te ayudará a afinar su movimiento.

2.23

Éste es otro ejercicio que puedes llevar a cabo en la oscuridad o con los ojos cerrados. Mueve las manos de manera juguetona y casual sobre las teclas, las cuerdas o los agujeros de tu instrumento, sin tratar de tocar algo en particular ni de conseguir un sonido específico. Cobra conciencia de las sensaciones de tus dedos, manos, brazos, hombros y pecho en tanto que tus manos adoptan diversas posiciones. Toca el instrumento en formas que hagan sentir bien a tu cuerpo. Si determinadas posiciones son incómodas, indaga por qué. ¿Puedes hacerlas más cómodas si respiras, o dejas caer los hombros, o estiras parte del brazo o de la mano de un modo un poco distinto?

2.24

El sonido es vibración. Cuando escuchamos música, en realidad sentimos ondas sonoras que golpean nuestro tímpano a diferentes frecuencias. No obstante, por ser quien toca el instrumento, tú puedes sentir el sonido de dos maneras distintas: no sólo escucharlo, sino también sentir las vibraciones que viajan por tu cuerpo cada vez que tus dedos producen una nota. Para este ejercicio, concéntrate primero en esta última sensación. Produce una serie de notas, ya sean específicas o al azar, y siente la vibración de tu contacto con el instrumento cuando viaja por tus dedos, manos, brazos, pecho y cualquier otra parte de tu cuerpo que la perciba. Observa si en verdad puedes sentirla en todo tu cuerpo; de ser así, procura por lo menos imaginar que las vibraciones viajan desde los dedos y recorren todo tu cuerpo. Ahora presta atención en forma simultánea a estas vibraciones (al sonido que sientes con las manos) y a la misma música (el sonido que sientes con los oídos). Imagina que las dos series de vibraciones se reúnen en tu interior.

2.25

Ahora empiezas a percibir que "sientes" el sonido. Con el fin de intensificar esta sensación, practica tocar con mucha lentitud, demorándote en cada nota para sentir cómo su vibración viaja por todo tu interior. De vez en cuando, detente en una nota y tócala algunas veces, tal vez 10 o 15; altera tu contacto con el instrumento de modo que la nota suene diferente. No intentes encontrar un timbre en particular; tan sólo ve cómo el cambio de la intensidad del contacto, la posición del dedo, la mano o el brazo, o incluso tus pensamientos, pueden alterar la calidad del sonido que produces. En otras palabras, siente la relación entre la naturaleza de tu contacto y la del sonido que produce.

De nuevo, haz todo esto con mucha, mucha lentitud y presta atención a las vibraciones, como lo hiciste en el ejercicio 2.24.

2.26

Una de tus metas fundamentales es tocar sin esfuerzo. Puedes acercarte a ella si aprendes a deshacerte de tu sensación de esfuerzo.

Practica tocar del modo más ligero que puedas. Imagina que tus brazos no pesan nada, tus hombros y tu cabeza flotan y las manos no tienen huesos y son tan ligeras como la seda. ¿Con cuánta ligereza puedes entrar en contacto con tu instrumento y aun así producir un sonido?

2.27

Es posible que gran parte de tu sensación de tensión provenga de hacer intentos muy arduos, de tocar con mucho vigor y de usar músculos que no se necesitan en absoluto para el movimiento. Junta las manos por las palmas y golpea con suavidad las puntas de los dedos de ambas manos entre sí, unas 100 veces. Cuando sientas que las puntas de los dedos se calientan, hormiguean y se estimulan por estos golpecitos, toca una pieza corta e intenta hacerlo sólo con las puntas de los dedos. Imagina que el resto de tu mano, el brazo y todo lo demás están por completo flácidos, y que sólo las puntas de los dedos pueden moverse. Este ejercicio fortalecerá tus manos al estimularte para que relajes los músculos del antebrazo, los cuales en ocasiones trabajan demasiado en lugar de los dedos; también incrementará la sensibilidad de las puntas de los dedos, que son, después de todo, las partes que tienen el mayor contacto con el instrumento. También estimulará el resto de tu cuerpo para que se relaje mientras tocas.

2.28

Nada te relajará tanto como la respiración regular y completa. También creemos que dirigir el ritmo interior de tu cuerpo puede mejorar la sensación rítmica cuando tocas. Selecciona una pieza que conozcas de memoria y tócala a la velocidad más lenta posible, al tiempo que la coordinas con tu respiración. Inhala, toca una nota, exhala, toca una nota, inhala, toca una nota, exhala, toca una nota, y así sucesivamente. Esta parte del ejercicio no sólo se dirige a ayudarte a respirar y tocar en forma coordinada, sino también a que respires en primer lugar, en vista de que muchos músicos quedan tan atrapados en la mecánica de tocar que se olvidan de respirar en verdad durante varios minutos a la vez.

Cuando hayas establecido el ritmo descrito antes, toca tu pieza, todavía con mucha lentitud; coordina ahora tu respiración con el fraseo de la pieza, en lugar de hacerlo con notas alternadas: por ejemplo, podrías inhalar por espacio de dos compases, y luego exhalar durante el espacio de tres compases. Respira y toca de manera acompasada.

2.29

Cuando tocamos usamos ambas manos en forma simultánea. Debido a que cada uno de nosotros tiene una mano dominante, la más débil no siempre recibe la atención que necesita para desarrollarse por completo. Este ejercicio te ayudará a concentrarte en cada mano y también a coordinarte para fortalecer tu sistema nervioso central.

Toca algo relativamente sencillo y mientras lo haces, concéntrate tan sólo en lo que realiza una mano.

Si te concentras en la mano izquierda, golpea el piso con el pie derecho siguiendo el ritmo de lo que sólo la mano izquierda está haciendo. Si te concentras en la mano derecha, golpea con el pie izquierdo al compás de lo que sólo la mano derecha está tocando. Haz esto por un espacio de dos o tres minutos, y luego cambia a la mano y al pie contrarios.

2.30

Toca de nuevo con los ojos cerrados e intenta crear una imagen del ojo mental de los patrones del sonido que creas, ya sea que se trate de una sola línea de sonido que sube y baja y forma ondulaciones, o de varios patrones de entrelazamientos. Abre los ojos, observa cómo se mueven tus dedos, e imagina que están creando los patrones que visualizaste.

2.31

Toca de nuevo la pieza, con lentitud, y concéntrate en los espacios de silencio entre las notas. Escucha con gran atención este silencio y observa cómo escucharlo afecta el sentimiento que provoca la pieza.

2.32

Toca una pieza corta a una velocidad normal, una vez. Luego siéntate y escúchate tocarla en tu mente; procura recordar cómo sonaba cada nota individual. Repite esto cinco o seis veces y verifica si ese recuerdo se profundiza o cambia de alguna manera, o si te cuesta trabajo conservar el recuerdo del sonido en tu mente. Repite esto con la misma pieza y luego inténtalo con otra.

2.33

Si te es posible, cambia de mano. Toca unas notas sosteniendo el instrumento en la dirección contraria. Puedes hacerlo con una guitarra, un acordeón, un violín y muchos otros instrumentos.

Si no lo logras, entonces colócalo en una posición diferente: recarga el arpa o el violín en el hombro contrario, por ejemplo. La sensación será extraña, pero es un ejercicio estupendo para el sistema nervioso central. Tocar de nuevo en la forma normal puede parecerte más fácil que nunca.

Ejercita también tu sistema nervioso central al tocar o trabajar con uno de los ejercicios mientras realizas otros movimientos, como girar la cabeza y abrir y cerrar la quijada.

VISUALIZACIÓN

Tu sistema nervioso central no siempre puede distinguir entre un pensamiento y un acontecimiento real, y a menudo provoca que tu cuerpo reaccione a un pensamiento justo de la misma manera como lo haría ante un acontecimiento auténtico. Ésta es una de las razones por las que la visualización constituye una parte tan importante de nuestro trabajo. Algunas veces podemos acercarnos a nuestra meta con sólo crear una imagen mental de lo que queremos lograr. Si imaginamos que nuestros dedos son largos y ligeros, esto puede ayudarles a comportarse, es decir, a tocar, como si en realidad lo fueran. Si imaginamos que somos uno con nuestro instrumento, esto puede ayudarnos a producir un sonido que lo refleje. Las siguientes son meditaciones/visualizaciones útiles para tocar con más calidad.

2.34

Imagina que tus dedos son muy largos. Haz esto primero mientras colocas las manos muy sueltas sobre tu regazo, con los ojos cerrados y haciendo respiraciones profundas. Imagina que tus dedos se alargan con cada respiración. Luego empieza a tocar, conservando la imagen de los dedos largos y gráciles. Deja de tocar, cierra los ojos e imagina que no sólo tus dedos, sino también tus brazos, son muy largos, muy gráciles, muy flexibles. Toca de nuevo, conservando esta imagen. Detente y ve no sólo tus brazos y dedos, sino también tu columna vertebral y el cuello igual de largos, gráciles, flexibles. Toca al tiempo que conservas esta imagen de tu cuerpo.

2.35

Toca tu instrumento e imagina que se derrama energía como una luz o calor radiantes provenientes de tus dedos, de toda tu mano, y que siguen su curso por los brazos proveniente del pecho. Respira hondo e imagina que la fuente primordial de este flujo de energía constante y fuerte está en tu corazón.

2.36

Empieza una pieza sencilla y conocida, y, a medida que la interpretes, imagina que tus dedos no sólo tocan el instrumento, sino que en verdad lo traspasan, lo penetran y se convierten en parte de él.

2.37

A la inversa, toca la misma pieza e imagina que, en vez de ser tú el que levanta los dedos después de tocar una nota, el instrumento de hecho los empuja: cada vez que toques una cuerda o una tecla o cubras un agujero, imagina que el instrumento empuja tus dedos. A continuación, imagina que cuando tus dedos entran en contacto con el instrumento rebotan, como si fueran de caucho.

2.38

Imagina que tu cuerpo, al igual que el cuerpo de tu instrumento, es un espacio hueco, lleno de resonancia, y que vibra siempre que produces una nota. Toca e imagina que es tu cuerpo, y no tu instrumento, el que crea sonidos musicales. Muchos músicos dicen que sienten que su instrumento los toca a ellos; usa tu imaginación y lo que sientes para visualizar que así *es*.

2.39

Mientras tocas, visualiza que las ondas sonoras giran alrededor de tus dedos e imagina que éstos son guiados y dirigidos por las vibraciones, como si cada nota fuera una pequeña ráfaga de viento que llevara tus dedos sin esfuerzo alguno a la nota siguiente.

2.40

Coloca las manos como lo harías para tocar una nota e inhala con profundidad; imagina que no sólo todo tu cuerpo, sino también el cuerpo de tu instrumento, se llenan y expanden, haciéndose más grandes y más ligeros. Luego toca la nota al tiempo que exhalas con lentitud. Haz esto con toda la escala cromática.

2.41

Cierra los ojos, y de nuevo toca tu pieza sencilla y conocida; imagina que eres parte del público que asiste a tu propio concierto. Imagínate tocando mientras escuchas, y observa en verdad lo que este músico hace. Ésta es una técnica que los músicos han utilizado para superar el miedo escénico. Distanciarte un poco puede aliviar la tensión emocional y darte más objetividad con respecto a tu manera de tocar. También puede ayudarte a que lo hagas con mayor deleite.

3

Trabajo en computadora y trabajo de oficina

Este capítulo se dirige a las personas que trabajan la mayor parte del día ante un escritorio, y en particular a quienes dedican más de una hora diaria a trabajar, o jugar, con la computadora; a quienes su trabajo les obliga a sentarse frente a una computadora, y a quienes sencillamente no pueden apartarse de ella. La computadora es uno de los recursos más valiosos y de los juguetes más entretenidos que se hayan inventado. Sin embargo, por desgracia se está convirtiendo también en una de las principales amenazas para la salud de los oficinistas. Casi desde que las computadoras empezaron a desempeñar una función importante en el lugar de trabajo, la gente que las usa se ha quejado de diversos problemas físicos derivados de manera directa de su uso prolongado. Los trastornos comprenden vista cansada y deterioro de la visión —incluso ceguera temporal—, dolores de cabeza y migrañas, así como dolores fuertes y debilitantes en cuello, hombros, muñecas y espalda. Incluso hay pruebas de que el aborto es más frecuente entre las mujeres que trabajan con computadoras, aunque se desconoce si esto se debe a la radiación de la pantalla del monitor o sólo al exceso de estrés para el cuerpo de la embarazada. En cualquier caso, si trabajas con la computadora no necesitamos contarte sobre estos problemas: tú, o tus compañeros de trabajo, estarán enterados de ellos.

Hay muchos elementos, casi todos muy sencillos, que pueden mejorar tu ambiente de trabajo. Sillas, teclados y terminales con altura ajustable son esenciales. Si vas a realizar algo durante varias horas a la vez, la posición que adoptes y tu postura deben ser lo más cómodas y naturales posibles, para evitar una tensión perjudicial en articulaciones, músculos y ojos. Debes poder sentarte de modo que tu espalda esté derecha y bien recargada, al tiempo que tus manos y ojos se encuentran en el nivel justo para ti, no para alguien más. Debe haber mucha luz, de preferencia natural (haz todos los esfuerzos posibles por evitar la fluorescente), pero no debe proyectarse de manera directa sobre la pantalla porque creará un fulgor deslumbrante que puede dañar tus ojos. Las terminales deben estar equipadas con pantallas para reducir este brillo. Casi todas las pantallas se fabrican así ahora y confiamos en que a la larga todas las empresas las usen. El texto o los números mostrados en la pantalla deben ser lo bastante grandes y claros como para leerse con facilidad, o terminarán por dañar tus ojos. Si el texto es pequeño o no se ve con claridad, averigua si el problema proviene del monitor o el programa de la computadora, y procura cambiarlo.

Sin embargo, lo más importante es que tomes descansos breves frecuentes de la actividad ardua, y que tengas un espacio, alejado del lugar de trabajo, en donde puedas sentarte, estirarte, hacer ejercicio o recostarte durante los descansos. Éstas son las consideraciones mínimas que necesita una persona que trabaja con una computadora. Y con más razón si tú eres tu propio jefe: ¡mucha gente es más exigente, más severa, menos considerada con su propia salud de lo que sería cualquier patrón! Es estupendo que te encante lo que realizas con la computadora, pero no cuando provoca que olvides lo que te estás haciendo a ti mismo.

Después de haber mejorado en lo posible con tus condiciones laborales, el resto depende de ti. Todos los trabajos llevan implícitos grandes satisfacciones y algunos inconvenientes importantes. Resulta que el tuyo es inclemente con toda la parte superior de tu cuerpo, más aún con tus ojos. Una empresa preocupada por sus empleados asumió la responsabilidad de pagar el costo de nuevos anteojos para ellos cuando vio con qué rapidez y frecuencia se deterioraba su visión.

Si quieres evitar los riesgos de salud relacionados con las computadoras, hay muchos que puedes emprender tanto para prevenir como para aliviar estos trastornos. Y, así como una de nuestras clientas con artritis, quien se recuperó de ésta por medio de ejercicios de movimiento, llegó a tener un cuerpo más flexible que el que tenía antes de su enfermedad, tú puedes descubrir que tratas a tu cuerpo mejor que nunca.

Desde luego, si ya padeces un problema muy específico, crónico o grave debido a tu trabajo, tal vez te convenga más comenzar por trabajar con esa parte o partes de tu cuerpo más afectadas.

Los capítulos sobre columna vertebral, visión, articulaciones, circulación y sistema nervioso de *Sanación personal* incluyen ejercicios que te servirán. Éste contiene lineamientos más generales para el trabajo de oficina (y para recuperarte de él), sobre una base diaria.

Debes estar listo para tu trabajo. Tal vez te sea difícil prepararte en el aspecto emocional para él. Parte de este estrés emocional puede provenir de las exigencias físicas de tu trabajo, sin que estés consciente de que es así. Si éste es el caso, hay muchas cosas que puedes realizar para sentirte mejor en lo físico, y así empezar tu día con una mejor perspectiva mental. Por ejemplo, mucha gente se despierta con rigidez y no tiene oportunidad de relajarse antes de instalarse frente a su escritorio todo el día; y al final de éste está demasiado cansada como para entusiasmarse por someter a su columna, músculos o articulaciones a ejercicios de flexibilidad. Le harás un gran favor a tu cuerpo y mejorarás la calidad de todo tu día, si te tomas tan sólo unos minutos para calentar el cuerpo antes de empezar a trabajar. (Por supuesto, si tus problemas con el trabajo tienen que ver con algo más emocional, recomendamos con énfasis que hagas todo lo que puedas por remediar tu situación, relaciones y demás. Del mismo modo como la incomodidad física puede ensombrecer tu imagen mental, el estrés emocional puede contribuir a toda clase de problemas de salud.)

En Japón, los empresarios están comenzando a morir sin una causa aparente, ni siquiera un ataque cardíaco. Simplemente mueren. Y a nadie deja perplejo este fenómeno. Ven a estos hombres saltar de la cama en la mañana, dedicar cinco minutos a comer algo de arroz y *miso,* ponerse de pie, apresurarse hacia la puerta, correr para tomar el tren, viajar en éste asidos de una banda y rodeados de cientos de personas durante un lapso de hasta dos horas, y después de esta penosa experiencia, precipitarse a su día de trabajo sin un segundo de tranquilidad. El resto de su día común no los conduce más a la salud o felicidad, pero de algún modo es este asolador comienzo lo que parece establecer, por encima de todo, el patrón de una vida por completo frenética. ¿El inicio de tu día se parece a éste? ¿Hay algo que puedas hacer al respecto? ¿Como, por ejemplo, renunciar a la última media hora de televisión por la noche de modo que puedas gozar de ella en la mañana para practicar unos minutos de estiramiento, tomarte unos cuantos minutos más para desayunar y llegar al trabajo apenas un par de minutos antes para aplicar las palmas de las manos sobre tus ojos (ejercicio 8.5 del capítulo sobre visión, capítulo 8 de *Sanación personal*) antes de que los encadenes a la pantalla del monitor? ¿Podrías tomar el autobús en vez de dirigirte en automóvil al trabajo, para que puedas pasar ese tiempo haciendo ejercicios de respiración, aplicando las palmas o dando masaje a manos y muñecas? En verdad requieres muy poco esfuerzo para lograr una gran diferencia en la manera como te sientes en el transcurso del día. Piensa en tu preparación como si fuera similar a los ejercicios de calentamiento de un bailarín o un atleta.

El problema no consiste tanto en lo que haces en la computadora, sino en cómo lo haces. Es cierto que hay algunas condiciones implícitas en la propia actividad que están muy por debajo de lo óptimo. Miras durante horas algo muy cerca de ti, y ver de cerca ejerce mucha más tensión sobre tus ojos que ver a la distancia. Sigues en la misma posición, y el cuerpo ansía moverse. Realizas los mismos movimientos una y otra vez, cuando el uso variado y equilibrado de los músculos es lo que tu cuerpo necesita. Sin embargo, estos factores no son los únicos que ocasionan problemas. Mucho de nuestro comportamiento inconsciente empeora la situación.

Es característico que quienes trabajan con computadoras realicen lo siguiente:

- Bizquean frente a la pantalla de la terminal, lo que pone rígidos y duros los músculos que rodean a los ojos.
- Miran con fijeza la pantalla y se olvidan de parpadear.
- Nunca alejan la mirada de la pantalla para ver algo más distante.
- Ignoran su visión periférica y miran sólo lo que tienen directamente enfrente de ellos en la pantalla.
- Dejan que sus hombros se encorven hacia adelante y los sostienen en alto, cerca de las orejas, sin motivo alguno.
- Tensan los hombros, el pecho y los brazos; contraen y "trabajan" estos músculos cuando todo lo que en verdad necesitan mover son los dedos.
- Hunden la cabeza en el pecho y el pecho en sí mismo.
- Se sientan de modo que hunden la parte baja de la espalda y forman una lordosis, o con las piernas cruzadas, con lo que propician dolor en la parte baja de la espalda.
- Llegan a estar tan absortos en su trabajo que se olvidan de respirar en forma profunda durante horas seguidas.
- No van al baño, lo que provoca tensión pélvica.

Todos éstos son hábitos que puedes evitar, una vez que tomas conciencia de que los pones en práctica; prevenirlos es la mejor medida preventiva que puedes tomar.

UN DÍA DE TRABAJO SALUDABLE

Levántate lo bastante temprano como para que tengas tiempo de efectuar unos pocos ejercicios de calentamiento, tomar un desayuno sin prisa y darte un par de minutos en tu lugar de trabajo antes de empezar a trabajar ante tu escritorio o terminal. Procura dedicar unos minutos antes de levantarte de la cama a hacer respiraciones profundas, lentas, relajantes. Muchas personas, en especial quienes tienen horarios muy demandantes, no se relajan por completo mientras duermen; se levantan con el rostro y los músculos del cuello tensos por apretar los dientes mientras duermen, el cuello o la espalda rígidos por dormir en una posición incómoda, o cansancio general por moverse, voltearse o tener sueños ansiosos toda la noche. Si sientes que tu sueño no te sirvió en verdad de descanso, no te desconciertes, esto es muy común.

No obstante, cualquier cantidad o calidad de sueño hace bien, y a menudo puedes recuperarte bastante rápido de los efectos de un sueño intranquilo. Unas 10 o 15 respiraciones largas, completas, con inhalaciones y exhalando por la nariz, te relajarán y energizarán. Si sientes el cuello rígido, acuéstate boca arriba sin almohada y gira la cabeza con lentitud de un lado al otro; luego muévela en círculos (sin levantarla, imagina que dibujas un círculo con la nariz). Entrelaza las manos y estira los brazos por detrás de la cabeza. Lleva las rodillas hasta el pecho para estirar la parte baja de la espalda, y muévelas en círculo. Estira las piernas y apunta con los dedos de los pies, flexiónalos y gíralos. Piensa en cómo se estira un gato cuando despierta o cómo acostumbrabas hacerlo deliciosamente cuando eras niño los sábados por la mañana; tu cuerpo comenzará a estirarse de manera natural.

Todo este proceso no requiere más de cinco minutos, pero le pondrá un rostro distinto a tu día.

Otros 10 minutos de estiramientos un poco más fuertes ayudará a aumentar tu vigor. Espera hasta que hayas estado levantado y en movimiento unos minutos para darle a tus músculos la oportunidad de aflojarse con naturalidad y a tu sangre, de empezar a circular.

Elige cinco o seis estiramientos y realiza cada uno durante unos dos minutos; elige los que mejor se adapten a tus necesidades. Tal vez prefieras los *asanas* del yoga o algunos estiramientos favoritos propios.

Un pequeño consejo sobre el desayuno: cómelo. No podemos decirte qué comer; no somos nutriólogos y, además, las necesidades nutricionales de cada quien son diferentes. Necesitas prestar atención a cómo te afectan los diferentes alimentos, y elegir en función de ello. Sin embargo, debes tomar conciencia de que a casi todos les afectan de manera similar el azúcar y la cafeína. Ambas te darán una fuerte sensación de energía y bienestar, *con carácter temporal*. El tiempo que dure esta sensación dependerá de tu metabolismo en particular, pero casi sin duda se presentarán a continuación cansancio, nerviosismo, irritabilidad y reducción de la efectividad. Si tiendes a ser hipoglucémico (esto significa que el azúcar en la sangre se agota con más rapidez que en otras personas), este cambio durará apenas una media hora después de que tomes tu café o dona glaseada. Otras personas pueden mantenerse activas abasteciendo con constancia su suministro de sacarosa o cafeína. Éstas suelen ser las que funcionan de maravilla en el trabajo, luego llegan a casa exhaustas y pueden sentirse irritables el resto del día. Nada ganarás con el azúcar o la cafeína y sí puedes perder mucho. Por tanto, te sugerimos en forma enérgica que averigües cuáles son los alimentos que te brindan una sensación sostenida de energía estable y tranquila, más que un estallido rápido y pasajero de ella. Tu desayuno puede consistir en huevos u otras proteínas, granos, verduras, productos lácteos o fruta, dependiendo de lo que te funcione mejor. Prueba distintos alimentos y combinaciones hasta que encuentres lo que te mantiene activo más tiempo y de la mejor manera. Esto será diferente para todos; no dejes que nadie te diga lo que debe funcionar bien en tu caso. Un desayuno correcto influirá en tu sensación de bienestar durante todo el día.

Cuando llegues al trabajo, dedica unos minutos a acomodarte y relajarte, sobre todo si es un trayecto exasperante el que separa a tu casa del trabajo. Tómate por lo menos cinco minutos para aplicar las palmas sobre tus ojos. Estira la parte baja de la espalda, la cadera o los tendones de la corva. Si despiertas la curiosidad de tus compañeros de trabajo, invítalos a practicar y explícales por qué lo haces: también a ellos les puede servir.

En el capítulo sobre circulación (2 de *Sanación personal*), incluimos una sección llamada Estar sentado, en reconocimiento al hecho de que muchos de nosotros debemos pasar así mucho tiempo, en especial ante escritorios y computadoras. Lee esta sección y aprovecha todo lo que puedas de ella con el fin de preparar a tu cuerpo para todo el tiempo que pasará sentado durante tu día de trabajo.

TUS OJOS

Te recomendamos que leas el capítulo sobre visión (8 de *Sanación personal*) para que conozcas las técnicas y principios básicos de los ejercicios oculares.

Siéntate a una distancia desde la cual puedas leer con comodidad. Esto suena muy obvio, pero muchas personas llegan a darse cuenta de que durante meses han bizqueado y se han esforzado para ver, sin estar conscientes de ello. Asegúrate de que la luz sea buena. No debe estar frente a ti, brillar en forma directa hacia tus ojos, ni directo detrás de ti, reflejándose y brillando sobre la pantalla. Lo mejor es la luz natural abundante e indirecta. Y, si acaso es posible, coloca la computadora donde puedas mirar a menudo hacia algo más distante; estar cerca de una ventana sería perfecto, pero podrías ubicarla de manera que vieras hacia un pasillo (cuelga una fotografía al final de éste para que tus ojos se sientan atraídos hacia la distancia, si es posible). Al mencionar "a menudo" queremos decir por lo menos cada cinco minutos.

Aplicar las palmas de las manos sobre tus ojos debe convertirse en una parte intrínseca de tu trabajo y de tu vida. No hay nada tan efectivo como esto para ayudarlos a recuperarse de la tensión que sufren. Detente por lo menos cada 15 minutos para aplicar las palmas sobre los ojos durante dos o tres minutos. Ni siquiera necesitas levantarte de tu lugar de trabajo, sólo cierra los ojos, cúbrelos con las palmas ahuecadas de las manos, respira profundo, relaja el cuerpo e imagina que ves una oscuridad suave y profunda. Una vez cada hora, tómate un descanso un poco más prolongado, de unos cinco minutos. Durante la comida, procura dedicar 10 o 15 minutos a aplicar las palmas sobre los ojos y respirar hondo. ¿Te parecen demasiadas veces? Piensa cuánto y con qué frecuencia necesitarías descansar si caminaras a toda velocidad y con una carga pesada sobre la espalda. Esto es más o menos el equivalente de cuánto el trabajo en computadora estresa y cansa tus ojos. La cantidad de descanso que hemos sugerido es mínima, en cualquier caso.

También debes aplicar las palmas sobre los ojos durante unos 20 minutos ya sea antes o después del trabajo. Combina el ejercicio con meditación, o con una música relajante, o bien, considéralo como el breve descanso que de cualquier manera habrías necesitado para recuperarte después de la jornada laboral. Es en verdad el descanso más refrescante que puedes tener, no sólo para tus ojos, sino para todo el cuerpo. En el capítulo sobre visión (8 de *Sanación personal*) encontrarás información mucho más completa sobre cómo ayuda este ejercicio y cómo debe realizarse (ejercicio 8.5). Asegúrate de leer esta sección. Aunque no hagas más por tus ojos, esto por sí solo los beneficiará en en gran medida. Parpadea en forma constante, no con rapidez, no con fuerza, sino con frecuencia.

Esto te ayudará a romper el patrón de mirar con fijeza, lo que contribuye tanto al esfuerzo como al cansancio visuales. El parpadeo humedece los ojos, les da un masaje momentáneo, ayuda a reducir la tensión en los músculos que los rodean al romper el patrón de sostenimiento y los estimula a moverse de un punto a otro al interrumpir la mirada fija. Si has padecido de resequedad o ardor, inflamación o comezón en los ojos, el sencillo acto de parpadear te ayudará mucho a aliviar estos trastornos.

Parpadear ayudará a darle a tus ojos una sensación de movimiento. El problema con el trabajo en computadora, tanto para tus ojos como para el resto del cuerpo, consiste en que tiende a crear rigidez. La tirantez que sientes en el cuello, los hombros, los brazos o la espalda también ocurre en los ojos, donde puede ser más difícil que la sientas. Exactamente del mismo modo como moverte y estirarte alivia la rigidez de los músculos, mover con fluidez los músculos oculares y el lugar en donde enfocas la vista evitará que se pongan rígidos y, por tanto, se cansen.

Descansar los ojos es una parte importante de la conservación de su salud. Aprender a usarlos sin tensión es la otra. Hay dos tipos básicos de ejercicios de movimiento ocular. El primero, y más sencillo, comprende el movimiento de los músculos que rodean a los ojos. Los trabajadores y estudiantes chinos de manera rutinaria realizan ejercicios de movimiento ocular para estirar y darle tono a sus músculos oculares. Recomendamos en forma enfática estos ejercicios, en especial antes de trabajar, para incrementar la circulación sanguínea en el interior de los ojos y a su alrededor.

3.1

Con la cabeza quieta, mueve ambos ojos en círculo, en la misma dirección (ya sea en el sentido de las manecillas del reloj o al contrario). Muévelos tres veces en esta dirección, y luego tres veces en la opuesta. Hazlo con lentitud, parpadea una vez cada segundo y asegúrate de que ambos ojos se muevan por igual, a la misma velocidad, cubriendo la misma cantidad de espacio. La mejor manera de confirmarlo es que en verdad mires lo que tus ojos ven; en vez de que recorran la habitación a la deriva sin que tú tomes conciencia, presta atención a cada detalle con el que se topan. No intentes ver algo en particular, pero percátate de todo lo que sí ves. Repite el ejercicio moviendo los ojos de izquierda a derecha, de arriba abajo, y de un rincón diagonal al otro (del superior derecho al inferior izquierdo, por ejemplo). Estos ejercicios también pueden hacerse con un ojo abierto y el otro cubierto, sobre todo si uno de ellos tiende a dominar. En ese caso, cubre el dominante con más frecuencia.

Consulta también el ejercicio 8.2 del capítulo sobre visión (8 de *Sanación personal*).

El segundo tipo de movimiento ocular es mucho más sutil. Consiste en desplazar de manera constante el punto de enfoque de un punto pequeño al siguiente, de modo que cambies con constancia la atención de un detalle diminuto de tu campo visual al siguiente y al siguiente. Este tipo de movimiento usa y fortalece la parte del ojo encargada de ver los detalles con más claridad, la mancha llamada mácula, en el centro de la retina. En su interior recibe el ojo las imágenes más claras y nítidas. El otro lado de la historia es que la mácula sólo puede ver pequeños pedazos de información visual en un tiempo dado ("tiempo" significa una porción diminuta de un segundo). Así que, con el fin de formar una imagen clara de lo que se ve y enviarla de regreso al cerebro, la mácula de un ojo sano se mueve de manera continua de un punto al otro, y forma una imagen completa a partir de muchos pedacitos visuales de detalles muy nítidos. Creemos que ver mal es resultado, en parte, de una disminución de este movimiento de la mácula. Ello puede suceder cuando, como consecuencia del aburrimiento, una persona pierde interés en lo que le rodea, no se preocupa por mirar los detalles, sino más bien "mira al espacio" y no algo en particular. También puede ser resultado de la ansiedad, que impulsa a la gente a intentar con frenesí recibir todos los detalles visuales al mismo tiempo, lo que la mácula no está en condiciones de hacer. Esto podría ocurrir, por ejemplo, si buscaras con desesperación una información indispensable y obligaras a tus ojos a tratar de recibir párrafos enteros de un golpe, por decirlo de alguna manera. O puede suceder como resultado de mirar con fijeza, lo que desalienta el movimiento natural de la mácula.

Todas estas tendencias son fáciles de desarrollar ante el monitor. Las contrarrestamos con un proceso que consiste en desplazar, y que no es otra cosa que mover los ojos de un punto al otro en una forma que imita la tendencia natural de la mácula. Creas fortaleza en un músculo debilitado al estimularlo a hacer lo que realizan los músculos, en forma óptima: contraerse y relajarse, contraerse y relajarse. Si tu vista ha perdido su claridad y nitidez maculares, estimula a tu mente a participar con la mácula en la realización de lo que mejor hace: moverse con frecuencia y fluidez de un punto pequeño al siguiente.

Este proceso es exactamente lo contrario de lo que se enseña en los cursos de lectura rápida. Si alguna vez aprendiste lectura rápida, por favor, por la salud de tus ojos, procura olvidarlo. La lectura veloz es muy buena para lo que fue concebida: recibir con facilidad grandes cantidades de información impresa en un tiempo relativamente breve. Te enseña a leer varias oraciones en forma casi simultánea, pasando por alto mucho de lo que ves. Este tipo de lectura entorpece la actividad de la mácula e ignora su tendencia natural a mirar zonas pequeñas y muchos detalles, así como a efectuar movimientos fluidos de manera continua que consisten en saltos muy pequeños de un punto al otro. Si imposibilitas el funcionamiento de la mácula, a la larga quedará inactiva y el resultado será la pérdida gradual de tu capacidad de ver con nitidez y claridad. El dicho "Úsala o piérdela" se aplica a la mácula como a cualquier otra parte del cuerpo. Creemos que este tipo de uso ocular puede contribuir a un trastorno conocido como degeneración macular, que en la actualidad es la principal causa de ceguera en los adultos.

El aspecto positivo de trabajar con la computadora es que hay, de hecho, mucho movimiento y detalle que le brindan a tus ojos un ejercicio sano, más que agotador. Puedes seguir el movimiento de la información a medida que aparece en la pantalla, o el movimiento de tus dedos cuando escriben. Toma conciencia de cada letra, número, figura e imagen que aparece en la pantalla como si se tratara de una forma visual, no sólo de un dato. Mira las letras, los espacios entre ellas, más que las palabras. Con la mayor frecuencia posible, toma un momento para "trazar" el contorno de la forma de una letra o un número con los ojos, haciendo un movimiento rápido de un punto al siguiente sobre el contorno de esa letra. Mueve un poco los ojos de izquierda a derecha, o de arriba hacia abajo, como hiciste en el ejercicio 3.1, trazando los contornos de todas las letras de una hilera, por lo menos una vez por página. Esto no te tomará más de un minuto y con el tiempo entrenarás a tus ojos a moverse de este modo en forma automática. En nuestros cursos de mejoramiento de la visión, siempre sugerimos que las personas miren objetos en movimiento, como las olas del mar; si no las tenemos a la mano, nosotros debemos crear el movimiento.

Cuando nos concentramos en el torrente de información sobre la pantalla, es muy fácil olvidar por completo nuestra visión periférica. De esta manera, las células de la visión central del ojo reciben una carga exagerada, situación peligrosa que puede contribuir al desarrollo del glaucoma, así como a pérdida de una visión nítida. Si estimulas tus células periféricas le darás un descanso a las centrales. La manera más sencilla de hacerlo es sostener las manos a cada lado de los ojos, mirar hacia adelante y mover los dedos u oscilar las manos en forma vigorosa como para atraer la atención de las células periféricas, que están en mejores condiciones de ver lo que se mueve. Este ejercicio lo realizan con mayor facilidad quienes trabajan solos; si lo haces en la oficina, deberás explicarlo a los demás. Sin embargo, no hay duda de que brinda una sensación de descanso a los ojos cansados, así que tal vez puedas convencer a tus compañeros de trabajo de que lo intenten. Otra manera, menos obvia, de estimular tu periferia es sencillamente acordarte de tomar conciencia, de vez en cuando, de tu visión lateral y prestarle atención sin alejar los ojos de la pantalla.

En realidad ves mucho con tus células periféricas cuando mantienes los ojos sobre la pantalla, pero la mayor parte del tiempo no te percatas de ello.

Puedes despertar las células periféricas con los ejercicios 8.15 a 8.19 del capítulo sobre visión (8 de *Sanación personal*). Realízalos antes de trabajar, para activar a las células periféricas de modo que permanezcan activas mientras trabajas. También pueden hacerse durante y después del trabajo, para darle a tus células centrales un descanso. *Si alejas la mirada de la pantalla y la diriges hacia los lados, sólo cambiarás la ubicación de tu visión central, pero si mantienes tu visión central ocupada con la pantalla y al mismo tiempo prestas atención a lo que ves a cada lado, utilizarás en forma auténtica tus células periféricas.*

El cristalino del ojo asume una forma diferente cuando mira algo de cerca que cuando lo hace a la distancia. Cuando miras a la distancia, el cristalino permanece relativamente plano; cuando necesitas ver algo más de cerca, el cristalino "se acomoda" a esto al adoptar una forma más curva o convexa. El ojo se esfuerza al mantener al cristalino en esta posición, razón por la cual la gente que realiza mucho trabajo en el que debe ver de cerca tiende a sufrir pérdida de vista más que quienes miran a la distancia de manera continua. En vista de que dedicas tantas horas a mirar de cerca, necesitarás proteger a tus ojos alternando, lo más a menudo que puedas, entre ver de cerca y a la distancia.

Para la gente que trabaja en un piso alto y tiene acceso a una ventana, la solución más sencilla es acercarse a ésta varias veces cada hora y dejar que sus ojos miren a lo lejos hasta el horizonte más lejano que alcancen a ver. Si usas anteojos, quítatelos cuando hagas esto. Recuerda mirar por la ventana o a una pintura al final del pasillo, lo más a menudo que puedas. Si no tienes alternativa, sólo mira hacia arriba y alrededor de la habitación, al techo y a los rincones más lejanos, con la mayor frecuencia posible; deja que el cristalino se aplane tan sólo esos momentos antes de regresar a trabajar.

En tus descansos, y cuando vayas camino al trabajo o de regreso a casa, recuerda refrescar los ojos mirando a la distancia siempre que puedas. Conducir tu automóvil ofrece, de hecho, una buena oportunidad para hacerlo; mira lo más lejos posible en el camino. En la cima de una montaña, mira al horizonte más lejano. Cuando camines, mantén los ojos enfocados en el final de la cuadra y más lejos, o permite que recorran con lentitud desde el lugar justo frente a ti hasta el horizonte y de regreso. No insistas en ver con claridad a la distancia, sobre todo si eres miope, deja que tus ojos se muevan de un punto al otro sobre cualquier cosa que puedan ver, incluso si se trata sólo de una masa de formas y colores, y, por supuesto, recuerda parpadear con frecuencia. El mejor descanso para tus ojos consiste en llevarlos a un lugar hermoso que ofrezca un horizonte alejado y amplio, así como objetos encantadores y tranquilizantes que mirar, como la playa, el campo abierto o las montañas.

Una de las razones por las que la gente se siente tan bien cuando sale a zonas abiertas es que la naturaleza es muy benévola y sanadora para los ojos, así como para el resto del cuerpo.

Otra forma de ayudar a los ojos es mantener el rostro relajado. La tensión en los ojos y en los músculos que los rodean puede irradiarse a todo el rostro. También hay tendencia, durante la concentración intensa, a apretar los músculos de la quijada, en particular cuando te sientes frustrado o enojado.

La combinación de tensión ocular y tensión en la quijada puede provocar un trastorno frecuente llamado síndrome de la articulación temporomandibular, neuralgia facial muy dolorosa.

En realidad, la tensión de la cara es muy fácil de aliviar. Con frecuencia bostezar es una de las maneras mejores y más sencillas; estira la quijada, humecta y relaja los ojos y te obliga a acordarte de respirar. Abrir y cerrar la boca con la mayor amplitud que puedas también relaja la quijada. Dar masaje y golpecitos al área de la misma relaja todo tu rostro. Te asombrará descubrir, al tocar esta zona, cuán rígida y adolorida está.

Si quieres algunas ideas sobre cómo relajar los músculos de la quijada, consulta el capítulo sobre músculos (5), ejercicio 5.50, y el ejercicio 7.14 del capítulo sobre masaje (7). Consulta también el ejercicio 8.1 del capítulo sobre visión (8), todos de *Sanación personal*; este último consiste en un masaje de todo el rostro de una manera que ofrecerá beneficios especiales para tus ojos, al usar puntos de digitopuntura conocidos durante siglos y orientados a este fin.

3.2

Deja que tu rostro se relaje y parpadea con rapidez. Tensa cada músculo de tu rostro de manera simultánea, lo más que puedas, y luego deja que todos se relajen al mismo tiempo.

Repite esto cinco veces.

3.3

Aplica toallas húmedas calientes y frías a tu rostro; sostén cada una sobre la cara durante cerca de un minuto. Resultará en extremo refrescante y relajante para un rostro tenso y para los ojos cansados.

Tu cuerpo

Hay un patrón identificable de tensión de la parte superior del cuerpo que puede observarse tanto en quienes trabajan con computadoras como en gente con problemas oculares. En ambos grupos casi siempre encontramos quijadas rígidas, tensión extrema de los músculos laterales del cuello, y rigidez del trapecio superior y otros músculos de los hombros, así como de los del pecho, los costados y los brazos. La pregunta es si este patrón de tensión causa los problemas oculares o si éstos provocan la tensión. No hay respuesta: cada uno parece causar el otro. De cualquier manera, puedes aliviar ambos trastornos si alivias uno. Relajar y fortalecer los ojos con los ejercicios y prácticas oculares que hemos descrito reduce en definitiva la tensión de la parte superior de tu cuerpo, y relajar los músculos del cuello, hombros, brazos y pecho, a su vez, beneficiará a tus ojos.

3.4

El primer paso para relajar la parte superior del cuerpo es hacer respiraciones profundas. Cierra los ojos, inhala hondo por la nariz y siente cómo esta respiración expande tu pecho y la parte superior de la espalda. Deja que tus hombros caigan y descansen con comodidad a tus costados, relaja los codos y las muñecas. Ahora empieza con la parte superior de tu cabeza y entra en contacto con las áreas tensas. ¿Cómo sientes el cuero cabelludo? ¿La frente? ¿Los ojos? ¿La quijada? ¿La garganta? ¿El cuello? ¿Los hombros? ¿El pecho? ¿La parte alta de la espalda? ¿Los brazos? ¿Las manos? Permite que cada área se relaje a la vez. Pídele que se expanda mientras inhalas y se encoja cuando exhalas. Procura sentir en verdad cada área. Tal vez sostengas un hombro más alto que el otro, o aprietes una mano, o incluso extiendas un lado de la parte superior de la espalda más cuando inhalas. Aprender a sentir tus tensiones y conocer la manera como utilizas tu cuerpo habitualmente te ayudará a cobrar más conciencia de lo que tal vez haces y que empeora estos hábitos; además, te ayudará a dejar de realizarlo.

Encontrarás beneficioso repetir este ejercicio con frecuencia durante el día, y verificar con tu cuerpo qué tal funciona.

Quizás hayas desarrollado dolor o rigidez frecuentes o incluso crónicos en una o varias de estas regiones de la parte superior del cuerpo. Si es así, los ejercicios siguientes te ayudarán a aliviarlos. De no ser éste el caso, practicarlos con regularidad te ayudará a prevenir el surgimiento de problemas.

Si deseas ejercicios para la tensión del cuello, consulta los capítulos sobre respiración (1.10 y 1.23); circulación (2.18), articulaciones (3.26), columna vertebral (4.2, 4.21 y 4.26 a 4.28), y sistema nervioso (6.15), todos incluidos en *Sanación personal*.

Para la tensión de los hombros, consulta el capítulo sobre respiración (ejercicio 1.9), la sección Hombros del capítulo sobre articulaciones, y el capítulo sobre músculos, ejercicio 5.40.

Para tensión o dolor de brazos, consulta los capítulos sobre respiración (ejercicios 1.8, 1.10 y 1.13), circulación (2.12, 2.16 y 2.18) y músculos (5.44), de *Sanación personal*.

Para rigidez del pecho, consulta los capítulos sobre respiración (ejercicios 1.5 y 1.18), circulación (2.2, 2.6, 2.10 y 2.13 a 2.15), articulaciones (3.4), y sistema nervioso (6.2) de *Sanación personal*.

Para problemas de espalda, te servirá leer en su totalidad el capítulo sobre columna vertebral (4 de *Sanación personal*). Practica todos los ejercicios que parezcan aplicarse a ti y selecciona los que funcionan mejor en tu caso. De ser necesario, consulta el capítulo sobre dolor de espalda (11 de este libro).

Tus manos

Tus manos se mantienen muy activas en tu trabajo, después sólo de los ojos. Esta actividad puede ser muy positiva para ellas, si las usas de un modo relajado y fluido. Incluso puede prevenir artritis en los dedos, ya que el uso apropiado de las articulaciones las mantiene sanas y lubricadas. Los problemas que enfrentan quienes trabajan con computadoras, los capturistas y otros usuarios de teclados no se relacionan en realidad con los dedos, sino con las muñecas, brazos, hombros, espalda y cuello. Esto se debe a que, en vez de desarrollar fortaleza y agilidad en sus dedos, contraen otros músculos —en particular los de los hombros— y los obligan a trabajar por aquéllos.

Ello, al final, representa un esfuerzo exhaustivo para los músculos que reciben una tensión innecesaria. Pero, incluso peor que la fatiga, es el efecto en tu circulación. Cuando tus hombros, cuello y pecho están contraídos de manera constante, inhiben el suministro de sangre a la cabeza y los brazos. Si tienes manos frías, a menudo ello se debe a la contracción de la parte superior del torso. Si con frecuencia te sientes cansado, confundido o irritable, o te resulta difícil concentrarte, tal vez tengas rigidez en el cuello que limita la circulación sanguínea al cerebro. Creemos que esto puede contribuir a apoplejías, que suelen ser ocasionadas por una interrupción temporal del paso de la sangre al cerebro.

3.5

Lo mejor que puedes hacer por toda la parte superior de tu cuerpo es recordar que son tus dedos los que deben trabajar. Siéntate frente al teclado, coloca los dedos sobre las teclas y empieza a escribir; presta atención no a las palabras en la pantalla, sino a lo que tus músculos efectúan. Imagina que la parte superior de tu cabeza se estira hacia el techo, tus hombros se separan uno del otro, tu espalda y cadera se relajan recargadas en la silla y tus brazos descansan; deja que tu quijada y abdomen se relajen. Una quijada apretada puede tensar los músculos del cuello hasta los hombros, en tanto que un abdomen tenso llega a paralizar los músculos del pecho y entorpecer la respiración. Visualiza que ningún músculo, excepto los de las manos, se mueve en absoluto. Cuando nos concentramos en forma mental en un área particular, es más probable que usemos los músculos del área en la que nos concentramos, y menos que "usemos" (es decir, que contraigamos innecesariamente), los músculos que en realidad no requerimos. Por ejemplo, no hay por qué contraer los hombros, la quijada o los glúteos para escribir, pero un número asombroso de gente los pone rígidos de cualquier manera.

Sigue escribiendo durante 5 ó 10 minutos y casi sin duda verás de qué hablamos. Tal vez te sea muy difícil mantener el cuerpo relajado, hacer respiraciones profundas y completas, y concentrar el movimiento en los dedos. Observa cuáles zonas de tu cuerpo intentan trabajar por tus manos: tal vez se trate de puntos de tensión crónica y quizá prefieras efectuar algún trabajo de relajamiento especial con ellos.

Es posible que sientas también que tus manos se cansan, ya que trabajan más arduo que de costumbre. No puedes crear energía, fortaleza, flexibilidad y sensibilidad en las mismas sólo con recordar trabajar con ellas mientras escribes, aunque hacerlo te acercará mucho a la meta. Sin embargo, la alcanzarás mucho más rápido si les das masaje y realizas ejercicios especiales para manos y dedos. Éstos estimularán los nervios de las manos, les facilitarán el trabajo y prevendrán trastornos como tendinitis y el síndrome del túnel carpiano, que pueden derivarse de usarlas de un modo tenso o rígido.

El capítulo sobre masaje (7 de *Sanación personal*) contiene una sección en la que se describe cómo dar masaje a tus manos, ya sea como preparación antes de usarlas para trabajar, o bien con el fin de relajarlas y aliviarlas cuando están cansadas (ejercicios 7.2 a 7.7). Un amigo puede ayudarte con el 7.24. Hemos recomendado estos ejercicios para profesionales del masaje, pero también son muy útiles para cualquiera que trabaje durante horas con las manos, como los obreros, los músicos o tú. Estos ejercicios pueden y deben hacerse antes y después de trabajar. Incluso si nunca padeces problemas con las manos, te beneficiarán al fortalecerlas y centrar tu atención en ellas. Practica también el ejercicio 2.21 del capítulo sobre circulación (2 de *Sanación personal*), ya sea acostado o sentado con los hombros apoyados.

En los capítulos sobre circulación (ejercicios 2.17 y 2.19, y la sección de Manos) y articulaciones (sección Muñecas), de *Sanación personal*, y para tocar música (2 de este libro) se describen ejercicios especiales para las manos.

MASAJE ENTRE COMPAÑEROS DE TRABAJO

Si tu ambiente de trabajo en la oficina es amistoso, pídele a alguien que te dé un pequeño masaje en los hombros, el cuello, el cuero cabelludo, los brazos o las manos. Algunas empresas han empezado a emplear a terapeutas masajistas para que den masajes de 10 o 15 minutos a sus empleados en forma periódica, lo que es estupendo. Pero no necesitas un profesional, sólo ofrecer un pequeño masaje en el cuello y los hombros a alguien que parezca sociable. Al trabajar con tu amigo, puedes mostrarle cómo hacerlo contigo, si lo desea. Una vez que una persona capta su esencia, dar masaje es fácil. Puedes leer el capítulo sobre masaje (7 de *Sanación personal*) para conocer técnicas de masaje de hombros, cuello, rostro y cabeza, manos y brazos o lo que parezca apropiado.

Algunas buenas técnicas son: sobar con ambos pulgares y movimientos circulares a lo largo de la columna desde el cráneo y recorriendo toda la espalda; comprimir el músculo trapecio por donde corre a lo largo de la parte superior de los hombros; sostener la cabeza con suavidad, pero con firmeza y girarla en ambas direcciones; hacer lo mismo con cada hombro a la vez; dar golpecitos suaves y firmes con las puntas de los dedos a lo largo de los brazos; sostener la mano, tirar del brazo con suavidad desde el hombro y sacudirlo; colocar las puntas de todos los dedos sobre la cabeza y sacudir el cuero cabelludo con fuerza; palpar con las puntas de los dedos a los lados del cuello, desde la parte de atrás de las orejas hacia los hombros y el pecho. Pídele a tu compañero que respire profundo, con los ojos cerrados y los músculos relajados, mientras tú das el masaje, y recuerda hacer lo mismo cuando alguien te lo dé. ¿No sería más agradable un descanso de este tipo que ir a fumar un cigarrillo o tomar otra taza de café?

Después del trabajo

Tu día de trabajo puede terminar a las cinco o seis, pero eso no garantiza el relajamiento instantáneo. Tal vez ya sepas que después de trabajar muy arduo necesitas enfriarte y reducir el ritmo en forma gradual. Después de correr, por ejemplo, debes caminar durante un rato, no sólo dejarte caer con pesadez. En las clases de baile aeróbico, después de los ejercicios de saltos y movimientos de arriba abajo se realizan unos más lentos y suaves antes de terminar la sesión. Así como necesitas calentarte de manera gradual antes de un ejercicio vigoroso para evitar que tu sistema sufra un choque, debes enfriarte gradualmente después, por la misma razón.

Si aplicas esta filosofía a tu día de trabajo, disfrutarás mucho más tus horas libres. A lo largo de este capítulo hemos usado la premisa de que el trabajo ante un escritorio o terminal constituye una tensión fuerte para tu cuerpo, como en realidad lo es. Para ser congruente, necesitas enfriarte después del trabajo como lo haces al término de una actividad extenuante. No saltes de la silla, tomes tus cosas y te apresures al tránsito del trayecto a casa. Tómate por lo menos cinco minutos para relajarte. Si te limitas a sentarte, puedes estar tan cansado como para no volver a levantarte. Por tanto, es mucho mejor ponerte de pie y hacer algunos estiramientos de columna, balancear las piernas, girar el cuello y los hombros o lo que sea; o realiza estiramientos de la parte baja de la espalda si cuentas con un área en donde te puedas acostar. Bebe un vaso de agua, haz 10 respiraciones largas, aplica las palmas de las manos sobre tus ojos un rato y, *entonces,* márchate.

Cuando camines, conduzcas el automóvil o tomes el autobús a casa, recuerda lo que aprendiste sobre el cuidado de los ojos. Si viajas en tren o autobús, puedes aplicar las palmas de las manos sobre los ojos, o descansar la visión central y estimular tu visión periférica al: 1) colocar tu palma entre los ojos como para interrumpir tu visión central, mirando directo la palma o 2) mirar a lo lejos (recuerda parpadear) a cualquier punto fijo, dejando que tus células periféricas se estimulen por la corriente de información visual en constante movimiento que pasa a cada lado mientras el vehículo se mueve.

Si vas caminando, puedes practicar ejercicios de desplazamiento, al mover en forma constante tu enfoque de un punto al otro de cualquier cosa que veas, y parpadear cada vez que alternes. Practica también enfocar algo cercano y luego algo distante, mirar de la acera a tus pies al horizonte más lejano, seguir las líneas paralelas de la acera o la calle hasta que converjan y luego de nuevo a tus pies. Procura tomarte tu tiempo, respira profundo y disfruta la caminata. De ser posible, varía las rutas para llegar a tu casa y convierte en juego el observar cosas nuevas cada vez que camines por una calle conocida. Tal vez te sorprenda encontrar cuánto has ignorado.

Si conduces, recuerda parpadear y alternar los ojos a menudo, y enfocar el horizonte distante siempre que sea posible. Respira con profundidad; relaja los hombros, el pecho, el abdomen y la quijada; y aplica las palmas de las manos sobre tus ojos en cuanto llegues a casa.

Otros 10 a 20 minutos de ejercicio, similares a tu sesión matutina, te darán más energía para tus actividades vespertinas y te ayudarán a dormir mejor. El momento ideal para ello es entre la hora que llegas a casa y la de la cena. Después de comer, tu cuerpo utiliza mucha de su energía para digerir los alimentos, así que no es un buen momento para hacer ejercicio. A algunas personas les gusta hacer estiramientos suaves antes de dormir, pero un ejercicio más vigoroso podría mantenerte despierto. Así que antes de la cena parece ser el momento óptimo. Sé considerado con tu cuerpo. Si estás exhausto o adolorido, elige ejercicios que te permitan acostarte boca arriba y relajarte con lentitud antes de intentar algo más demandante. Después, si tienes la energía para una práctica más aeróbica, no dejes de hacerlo. Estimular tu circulación y estirar los músculos después de un día sedentario, infundir a la sangre endorfinas después de un día frustrante, alimentar con pureza y deleite tu ser físico después de un día de trabajo mental, te ayudará a romper los hábitos nocivos que tienden a ponerle rigidez a tu cuerpo y a tu vida.

4

ASMA

C uando Antonio fue a ver por primera vez a Meir, se quejaba de que había padecido asma durante 26 años, era dependiente de cuatro medicamentos distintos y utilizaba un inhalador seis veces al día. Estaba fastidiado y cansado de los medicamentos y de sus efectos adversos, pero no confiaba mucho en la terapia alternativa. Después de su primera sesión, suspendió los medicamentos y redujo el uso del inhalador.

Lo primero que Antonio aprendió fue que no necesitaba luchar por hacer respiraciones profundas que llegaran al pecho; todo lo que requería era respirar lento hacia el interior del abdomen y la parte baja de la espalda. El primer ejercicio que intentó fue ponerse de pie y respirar hondo al tiempo que se inclinaba hacia adelante y curveaba toda la espalda. En tal postura podía sentir el movimiento, o su ausencia, en la parte baja de la espalda, pero al mismo tiempo la respiración hacia su pecho era limitada. Descubrió que en tal postura podía usar su respiración para expandir la parte baja de la espalda y el abdomen. Preguntó si, al hacerlo, tal vez sólo compensaba con la parte baja de la espalda las dificultades que sufría para respirar hacia el interior del pecho. La respuesta de Meir fue que no se trataba de una compensación, sino de una expansión de las áreas hacia las cuales podía dirigir el aire.

Los dos peores enemigos de un asmático son: 1) el miedo a no poder hacer otra respiración profunda y 2) la tendencia constante a intentar respirar en forma pesada hacia el pecho. Una auténtica respiración profunda llena casi toda la parte superior del torso: el abdomen se expande, las costillas y los hombros se levantan, la parte superior y baja de la espalda se expanden. La respiración torácica es superficial, ya que utiliza sólo una pequeña porción de los pulmones. Respirar hacia el interior de las partes bajas de los pulmones permite la entrada de más oxígeno a la sangre.

Para un asmático, la exhalación es más difícil que la inhalación. Esto puede ser indicio de una personalidad muy tensa y ansiosa. De hecho, si te cuesta más trabajo dejar salir el aire que respirarlo, puedes estar más propenso al asma que los demás, incluso si no lo has padecido, y tal vez te beneficien los siguientes ejercicios también.

Una de tus metas principales sería respirar "hacia el interior" de zonas que por lo general no usas.

4.1

Ponte de rodillas e inclínate hacia adelante; descansa la frente sobre las rodillas y permanece en esa posición. Cierra las manos con los puños sueltos y da golpecitos a la parte baja de la espalda. Te sentirás animado a respirar hacia ella, ahora que tu pecho está en cierto modo bloqueado al tiempo que la parte baja de la espalda está expandida. Respira con mucha lentitud, sin esfuerzo alguno por hacerlo muy profundo, e imagina que la parte baja de la espalda se expande cuando inhalas y se encoge cuando exhalas.

Cuando sientas la necesidad de usar el inhalador, tal vez en ocasiones te percates de que con sólo colocarte en esta posición respiras más hondo. Esto funcionará únicamente si no entras en pánico —de ser así, usa el inhalador— y si ya has experimentado mejoría de la respiración en esta posición y confías en que puede ayudarte.

También te ayudará ponerte de rodillas en esta posición y que alguien más te dé golpecitos en la parte baja de la espalda durante unos minutos a la vez, al tiempo que experimentas la respiración profunda para expandir la parte baja de la espalda, inhalando y exhalando.

El ejercicio que recomendamos a continuación es el primero que Antonio intentó: el arco vertebral, ejercicio 4.2 del capítulo sobre columna vertebral (en *Sanación personal*). Este ejercicio bloquea parte de tu capacidad de respiración torácica, pero te permite explorar otras áreas de respiración con las que estás menos familiarizado. Si llevas la barbilla al pecho, sientes la parte media y baja. Si te inclinas más, sientes sólo la parte baja. Si te estiras hacia arriba y hacia atrás, sientes el pecho y el abdomen. Así utilizarás toda tu capacidad pulmonar y, por tanto, expandirás y contraerás en todas direcciones.

Siguiendo con el mismo ejercicio, al inclinarte hacia el pie derecho, siente cómo el lado izquierdo se expande cuando inhalas, y se encoge cuando exhalas. Luego inclínate hacia la izquierda, y cobra conciencia de cómo se expande y se encoge el lado derecho.

Otro ejercicio muy efectivo para incrementar la respiración es el 6.5 del capítulo sobre sistema nervioso (6 de *Sanación personal*).

Consulta también el ejercicio 3.10 del capítulo sobre articulaciones (3 de *Sanación personal*). Siéntate con las rodillas apuntando hacia fuera y pide a un amigo que las empuje hacia el piso con mucha suavidad y lentitud, para ayudar a incrementar el estiramiento. Este estiramiento abre la pelvis y ayuda mucho a mejorar la respiración. Respira de manera profunda al tiempo que empujas tus piernas hacia abajo e imagina que respiras hacia el interior de la pelvis; luego deja de estirar. Para ayudar a una persona durante un ataque asmático, Meir utiliza este tipo de estiramiento combinado con una toalla húmeda caliente sobre el pecho del cliente.

Nos parece que con frecuencia las personas desarrollan asma porque viven en ciudades congestionadas. Es posible que tengas un aparato respiratorio débil en primer lugar, pero puedes ayudarte viviendo en entornos más favorables si te es posible. Un clima cálido puede ayudar, por lo menos en forma temporal. Sentarse a mirar paisajes agradables durante periodos prolongados es muy relajante y efectivo. No se trata de un ejercicio que ofrezca alivio instantáneo, pero vale la pena hacerlo.

Los ejercicios 2.6 a 2.9 del capítulo sobre circulación, junto con el 6.2 del capítulo sobre el sistema nervioso (en *Sanación personal*) son muy apropiados para los asmáticos.

Sugerimos que, además de los ejercicios mencionados hasta ahora, recibas dos sesiones de masaje a la semana por parte de un amigo o terapeuta profesional.

Después de dos meses de trabajar con el programa que sugerimos, continúa con todo el capítulo sobre respiración (1 de *Sanación personal*). Recomendamos en particular los ejercicios 1.5, 1.13 y 1.14.

Después de cuatro meses de trabajar con dicho capítulo, recurre al de sistema nervioso (6 de *Sanación personal*), sección de Arrastre entrecruzado. Varias sesiones de arrastre pueden ayudarte a respirar hacia el interior del abdomen y el pecho con menos tensión. Practícalo sólo si no padeces problemas de reumatismo cardíaco además del asma, y si tu médico no tiene objeción. No todos los asmáticos pueden realizar ejercicio vigoroso, porque sus dificultades respiratorias incrementan la carga sobre el corazón; sin embargo, si puedes practicar el arrastre, descubrirás que es un ejercicio estupendo tanto para el corazón como para los pulmones.

5

PRESIÓN ARTERIAL ALTA Y BAJA

PRESIÓN ARTERIAL ALTA

Cuando te miden la presión arterial, lo que tu médico mide es la fuerza que ejerce la sangre contra las paredes interiores de tus arterias. Se toman dos mediciones: una, de la presión cuando el corazón bombea (sistólica), y la otra, enseguida, cuando descansa (diastólica).

La presión arterial alta ocurre cuando el flujo sanguíneo encuentra resistencia mayor de lo normal en el interior de los vasos sanguíneos; este trastorno también se conoce como hipertensión.

Como es natural, dicho padecimiento entorpece la circulación y ocasiona un gran número de problemas de salud, como enfermedades cardiovasculares, insuficiencia circulatoria y apoplejías.

La dieta desempeña un papel muy importante en la causa y el control de la hipertensión. La sal y la grasa son los peores culpables, y eliminar o reducir tu consumo de sal y de alimentos grasosos puede prevenir o mejorar en mucho la presión arterial alta.

Hay numerosos libros sobre el tema y casi todos los cardiólogos conocen el significado de la dieta y te aconsejarán con gusto. Si sufres presión arterial alta, te instamos a consultar a un cardiólogo, tanto sobre el tema de la dieta como respecto de los ejercicios de este capítulo; no intentes practicar éstos u otros sin su autorización. Si tu trastorno es grave, debes consultar al médico a menudo, para asegurarte de que los ejercicios no ocasionen efectos adversos. Si la enfermedad no es grave, aun así deberás estar en contacto con tu médico, pero tal vez no con tanta frecuencia.

Muchos factores influyen en la presión arterial. Entre ellos se encuentran la postura, el grado de contracción o relajación de los músculos y la actividad de tu sistema nervioso autónomo (para mayores detalles sobre la función del sistema nervioso, consulta la primera parte del capítulo sobre sistema nervioso en *Sanación personal).* Todos éstos son factores en los que puedes influir, en un grado sorprendente, al mover el cuerpo de ciertas maneras y aprender a relajarte. La tensión emocional y la tensión física pueden ocasionar que los músculos se contraigan y la sangre no pueda fluir por ellos con facilidad. El estrés también activa tu sistema nervioso y produce cambios como aumento del ritmo cardíaco y de la viscosidad de la sangre, los que agregan una tensión extra a tu sistema vascular. Por tanto, una de las mejores maneras de reducir la presión arterial es mediante la relajación. Una de las vías más rápidas hacia ésta es la meditación.

La meditación puede adoptar muchas formas, pero su esencia consiste en sentarse en silencio, respirar en forma profunda y regular, y centrar tu atención de preferencia con aspectos que te tranquilicen y serenen.

La respiración consciente es en sí misma una meditación. En términos fisiológicos, incrementar tu captación de oxígeno mejora la circulación sanguínea y elimina la tensión de tu corazón; en términos emocionales, la respiración profunda encauza, tranquiliza y centra la atención de una mente inquieta. Así, los beneficios para tu corazón por respirar son dobles. En este momento sugerimos que consultes el capítulo sobre respiración (1 de *Sanación personal*) y practiques todos los ejercicios descritos en él; empieza con el 1.15. Dedica media hora al día a éste y a otros ejercicios de respiración.

Caminar también puede ser una forma de meditación y, de hecho, algunos budistas la utilizan como tal. Caminar es uno de los ejercicios, tanto físico como mental, más relajantes. Los médicos recomiendan caminatas largas a los pacientes con cardiopatías y hemos descubierto que funcionan como magia. Mientras caminas, presta atención a la manera como usas tu cuerpo; esto es positivo en sí mismo y también centra tu mente en una autoconciencia constructiva. Consulta en el capítulo sobre músculos (5 de *Sanación personal*) un análisis sobre cómo mejorar tu manera de caminar. Procura caminar hacia atrás y hacia los lados, y observa cómo estos patrones de movimiento poco familiares influyen en la sensación que te produce la actividad; puede parecerte incluso más relajante moverte de manera novedosa que como acostumbrabas. Caminar mejora la circulación en una forma suave y gradual, por lo que es menos probable que someta a presión a tu corazón que un ejercicio más vigoroso.

Después de haber empezado a relajar y regular tu flujo sanguíneo, la meta siguiente es incrementar la circulación en manos y pies. El ejercicio 2.3 del capítulo para tocar música (de este libro) ha sido útil para regular la circulación de las manos.

5.1

Siéntate y descansa el codo sobre una mesa o el brazo de un sillón, y gira el antebrazo. Imagina que las puntas de tus dedos dirigen el movimiento, como si fueran cuerdas atadas a ellos de las que alguien tira con suavidad para mover el antebrazo. A continuación, descansa el codo en la misma posición y gira el hombro.

Tanto los giros del antebrazo como los del hombro deben realizarse con lentitud, por lo menos 25 veces en cada dirección, al tiempo que respiras en forma completa y regular.

Descansa una mano en tu regazo y, con la otra, toma cada dedo a la vez y muévelo en forma pasiva, en círculos. Luego deja que un dedo a la vez se mueva en forma activa, por sí mismo, mientras sostienes los demás dedos. Sentirás que llega más sangre a ellos.

No olvides hacer estos ejercicios con ambas manos. Al principio, será mejor realizar toda la secuencia (antebrazo, hombro, giros pasivos y activos de los dedos) en un lado antes de trabajar con el otro, de modo que puedas comparar la sensación de una mano con la de la otra.

Consulta el ejercicio 5.2 del capítulo sobre músculos (5 de *Sanación personal*) donde encontrarás una descripción detallada del masaje para los pies. En el capítulo sobre circulación (2 de *Sanación personal*) se incluyen ejercicios para incrementar la circulación en los pies (2.25 a 2.34). Practica los ejercicios mencionados antes para manos y pies durante un mes antes de continuar con el siguiente.

5.2

Ponte de pie con la espalda recargada en la pared. Balancea de manera alternada los brazos hacia arriba y hacia abajo; toca la pared por encima de ti con el dorso de la mano cuando está levantada y con la palma cuando está abajo. Mueve las manos hacia arriba y hacia abajo con rapidez, pero no golpees la pared con fuerza. Tal vez prefieras poner un cojincillo sobre las manos o en la pared para que puedas moverlas con rapidez sin temor a lastimarlas. Imagina que las puntas de los dedos dirigen el movimiento. Este ejercicio es útil para los hombros tensos y para incrementar el flujo sanguíneo hacia las manos. Ahora practica alternando del mismo modo, pero alejado de la pared.

En esta etapa, trabaja con todo el capítulo sobre circulación (2 de *Sanación personal*).

PRESIÓN ARTERIAL BAJA

La presión arterial baja se considera más sana que la alta, pero sí conlleva problemas. Puede ocasionar mareos debido a circulación insuficiente de la sangre a la cabeza, y una sensación de falta de energía. No necesitas incrementar el nivel de tensión en tu vida o la comida chatarra en tu dieta para subir la presión arterial: hay ejercicios que te ayudarán. Asegúrate de que tu médico autorice tu programa, sobre todo si la presión arterial baja es resultado de un problema cardíaco.

El ejercicio vigoroso eleva la presión arterial, pero puede ocasionar otros problemas, como lesiones, si lo practicas cuando estás tenso y sin energía.

5.3

Correr en agua es un ejercicio vigoroso y benéfico. La resistencia del agua lo convierte en un trabajo arduo, pero también reduce tu velocidad y amortigua cada paso. Si eres buen nadador, intenta correr del área poco profunda a la profunda, y luego avanza por el agua con brazos y piernas. Si no eres buen nadador, no hagas esto en una profundidad que rebase la altura de tu pecho. En ambos casos, mueve tanto los brazos como las piernas durante todo el tiempo que corras. Correr 20 o 30 metros será un buen ejercicio para tu corazón, suficiente para aumentar tu presión arterial sin ocasionar un estrés excesivo.

Cualquier clase de ejercicio en agua fría resulta útil, ya que la sangre se drena desde la superficie y permanece en su mayoría en los vasos internos más grandes, lo que incrementa la presión en ellos de manera temporal. Las duchas frías pueden ser beneficiosas, como lo es nadar en agua fría, ya sea en el mar, un lago, un río o una alberca. Sin embargo, si hace frío o el agua está muy fría, asegúrate de calentar el cuerpo con ejercicio después de nadar, incluso con sólo una caminata o trote rápidos y breves.

Los tres ejercicios siguientes pueden ser algo difíciles, pero de inmediato incrementarán tu respiración y ritmo cardíaco. Consulta el ejercicio 1.14 del capítulo sobre respiración (1 de *Sanación personal*).

Practica el ejercicio 1.16 del mismo capítulo y luego el 6.2 del capítulo sobre el sistema nervioso (de *Sanación personal*).

5.4

De pie y descalzo, dobla un poco la rodilla derecha de manera que sólo el talón se separe del piso (ver figura 5.4, derecha) y, cuando estires de nuevo la pierna para tocar el piso con firmeza con el talón, dobla la otra rodilla para levantar el otro talón. Alterna ambos pies durante unos minutos.

Ahora haz lo contrario: flexiona los pies de manera alternada; levanta sólo la parte adelantera de los mismos y conserva los talones en el piso (ver figura 5.4, izquierda). Esta parte del ejercicio es más difícil y toma más tiempo, pero observa cómo calienta tus pantorrillas y tobillos.

Un buen ejercicio para mejorar la circulación de los pies es sentarte, sostener cada tobillo con una mano y frotar las plantas de los pies entre sí. (Consulta también el ejercicio 2.34 del capítulo sobre circulación (en *Sanación personal*). Sin duda recomendamos el mismo ejercicio para la gente que padece presión arterial alta; al igual que muchos otros, éste ayuda a regular y a equilibrar la presión arterial, lo cual es beneficioso en cualquier caso.

El masaje también puede incrementar la presión arterial, en particular si se realiza después de hacer ejercicio. Consulta de manera especial los ejercicios 7.9 y 7.22 del capítulo sobre masaje (7 de *Sanación personal*).

Trabaja con los ejercicios mencionados durante por lo menos cuatro a seis meses.

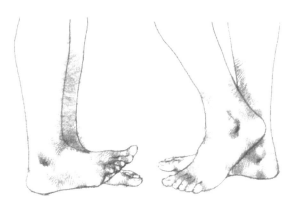

Figura 5.4

6

Problemas cardíacos

Las enfermedades cardíacas son la causa número uno de muerte prematura en muchos países. Por supuesto, todos tenemos que morir en algún momento de algo, pero muchas de estas víctimas de ataques cardíacos mueren 30 ó 40 años antes de lo que deberían. El número de estas muertes que pudieron haberse prevenido con un cambio de vida es tan alto que uno se queda perplejo. Esto es muy triste para los que se han ido, pero es una maravillosa noticia para ti si padeces problemas cardíacos en este momento. Se trata de que, si vuelves más saludables tus hábitos, puedes proteger a tu corazón y conservar la vida.

Casi ninguno de los trastornos cardíacos es resultado sólo de problemas genéticos o congénitos. Incluso si naciste con un corazón débil o la tendencia a padecer cardiopatías, los problemas del corazón pueden nunca manifestarse si cuidas tu cuerpo y lo mantienes sano. De manera similar, una persona que nació con un corazón fuerte por naturaleza puede sufrir un ataque cardíaco si sus hábitos de alimentación, tabaquismo, consumo de alcohol y drogas, así como los de ejercicio y de trabajo, son lo bastante malos. En general, los problemas cardíacos se derivan de la manera como vive la gente, más que de cómo está constituida; en otras palabras, se trata de un asunto de función y no de estructura.

Algunas de las principales causas de las cardiopatías son conocidas casi por todos. Cualquier cosa que reduzca la cantidad de oxígeno en la sangre, o entorpezca el flujo de sangre por el sistema vascular, hace más difícil el trabajo del corazón *sin incrementar su eficiencia*. Ésta es una diferencia importante.

El ejercicio también hace que el corazón trabaje más, pero este trabajo extra beneficia al cuerpo al enviar más oxígeno y nutrientes a las células mediante el incremento del flujo sanguíneo. Cuando no hay oxígeno extra para ser enviado o el incremento del flujo sanguíneo se topa con resistencia en el interior de los vasos sanguíneos, el corazón trabaja en vano, lo que lo deja exhausto.

El tabaquismo reduce la capacidad de los pulmones de recibir oxígeno. Cuando la sangre pasa por los pulmones de un fumador, no obtiene el oxígeno que necesita para abastecer a todas las células del cuerpo. Las células, ávidas de oxígeno, estimulan al cuerpo para que la sangre circule con más vigor y compense esta carencia. Para crear este incremento de la circulación, el corazón tiene que trabajar en exceso, y debe hacerlo cuando él mismo padece la misma falta de oxígeno. El tabaquismo provoca que los músculos, incluidos los del pecho, se hagan más rígidos, lo que interfiere además con la circulación y el movimiento cardíaco. Y, por último, causa que los vasos sanguíneos se estrechen en todo el cuerpo, de modo que el corazón no sólo tiene que bombear sangre más a menudo, sino que debe luchar por hacerla penetrar en canales reducidos.

El alcohol daña al hígado, el cual, entre otras funciones, desempeña un papel importante en la producción de muchas proteínas de la sangre, y también puede ocasionar daño de manera directa al propio corazón.

Tal vez tan dañino como el abuso de sustancias químicas sea el comer de forma irresponsable. Los peores son los alimentos ricos en grasa y colesterol, como la carne roja, los huevos y la crema, que ocasionan la obstrucción y el endurecimiento de las arterias. La mala nutrición también es un problema, ya que crea sangre con deficiencia de nutrientes esenciales. La mala nutrición no sólo se presenta en la gente pobre: le ocurre a cualquiera que no sigue una dieta equilibrada. Mucha gente consume sólo alimentos refinados y con almidones, con poco contenido nutritivo; no se da cuenta de que esto, también, agota al corazón. Incluso los habitantes de países pobres pueden cambiar su dieta e incluir en ella más frutas, verduras y granos enteros; sin duda todos podemos hacerlo.

Recomendamos que la base de una dieta para un corazón sano consista en frutas, verduras (sobre todo las de la familia de las coles, como brócoli, coliflor, calabaza y coles de Bruselas) y granos enteros. Algunas personas deciden agregar una pequeña cantidad de pollo o pescado, pero en cantidades moderadas. El tabaco, cualquier bebida alcohólica que no sea una copa de vino o una cerveza en forma muy ocasional, así como el café, deben considerarse como los venenos que son, en especial para el sistema vascular. La cafeína, que se encuentra en el café, el té negro, el chocolate y la cola, acelera la actividad cardíaca y estresa al corazón; el azúcar blanca hace lo mismo. Tanto la cafeína como el azúcar afectan al sistema nervioso, y lo obligan a incrementar tu ritmo cardíaco. Debe ser obvio que si comes de tal manera que permites que tus vasos sanguíneos permanezcan sin obstrucción, y dejas que tu sistema nervioso regule tu pulso y la circulación sin ser perturbados por la nicotina, la cafeína y el alcohol, aumentarás las posibilidades de tener una vida larga y sana.

Después de haber asumido la responsabilidad de tu modo de vida en general, ¿cuáles son las medidas más específicas que puedes seguir en beneficio de tu corazón mediante el movimiento y la relajación? Las sugerencias que se presentaron antes, y las que se muestran a continuación, no son sólo para la gente que sabe o sospecha que padece algún problema cardíaco: son para todos lo que quieren estar sanos. Si no encaras problemas cardíacos conocidos, ¿qué deberías hacer *tú* por tu corazón? La respuesta es: ser sensible. Evita lo que agote y estrese a tu corazón sin beneficiarlo. Tal vez intentes contrarrestar una vida sedentaria con tandas ocasionales de ejercicio vigoroso, pero esto es un error. Tu sistema se beneficia mucho más con el equilibrio y la regularidad que con oscilar de un extremo al otro, lo que sólo combate un tipo de estrés con otro. Un ejercicio diario más moderado, hecho con tranquilidad y en forma rítmica al tiempo que respiras profundo, largas caminatas y estiramientos beneficiarán más a tu corazón. Puedes hacerlos más demandantes cuando tu cuerpo ya esté relajado, estirado y tonificado. No obstante, es muy importante practicar ejercicio todos los días.

¿Cuándo debes empezar a trabajar con tu sistema vascular? Podrías hacerlo a los 80 años de edad, si quieres, pero ¿por qué no desde ahora? Cuanto más pronto comiences, más años de salud podrás sumarle a tu vida. Lo primero que debes aprender es a relajarte, no sólo mientras estás acostado, no sólo mientras meditas, sino durante todas las fases de tu vida cotidiana. El relajamiento es algo que le sucede al cuerpo y a la mente en forma simultánea. Cuando te relajas, el flujo de sangre por todos tus vasos sanguíneos, hasta los capilares más pequeños, se incrementa de manera automática *sin* trabajo extra alguno para el corazón. El incremento del flujo en los capilares alivia la presión sobre los vasos sanguíneos más grandes.

Recomendamos que empieces con tres meses de práctica diaria de los ejercicios del capítulo sobre circulación (2 de *Sanación personal*). Tómate tu tiempo con cada uno; efectúalo con lentitud y minuciosidad y descubrirás que, junto con tu circulación, tu conciencia corporal y tu salud en general mejorarán en forma gradual. Puedes empezar con sólo unas cuantas repeticiones de cada ejercicio e incrementar tu actividad gradualmente, a un ritmo que sea cómodo para todo tu cuerpo. Practica los movimientos al tiempo que visualizas que expandes tus vasos sanguíneos, lo que permite un mayor flujo sanguíneo, con menos resistencia. Da caminatas diarias.

Siempre recuerda respirar profundo. Percátate de cuando estás tenso o disgustado, y procura relajar tu mente. Haz los cambios necesarios en tu dieta. Después de estos tres primeros meses cruciales, decide dedicar un mínimo de 45 minutos, tres veces a la semana, a trabajar por la salud de tu sistema cardiovascular.

Si tienes problemas cardíacos, debes trabajar sólo con el consentimiento y la autorización de tu médico. Si éste no te ayuda ni te apoya, consulta a uno que tenga una mente más abierta con respecto a las metas de la medicina natural. Aprovecha el conocimiento del médico para tu propio beneficio: vigilar de cerca tu salud y avance, animarte cuando el programa funcione bien, consultarlo cuando no te sirva.

Nuestro propósito aquí es ofrecerte algunas ideas sobre cómo trabajar con tu corazón; sugerirte que pruebes una variedad de maneras de ayudarlo y experimentes hasta que conozcas lo que te es útil, y recordarte que nunca debes darte por vencido; ningún caso está perdido. Mientras aprendes y practicas estos ejercicios, observarás que, como beneficio extra, favorecerán al resto de tu cuerpo también.

HIPERTROFIA

Uno de los síntomas más frecuentes de problemas cardíacos es la hipertrofia. Se refiere al agrandamiento de una parte del corazón, en su mayoría del ventrículo izquierdo. Esta masa muscular aumentada con frecuencia es resultado de que el corazón debe trabajar demasiado para bombear la sangre; así como cualquier otro músculo desarrolla masa cuando realiza ejercicio enérgico, lo mismo le sucede al corazón. Al principio, esto incrementa la capacidad del mismo de trabajar; sin embargo, con el tiempo el trabajo extra lo agota. La hipertrofia suele deberse al incremento de la resistencia en los vasos sanguíneos o a insuficiencia cardíaca, durante la cual algunos de los tejidos del corazón mueren por falta de oxígeno. Los tejidos vivos que quedan tienen que trabajar más arduo para compensar la labor de los tejidos muertos. Con el tiempo, los vasos sanguíneos que abastecen al corazón no pueden nutrir a la masa muscular incrementada, de modo que el corazón se vuelve incluso más vulnerable al infarto, que es la muerte del tejido debido a una repentina insuficiencia del suministro de sangre. Si éste es el trastorno que padeces, debes darte cuenta de que tu corazón está lesionado y, además de su lesión, se le exige que lleve a cabo una carga de trabajo que excede la normal. Tu meta es encontrar maneras de facilitarle la tarea, y ayudar a tu sistema vascular a disminuir su resistencia al trabajo del corazón.

Tus vasos sanguíneos corren por cada rincón de tu cuerpo, así que la contracción y obstrucción de cualquier parte de éste pueden interferir con la circulación. Cuanto más te relajes, más podrás liberar tensión y eliminar las obstrucciones. La tensión puede presentarse y ocasionar problemas en cualquier parte del cuerpo. Sin embargo, algunas de nuestras tensiones más evidentes son también las que más se vinculan con el corazón. Las áreas más cercanas a éste, incluidos hombros, pecho, cuello y parte superior de la espalda, son en extremo propensas a tener músculos tensos. Ayudarás a tu circulación de un modo inconmensurable si las relajas. Esto se consigue mejor con una combinación de masaje y ejercicio.

Junto con los ejercicios que se sugieren en el capítulo sobre circulación, consulta los capítulos sobre columna vertebral, articulaciones y músculos (todos en *Sanación personal*), en donde se ofrecen ejercicios relacionados con las áreas en las que deberás trabajar. Cada uno de estos capítulos contiene ejercicios para los hombros; algunos también incluyen para el cuello, el pecho y la parte superior de la espalda. Debes recibir masaje en la parte superior del cuerpo lo más a menudo posible; no se trata de complacencia para contigo, sino de una terapia importante y muy eficaz. Considera si el masaje del tejido profundo te beneficiaría, pero asegúrate de consultar al médico, así como a un terapeuta masajista experto, al respecto. Las siguientes son sugerencias que pueden ser útiles para tu masajista profesional.

6.1

La clavícula corre de la base de la garganta a los hombros. Toda el área que rodea a la clavícula, tanto por encima como por abajo, debe recibir masaje hasta que esté relajada por completo. Esto podría ejercer un efecto notable en tu respiración, al hacerla más profunda y fácil. Se trata de una zona a la que tú mismo puedes dar masaje, así que hazlo con frecuencia y en forma concienzuda, en especial cuando te sientas tenso o percibas que tu respiración se hace superficial.

6.2

Sigue dando masaje alrededor del esternón, que corre hacia la mitad del pecho y al que muchas de tus costillas están unidas por el frente. Debido a que está compuesto de cartílago, más que de hueso, nunca dejes que alguien más presione con fuerza sobre el propio esternón. Asimismo, muchos de los músculos que lo rodean y que rodean a las costillas están en extremo tensos y sensibles, así que tú o tu terapeuta deben adaptar el contacto en función de esto. Una presión suave y firme y un movimiento lento de la mano parecen conseguir los mejores resultados. Debes estar acostado boca arriba. Una buena técnica es colocar las puntas de los dedos en los músculos ubicados entre las costillas, cerca de la espalda, presionar ligeramente y barrer con los dedos a lo largo de los músculos hacia el centro del pecho. Luego haz lo mismo mientras sacudes las manos (sin levantar los dedos del pecho). A continuación, tú o el terapeuta pueden presionar con suavidad, con las palmas, contra la parte lateral del pecho mientras inhalas, expandiendo el pecho contra la presión, y luego soltar con rapidez, cerca del final de la inhalación. Recuerda respirar con lentitud, de manera profunda y continua mientras el pecho recibe el masaje. Dar pequeños golpecitos en el pecho, con los dedos y las muñecas sueltos, es también beneficioso siempre y cuando resulte agradable; también puedes hacerlo con facilidad.

6.3

Pide a tu terapeuta, o a un miembro de tu grupo de apoyo, que sostenga tu brazo mientras estás acostado boca arriba y lo estire con suavidad hacia arriba, hacia un lado, en forma diagonal tanto hacia arriba como hacia abajo a partir del hombro. Sacudirlo mientras tiran de él estirará y aflojará los músculos del pecho y los hombros todavía más.

Tu compañero puede pedirte que visualices que tu brazo se estira más y más (que cruza el cuarto, cruza la calle y se extiende hacia el infinito). Imagina que tu pecho se estira y expande junto con el brazo y que tus costillas se levantan y separan, creando un espacio respiratorio más grande para ti.

6.4

Ahora imagina que tu pecho se expande desde el interior. Cuando los músculos del pecho y el resto de la parte superior de tu cuerpo se relajan, permiten al corazón y a los pulmones moverse con más libertad. La tensión profunda y crónica crea una postura restrictiva: los hombros se redondean hacia adelante, el cuello se acorta, la cabeza se hunde en el pecho, la cavidad torácica se reduce y aprieta. El relajamiento de los músculos abre toda esta área, lo que permite la expansión y contracción constantes y fáciles, de las cuales dependen la respiración profunda y la circulación.

6.5

Cuando te sientas cómodo al visualizar que tu pecho se expande desde el interior, intenta la visualización siguiente. Imagina que las paredes interiores de tu pecho dan masaje a los pulmones al tiempo que inhalas y exhalas, y que los pulmones, de manera simultánea, dan masaje a tu corazón. Imagina que los pulmones y el corazón están calientes y muy húmedos y suaves. Respira en forma profunda y visualiza que los alvéolos pulmonares —cinco millones en total— se inflan con el aire. Luego imagina la misma expansión en tu corazón, que se infla cuando respiras y se encoge cuando exhalas.

Estas visualizaciones son, de hecho, meditaciones. Son importantes. Tal vez no te des cuenta de cuán profundamente los pensamientos negativos han influido e influyen aún en la salud de tu corazón. Desde tu primera visita al médico o al hospital, es probable que estuvieras muy preocupado por tu corazón, sabiendo cuánta gente muere de problemas de este tipo. Y esta preocupación penetra más a fondo con cada pastilla que tomas, con cada esfuerzo o agitación que experimentas o que intentas evitar. Esto es natural, pero no te ayuda. Lo que puede ayudarte a sanar es un nuevo pensamiento: la imagen de tu corazón sano, funcional y fuerte. Esta imagen se convierte en tu meditación. Si nunca has meditado, no te dejes impresionar por la palabra.

La meditación no sólo es para los místicos. Todo lo que significa es que diriges tu mente en la dirección que *tú* quieres que vaya; en este caso, hacia pensamientos relacionados con la salud.

La manera como te acerques a la meditación dependerá de tu propio estilo. Quizá quieras sentarte y escuchar música relajante; cerrar los ojos o aplicar las palmas de las manos (consulta el ejercicio 8.5 del capítulo sobre visión en *Sanación personal*); beber una taza de té de hierbas o agua caliente con limón, o escuchar una cinta tranquilizante de meditación. Habla contigo: "Mi corazón me permite disfrutar este hermoso momento; le enviaré buenos pensamientos".

Cuando la música o el té o la cinta de meditación se acaben, tómate unos cinco minutos para sólo pensar que tu corazón es fuerte y sano. Observa incluso la fotografía de un corazón cuando medites, ya que esto ayuda a algunas personas a centrar sus pensamientos. Hay muchas maneras de meditar y todas son buenas. Analiza cuál funciona para ti.

6.6

Sin importar lo que sepas en el nivel racional, sin importar cuán grave sea tu pade-cimiento, visualiza que, aunque puede haber algún daño a tu corazón, la mayor par-te de éste está sana todavía y trabaja para compensar la parte lesionada.

6.7

Cuando te sientas cómodo con esa imagen, visualiza la recuperación. Imagina que incluso la parte dañada funciona, junto con el resto del corazón que trabaja a la perfección. Piensa que un nuevo tejido sano crece en el interior del tejido lastimado y que empieza a reemplazarlo. Los milagros a veces ocurren y la mente tiene que permitirlo. Tal vez el pensamiento positivo no pueda sustituir los tejidos dañados, pero crea una especie de gracia que favorece una mayor salud en todo el cuerpo.

6.8

La siguiente visualización consiste en ver que todo tu corazón está entero y perfecto, que nunca falla y nunca lo hará. Si ha sufrido algún accidente, no ha habido destruc-ción. Con pensamientos positivos, respiración profunda, relajación y meditación sanadora, podrías cambiar tu padecimiento por completo para bien.

MEJORAMIENTO DE LA CIRCULACIÓN

Los ejercicios siguientes se centran en reducir tu tensión, facilitar el flujo sanguíneo e incrementar el nivel de oxigenación de la sangre.

Si tu corazón encuentra demasiada resistencia, es casi como si luchara contra el resto del sistema vascular. Se reconoce que el tamaño de los vasos sanguíneos influ-ye en la presión sanguínea por la vía del sistema nervioso autónomo, lo que puede ocasionar que aquéllos se dilaten o estrechen. En nuestra opinión, la contracción de los músculos alrededor de los vasos sanguíneos también ejerce una influencia muy fuerte en la presión arterial. Incluso la gente sin cardiopatías identificadas se bene-ficia con el mayor flujo sanguíneo posible hacia los vasos más pequeños, los capila-res, quitándole con ello carga a los más grandes.

Este flujo equilibrado alivia la necesidad del corazón de bombear más sangre. Las manos y los pies calientes son una señal de que ésta fluye por los vasos más pequeños, los que están cerca de la piel y en la periferia del cuerpo, más alejados del corazón.

6.9

Siéntate en una silla o un sillón cómodos con brazos, y descansa los codos y los antebrazos. Deja caer los hombros, y libera la tensión del cuello, los brazos y el pecho. Respira en forma lenta y profunda por la nariz y visualiza que la tranquilidad se propaga por tu cuerpo, liberando las obstrucciones que entorpecen tu circulación. Ahora visualiza que respiras no sólo por la nariz, sino por las manos y los pies también.

6.10

Inhala hasta que no puedas hacerlo más, y luego insiste en inhalar un poco más... un poco más todavía. Cuando por fin exhales, hazlo con lentitud, dejando que el aire salga poco a poco. Repite esto 10 veces. Siente cómo la energía se precipita hacia tus manos y tus pies a medida que se incrementa el flujo sanguíneo hacia ellos.

Después de esos tres meses, ya no volverás a necesitar este ejercicio. Sólo siéntate y visualiza que tus manos y pies se calientan, e instruye a la sangre para que fluya hacia ellos. Siente su peso, siente la sangre que pulsa en ellos.

Da masaje a tus manos (ejercicios 7.1 a 7.7, capítulo sobre masaje), y luego a los pies (ejercicio 5.2, capítulo sobre músculos, todos en *Sanación personal*). En unos cuantos minutos sentirás el incremento de la circulación, y todo tu cuerpo se habrá relajado y energizado también.

Tus pensamientos pueden ayudar a controlar muchas de las funciones internas, "involuntarias", de tu cuerpo, incluyendo la actividad cardíaca, siempre y cuando no te angusties ni seas autocrítico con respecto a los resultados.

Junto con la respiración y las visualizaciones, el automasaje te ayudará a mejorar la circulación hacia la superficie y la periferia del cuerpo, es decir, a las áreas más alejadas del corazón. Así como una persona que lleva una pesada carga está muy cansada y exhausta al final de una jornada larga, el corazón debe trabajar más arduo para alcanzar estas áreas alejadas. El trabajo que haces ahora lo alivia de esta carga.

Da masaje a manos y pies, piernas, cuello, cuero cabelludo, hombros, a cualquier lugar del cuerpo que puedas alcanzar con comodidad. Utiliza todos los dedos de ambas manos, para palpar con movimientos giratorios, sobar, apretar y dar pequeños golpecitos. Consulta el capítulo sobre masaje (7 de *Sanación personal*), en el que encontrarás ideas para el automasaje. Recomendamos que dediques unos 25 minutos diarios a éste, mientras otros te dan todo el masaje posible. Si tienes problemas cardíacos, deberás recibir masaje por lo menos dos veces a la semana, pero masajéate tú mismo todos los días. Puede serte útil usar un aceite o crema de masaje o un ungüento herbal.

La respiración, la visualización y el automasaje requieren concentración, orientación y cierto grado de quietud. Esto puede plantear dificultades al principio, ya que muchas personas con problemas cardíacos tienden a ser inquietas e impacientes y a sentir el impulso de realizar actividades de manera incesante, centradas en el exterior más que en su interior. Es importante controlar estas tendencias cuando te das masaje; que tu contacto sea cálido, amoroso y penetrante; tómate todo el tiempo que necesites para alcanzar la relajación, la circulación o cualquier cambio que te hayas propuesto. Haz que la experiencia sea lo más placentera posible para ti, y entrégate y presta tu atención a esto en forma total, en vez de pensar por adelantado en lo siguiente que "tienes que" hacer. No hay nada tan importante como lo que realizas ahora, que es sanar tu corazón.

6.11

Después de tu periodo inicial de tres meses, agrega duchas alternadas de agua caliente y fría a tu tratamiento, si tu médico lo autoriza. No es algo que debas hacer cuando acabas de empezar a trabajar en tu corazón: sólo debes realizarlo en una etapa en la que tu circulación ya haya mejorado y tu cuerpo responda en forma notoria a tus ejercicios, visualizaciones y demás. Durante dos minutos, párate debajo del agua lo más caliente que la toleres, luego durante un minuto bajo el agua lo más fría que puedas soportar, exponiendo todo tu cuerpo a ella. Cambia a caliente un minuto, luego a fría de nuevo. Termina la ducha con tres minutos de agua tibia o templada, dando masaje y pequeños golpecitos al pecho bajo la regadera. Repite este procedimiento todos los días, o incluso más a menudo si te es posible. El agua caliente lleva la sangre a la superficie del cuerpo; la fría la lleva hacia los tejidos más profundos: entre las dos, tu circulación consigue un auténtico incremento.

Todo lo que hemos hecho hasta ahora se ha dirigido a "reprogramar" tu sistema vascular, ayudándolo a aprender a funcionar de manera eficiente sin agotar a tu corazón. Como ya mencionamos, una de las señales más seguras de que esto ha sucedido es el incremento del calor en las manos y los pies después de un pequeño masaje, respiración o visualización. Cuando logras esto de manera regular, estás listo para practicar ejercicios más vigorosos.

6.12

Ponte de pie y "camina" en el mismo lugar, subiendo y bajando sólo los talones de manera alternada; la mitad adelantera del pie no debe separarse del piso. Respira con lentitud inhalando y exhalando por la nariz mientras lo haces, y mantente derecho, con la espalda recta y la cabeza levantada. Mira hacia adelante a un sitio en la distancia, unos dos centímetros por encima del nivel de los ojos. Frótate las manos con fuerza al tiempo que mueves los talones. Haz esto 30 veces al principio, y en el lapso de una semana aumenta a 100 repeticiones. Realízalo tres veces al día, siempre con el estómago vacío. Tal vez prefieras practicarlo durante un descanso del trabajo, o antes de las comidas, o en cualquier otro momento en que puedas establecerlo como una rutina.

Tómate unos tres meses para llegar hasta 500 repeticiones al día.

En este punto también debes empezar a dar caminatas largas; de preferencia dedica una hora al día a caminar, dividida en periodos de 15 minutos, si lo deseas. Si vives cerca de una playa arenosa o un parque, aprovecha la oportunidad de caminar descalzo siempre que sea posible. Camina hacia los lados y hacia atrás, así como hacia adelante. Mientras caminas, da masaje a brazos, manos y pecho; visualiza que la sangre corre por ellos y calienta todo tu cuerpo. De vez en vez, coloca las manos sobre tu corazón y dile que lata más despacio y con mayor tranquilidad.

Acostado boca arriba con una almohada debajo de la cabeza y otra debajo de los tobillos, gira éstos, 100 veces en cada dirección. Masajea y comprime los músculos de tus pantorrillas, luego gira los tobillos otras 50 veces.

Has completado una serie de ejercicios que tienen un propósito doble: 1) ayudar al corazón a llevar más sangre a la superficie y a la periferia de tu cuerpo, y restaurar así el equilibrio circulatorio y liberar el estrés de todo tu sistema vascular; 2) reducir la actividad de tu corazón. Ambos logros ayudarán a proteger a tu corazón para que tengas una vida más larga.

Estenosis

Junto con la hipertrofia, la estenosis valvular es uno de los factores más frecuentes que contribuyen a las cardiopatías. Una o más de las válvulas que se abren y se cierran para permitir el paso de la sangre por el corazón se estrechan y endurecen, lo que impide su flujo. Casi todos los ejercicios que hemos descrito para enfermedades del corazón y para la regulación de la presión arterial (capítulo 5 de este libro sobre presión arterial) son muy beneficiosos para la persona con estenosis, con unas cuantas sumas y restas importantes. Por favor, lee lo siguiente con cuidado.

El masaje es en particular importante para la persona que sufre estenosis, sobre todo en las primeras etapas del autotratamiento, ya que una actividad demasiado enérgica puede ser peligrosa; aun así, el incremento del flujo sanguíneo es esencial. Todas las técnicas descritas con anterioridad son útiles, pero la mejor clase de automasaje para este trastorno es dar golpecitos al pecho. Con la muñeca suelta, deja caer tus dedos relajados sobre el pecho; procura que el impacto sea firme, pero no tan duro que lastime. Golpea desde el área de la axila hasta el esternón, desde la clavícula hasta la parte inferior de la caja torácica, y por todos los músculos que hay entre las costillas. La estenosis a menudo se acompaña de un latido cardíaco rápido. Tómate el pulso antes de los golpecitos (ejercicio 2.5 del capítulo sobre circulación en *Sanación personal*), golpea con suavidad sobre todo el pecho durante cinco minutos al tiempo que respiras con lentitud y de manera profunda. Tómate el pulso de nuevo después; tal vez encuentres una diferencia de hasta cinco a seis latidos en el ritmo de tu pulso.

Al igual que en otros trastornos circulatorios, incrementar el flujo de la sangre hacia la superficie y la periferia del cuerpo, y reducir la presión sobre el corazón y los principales vasos sanguíneos son cuestiones esenciales. Con la autorización de tu médico, puedes realizar los ejercicios incluidos en los capítulos sobre respiración (excepto el 1.11, 1.14, 1.16 y 1.18) y circulación (excepto del 2.6 al 2.9 de *Sanación personal*). Sin embargo, recomendamos de manera enfática que los practiques con lentitud y cuidado, prestando toda tu atención a cómo te sientes con ellos, cómo reacciona tu cuerpo a ellos y cuándo es momento de detenerte y descansar, o detenerte y cambiar de ejercicio.

Mientras efectúas tus ejercicios de respiración, visualiza tu corazón, en particular el área en donde la válvula está bloqueada. Puede ser útil conseguir una ilustración de un corazón de un libro de anatomía y estudiarla para encontrar dónde se encuentra el bloqueo.

Cuando visualices la válvula, imagina que puedes ver cómo se expande con lentitud, y se vuelve más flexible y suave con cada movimiento de tu pecho mientras inhalas y exhalas.

Todos los ejercicios de movimiento deben realizarse a un cuarto de la velocidad a la que los harías con normalidad, a menos que esta reducción de la velocidad te cause agotamiento, en cuyo caso sólo muévete con lentitud y conciencia. Recomendamos de manera particular el ejercicio 2.16 del capítulo sobre circulación (en *Sanación personal*).

Practica tu visualización de cómo se expande y suaviza tu válvula mientras realizas tus ejercicios de movimientos.

Después de unos cuatro meses de masaje y movimiento diarios combinados con visualización, consulta a tu médico y averigua si has obtenido resultados evidentes. Si no es así, no avances a los siguientes ejercicios de este capítulo. De ser posible, consulta a un profesional o instructor de Sanación personal. Puedes optar por continuar con los ejercicios que has practicado hasta ahora, si sientes que te han ayudado. Si tu médico informa que tus resultados son evidentes, puedes comenzar a incluir la caminata en tu programa diario.

Si puedes caminar descalzo, sobre arena o hierba, es preferible, ya que estimula más circulación a los pies y las piernas que hacerlo con zapatos. Al igual que con todos los ejercicios de movimiento, empieza poco a poco y aumenta la distancia poco a poco. Al principio tal vez sea mejor caminar no más de 200 metros. Después de dos semanas, podrías hacerlo dos veces al día; después de otra semana, dos caminatas diarias de 300 metros, y así sucesivamente. En el lapso de seis meses es probable que puedas aumentar la distancia a tres kilómetros, dos veces al día. Lee la sección Caminar del capítulo sobre músculos en *Sanación personal*, y presta atención a tu manera de caminar.

Camina hacia atrás y hacia los lados, así como hacia adelante, para que nuevos músculos entren en juego; esto genera una mejor circulación global. Siempre permanece sensible a tu trastorno; procura detenerte y descansar *antes* de quedarte sin respiración. Tanto caminar como descansar aumentarán la circulación, pero caminar con una sensación de fatiga la entorpecerá.

También puedes agregar ahora los ejercicios de los capítulos sobre respiración y circulación que excluiste antes, pero sólo con la autorización de tu médico. Los ejercicios 1.16 y 1.18 del capítulo sobre respiración en *Sanación personal* son especialmente beneficiosos. Sigue con tu programa aumentado durante otros tres meses. En ese momento, puedes elegir tus ejercicios favoritos y seguir con ellos. Explora los otros capítulos de *Sanación personal* en busca de ejercicios que puedas disfrutar. Mientras realices lo que puedas para mejorar tu salud, recuerda tus límites; uno de los clientes de Meir se entusiasmó tanto con sus avances que hizo un viaje a los Alpes para esquiar mucho antes de que estuviera listo para eso, y la consecuencia fue un ataque cardíaco.

Mantén contacto frecuente con tu médico y con tu corazón.

Congestión pulmonar

Cuando su actividad se deteriora, el corazón algunas veces se congestiona, por lo que queda imposibilitado para bombear la sangre en forma adecuada. Cuando esto sucede, la sangre que entra a él proveniente de los pulmones puede dar marcha atrás y ocasionar que los líquidos queden atrapados en los pulmones. Éste es un problema muy grave y requiere la atención de un médico, pero, con su autorización, puedes intentar varios ejercicios de sanación personal además de tu tratamiento clínico. Necesitas mejorar tu circulación y, al mismo tiempo, procurar no hacer trabajar en exceso a tu corazón. Lo que ayudará más en este caso son los ejercicios de respiración. Consulta los capítulos sobre respiración (todos los ejercicios) y sistema nervioso (ejercicio 6.2 de respiración en *Sanación personal*).

El masaje en el pecho, sobre todo golpecitos en él, es también muy útil (consulta el ejercicio 2.10 del capítulo sobre circulación en *Sanación personal*); puedes hacerlo tú solo, pero será mejor si consigues que alguien más lo haga, por lo menos cuatro veces a la semana.

Edema

El edema, o retención de líquidos, es otro efecto adverso frecuente de la mala circulación. Los baños son muy buenos para esto, al igual que la natación, ya que estar en el agua ayuda a distribuir los líquidos corporales de manera uniforme. Después de estar en el agua, permanece desnudo el mayor tiempo posible para permitir que tu piel respire.

Los líquidos con frecuencia se acumulan en los tobillos y las manos. Puedes ayudar a dispersarlos si respiras en forma profunda y visualizas que tu respiración entra en el área hinchada, la expande al inhalar y la encoge al exhalar.

Dar masaje a tus piernas será muy beneficioso para los tobillos hinchados y puede ayudar a prevenir las venas varicosas si tu médico lo considera recomendable. Soba con vigor tus tobillos, pantorrillas, rodillas y muslos, presionando profundo con los dedos en un movimiento circular. (Desde luego, si ya tienes venas varicosas, deberás hacerlo con más suavidad en estas áreas.)

Por último, el tratamiento de las duchas con agua caliente y fría, como se describe en el ejercicio 6.11 de este capítulo, puede ayudar a reducir el edema. Y, como seguro ya sabes, la sal debe evitarse por completo, ya que favorece la retención de líquidos.

7

Dolores de cabeza

En algunos casos, los dolores de cabeza se deben a tumores cerebrales, aneurismas de vasos sanguíneos o a varios otros trastornos físicos que pueden, y deben, recibir tratamiento médico de inmediato. Antes de leer el resto de este capítulo, verifica con un médico el estado físico de tu cabeza y cuello y si tiene algún problema que exija atención inmediata. En tal caso, nuestros ejercicios pueden aportar un beneficio extra para el tratamiento médico, pero de ninguna manera lo reemplazan.

Hay varios otros tipos de dolores de cabeza, y todos molestan. Si bien sus causas son diversas, se relacionan con el estrés de uno u otro modo. La mayoría de nosotros hace frente cada día a dificultades que ocasionan tensión física y para muchos la consecuencia se traduce en dolores de cabeza crónicos. Tensión corporal general, congestión de senos nasales, espasmo muscular de cuello y hombros, problemas de circulación, estreñimiento, vista cansada, insomnio y reacciones a varios alimentos son algunas de las causas del dolor de cabeza.

Algunos de estos dolores se alivian con facilidad con un analgésico, en tanto que otros no responden a medicamento alguno. Sin embargo, tomar un par de pastillas es sólo una medida temporal que no atiende la causa fundamental del padecimiento. Si sufres dolores de cabeza más de una vez al mes, no te beneficias con sólo disfrazarlos con una píldora. Necesitas encontrar lo que los causa y trabajar en ello y no en el dolor, que es sólo un síntoma. Al tomar calmantes, le envías a tu cuerpo el mensaje de que la auténtica fuente del dolor es algo que simplemente no puedes cambiar, y, por tanto, los trastornos se repetirán.

Este capítulo te dará algunas ideas sobre cómo identificar las causas de tus dolores de cabeza y qué hacer por ellos. En primer lugar, empecemos con la manera de abordar los dolores de cabeza en general. Muchos de ellos no surgen de problemas de salud específicos como visión deficiente o mala digestión; surgen de una combinación de tensión general, cansancio, estrés y exceso de trabajo, con algo de vista cansada y malos hábitos de comer incluidos. Al de este tipo suele llamársele dolor de cabeza por "tensión" (aunque, en un sentido más amplio, *todos* los dolores de cabeza son por tensión).

Si tienes dolor crónico de cabeza por tensión, lo primero que debes hacer es identificar su ubicación. Esto varía de una persona a otra: puede ser más intenso en el centro de la frente, la base del cráneo o las partes laterales del rostro. Muy a menudo, puede haber una parte del cuerpo que también parezca tensa y adolorida durante una jaqueca. Si hay sitios vulnerables que siempre parecen doler más cuando tienes jaqueca, necesitas atenderlos, aun cuando no te duela la cabeza.

Si descubres que los hombros, el abdomen o la parte baja de la espalda suelen estar tensos durante un dolor de cabeza, trabaja con los ejercicios pertinentes de los capítulos sobre articulaciones, respiración, músculos o columna vertebral de *Sanación personal*.

Procura que te den masaje con la mayor frecuencia posible, ya sea por parte de un profesional, un miembro de tu grupo de apoyo o un amigo dispuesto a dedicar tiempo para darte un auténtico tratamiento, y concéntrate en esas áreas problemáticas. En vista de que el estrés, la tensión corporal y la mala circulación son las causas de muchos dolores de cabeza, el masaje es uno de los factores preventivos más naturales y también puede ser un remedio estupendo.

La técnica de relajación ocular que consiste en aplicar las palmas de las manos sobre los ojos es otro remedio muy efectivo. La técnica, descrita en el capítulo sobre visión de *Sanación personal* (ejercicio 8.5), permite descansar los ojos y relajar así todos los músculos faciales, lo que a menudo facilita las respiraciones más profundas y ayuda a relajar el resto del cuerpo. Si la vista cansada es un factor para el dolor de cabeza, este ejercicio será en particular provechoso; incluso cuando no lo sea, lo recomendamos para cualquier jaqueca por tensión. Mientras aplicas las palmas de las manos sobre tus ojos, imagina que cada una de las áreas que te duelen se ponen negras o se vuelven invisibles. Respira en forma profunda e imagina que dichas áreas se expanden cuando inhalas y se encogen cuando exhalas.

Sin levantar las manos del rostro, muévelas en círculos alrededor de las cuencas de los ojos, soba la frente con los dedos, o da masaje a la quijada y las mejillas con los pulgares.

Después de aplicar las palmas sobre tus ojos por lo menos una hora, da masaje a las zonas adoloridas, primero con suavidad y luego con más intensidad. Toma la piel del cuero cabelludo entre los dedos y tira de ella con suavidad alejándola del cráneo; aflojar los músculos del cuero cabelludo de esta manera permitirá que la sangre fluya de manera normal a la cabeza. Ahora toca la base del cráneo con un dedo y gira la cabeza, imagina que el dedo es el centro del círculo que forma tu cabeza. Haz esto 10 veces en cada dirección, luego baja el dedo hacia la siguiente vértebra, y repite el giro y la visualización. Realízalo hasta que llegues a la base del cuello, donde se une con los hombros.

El ejercicio es otra manera de prevenir el dolor de cabeza. Recomendamos caminatas largas como prescripción general para cualquiera que lo padezca de manera crónica. Son relajantes, aeróbicas y buenas para la circulación, la respiración y la digestión, combinación difícil de superar. También recomendamos que practiques ejercicios de relajación todos los días para sitios de tu cuerpo con tensión crónica. Consulta los capítulos sobre músculos, articulaciones y columna vertebral de *Sanación personal*, en los que encontrarás los ejercicios que se adaptan mejor a tus necesidades.

Hacer ejercicio *durante* un dolor de cabeza es más problemático. Cuando tienes dolor, es probable que lo único que desees sea acostarte y descansar; y esto podría ser, de hecho, lo mejor.

Pero mientras estés acostado puedes acelerar tu recuperación si realizas algunas técnicas sencillas de relajación corporal.

7.1

La primera consiste sólo en respirar profundo, inhalando y exhalando por la nariz. Prolonga lo más que puedas las inhalaciones y exhalaciones, y procura que estas últimas sean más largas que las primeras. Intenta hacer esto 10 veces, y con respiraciones más largas cada vez.

A continuación, visualiza cada parte independiente de tu cuerpo a la vez, y pídele que se relaje. Luego siéntela o imagínala relajada y cómoda por completo.

Ahora combina estas dos: respira en forma profunda inhalando y exhalando; imagina que envías el aire a cada parte independiente de tu cuerpo a la vez y provocas que dicha parte se expanda cuando inhalas y se encoja cuando exhalas.

A medida que empiezas a relajarte y, tal vez , a sentirte un poco mejor, puedes liberar tensión mediante algunos movimientos limitados, como giros de manos o tobillos, movimientos lentos de cabeza de un lado a otro o en círculos, o apertura y cierre de las quijadas o los puños.

7.2

Da masaje a tu abdomen (consulta el capítulo sobre masaje en *Sanación personal*, ejercicio 7.23). Inhala y, mientras se expande con tu respiración, sume y suelta el abdomen; de ser posible, hazlo en movimientos giratorios, antes de exhalar.

Da masaje a tus hombros (consulta el capítulo sobre masaje en *Sanación personal*, ejercicios 7.13 y 7.15) y practica los giros de hombros (consulta el capítulo sobre columna vertebral, ejercicio 4.30 en *Sanación personal*). Consigue que alguien más te dé masaje en los hombros mientras los giras.

DOLORES DE CABEZA Y ALIMENTOS

Mucha gente padece dolores de cabeza como reacción a los alimentos. Algunos de los que más a menudo ocasionan problemas son queso, trigo, chocolate, vino y café. Los alimentos que contienen levadura, moho u hongos (esto incluye todos los panes, encurtidos, champiñones, tofu, yogurt y muchos otros) provocan dolores de cabeza a algunas personas, en particular a quienes sufren de alguna infección causada por *Candida albicans*. Los alimentos azucarados pueden ocasionar dolores de cabeza terribles al hacer que tu nivel de azúcar en la sangre primero se incremente y luego se desplome. Esto te deja una sensación de debilidad, temblor y cansancio, así como, con frecuencia, dolor de cabeza y otros de tipo muscular. Si sufres jaquecas crónicas, debes empezar a prestar mucha atención a cómo te sientes luego de comer, tanto inmediatamente después como durante la siguiente hora más o menos. Si no te sientes bien, anota en tu mente lo que comiste y observa si alguno de estos alimentos te ocasiona el mismo problema en el futuro. Al vigilar sus reacciones a los alimentos de este modo, una clienta de Maureen descubrió que sus dolores de cabeza "asesinos", que ninguna cantidad de analgésicos lograba aliviar, sólo ocurrían cuando comía pan con masa fermentada. Desde entonces supimos que la sensibilidad a esta masa es frecuente.

Algunas personas recurren al café o al azúcar para aliviar sus jaquecas. Por lo general son adictas a estas dos sustancias, las cuales son drogas muy poderosas. El café ocasiona que algunos vasos sanguíneos se dilaten y el azúcar incrementa los niveles de azúcar en la sangre, así que, de hecho, puede aliviar en forma temporal un dolor de cabeza ocasionado por la constricción de vasos sanguíneos, como en las migrañas, o por bajos niveles de azúcar en la sangre. No obstante, utilizarlos de este modo aumenta la dependencia química de tu cuerpo de ellos. Cuanto más café y azúcar consumas, más necesitarás para conservar una sensación de "normalidad". Y, debido a que ambas drogas ejercen efectos colaterales en extremo adversos, no podemos evitar sentir que administrártelos es la peor manera de deshacerte de un dolor de cabeza. Por ejemplo, el azúcar ha sido considerada por muchos como la causa de síntomas que van desde infecciones micóticas hasta diabetes, miedo a las alturas, falta de impulso sexual, eccema y psicosis. El café puede ocasionar fatiga, temblores, nerviosismo, insomnio, úlceras y otros trastornos estomacales, problemas renales, presión arterial alta y, por último, daño neurológico. Si tomas alguna de estas drogas más de una o dos veces al día, ten cuidado, es muy fácil volverse adicto. Si el azúcar o el café te ocasionan jaquecas, necesitarás eliminarlos o reducirlos de manera drástica; es probable que entonces experimentes dolores de cabeza durante varios días mientras la droga es desechada por tu sistema. Ayúdate durante este tiempo con masaje, respiraciones profundas (consulta el capítulo sobre respiración en *Sanación personal*), ejercicio moderado y consumo de alimentos sanos. La proteína ayuda sobre todo a contrarrestar los efectos del azúcar, en tanto que líquidos como el agua, el té de hierbas y los jugos de verduras ayudan a expulsar la cafeína.

El estreñimiento puede ocasionar dolores de cabeza intensos. Es importante comprender que hay dos tipos básicos de estreñimiento. Uno es el que causan las propias heces. Si no bebes suficiente líquido o comes suficiente volumen y fibra, puedes producir heces duras, secas y pesadas que no viajan con facilidad por los intestinos. Como es obvio, en este caso necesitas más líquidos y más fibra. El otro tipo de estreñimiento tiene incluso más probabilidades de ocasionar dolores de cabeza. Ocurre cuando las heces están bien pero, en esencia, se encuentran atrapadas en el interior del cuerpo por la tensión y el espasmo en el conducto intestinal o los músculos que rodean la parte baja del colon y el recto. En este caso, la presión de los desechos no expulsados puede ocasionar dolor de cabeza. Para este tipo de estreñimiento, comer fibra no es la solución ya que ésta se sumará al peso que ya presiona la parte baja del intestino. Lo que ayuda es la relajación y el ejercicio. Dar masaje a la cabeza adolorida no ayudará tanto como darlo a las partes bajas del abdomen y de la espalda, así como a las caderas.

Los ejercicios que alivian el estreñimiento se encuentran en los capítulos sobre respiración (1.16), músculos (5.34 y 5.35), sistema nervioso (6.5 y 6.6) y masaje (7.23) de *Sanación personal*.

Dolores de cabeza y vista cansada

Este tipo de dolor puede sentirse de manera profunda en la frente y alrededor de los ojos, pero también manifestarse en el área de la quijada o en los músculos de la parte superior y la parte de atrás del cráneo. A menudo se acompaña de dolor o ardor en los ojos. Se alivia mejor al aplicar las palmas sobre los ojos, ejercicio comentado en este capítulo y descrito en el capítulo sobre visión de *Sanación personal* (ejercicio 8.5). Tal práctica es poco menos que milagrosa para refrescar los ojos que han trabajado en exceso y aliviar las tensiones faciales y corporales que acompañan la fatiga visual. Lee con cuidado toda la sección sobre la aplicación de las palmas y sigue las sugerencias que ahí se presentan, en especial las relacionadas con la visualización. Imaginar una oscuridad profunda y quieta te ayuda a relajar el cerebro, así como los ojos. El exceso de trabajo para los ojos ocasiona que los músculos a su alrededor se tensen; aplicar las palmas sobre ellos ayudará a relajarlos y también restituye la humedad a los que están secos por mirar con fijeza.

Después del ejercicio de aplicación de las palmas, el masaje facial, como se describió en el ejercicio 8.1 del capítulo sobre visión de *Sanación personal*, es la mejor manera de relajar la zona que rodea los ojos. Puedes hacerlo tú solo, pero es más relajante si alguien más lo hace por ti. En ocasiones incluso un par de minutos de masaje hace que el dolor se desvanezca.

También puedes usar una compresa de algodón o un paño humedecido en té negro o té de eufrasia. Colócala sobre los ojos cerrados durante varios minutos mientras estás acostado, respiras hondo y te relajas. La compresa puede ser caliente o fría, como prefieras, pero no demasiado en ningún caso porque podría provocar que tus ojos se tensaran de nuevo.

La prevención es la mejor cura. Si sabes que someterás a tus ojos a un trabajo arduo por más de una hora: leer, escribir, dibujar, coser, trabajar con una computadora o cualquier otra actividad que exija el uso intensivo de los ojos, lo mejor que puedes hacer es tomar 10 minutos para aplicar las palmas sobre tus ojos y cinco minutos para dar masaje *antes* de empezar a trabajar. Esto es equiparable a los ejercicios de calentamiento que realizan los bailarines o atletas previo a su intenso trabajo. Cuando termines, dedica la misma cantidad de tiempo a aplicar las palmas y dar masaje, del mismo modo como los atletas se enfrían con ejercicio lento después de su entrenamiento. De tal manera, puedes evitar el desarrollo de la vista cansada y los dolores de cabeza que la acompañan. Si debes trabajar muchas horas seguidas con los ojos, toma descansos frecuentes para aplicar las palmas de las manos sobre los ojos.

En el capítulo sobre computadoras y trabajo de oficina (3 de este libro) encontrarás ideas valiosas.

DOLORES DE CABEZA Y SENOS PARANASALES

Los senos paranasales son una fuente muy frecuente de dolores de cabeza. Los senos son cavidades que se encuentran en ciertos huesos faciales, con revestimientos mucosos que los unen con los revestimientos mucosos de la nariz y la garganta. Cuando estas cavidades se congestionan con moco, las áreas faciales que los contienen pueden doler en forma intensa. Si tienes dolor en la frente, las mejillas, el puente de la nariz o las cuencas de los ojos, es muy posible que se deba a congestión de senos.

Hay varias maneras de aliviar esta congestión; ponlas a prueba y observa cuál te funciona: es probable que lo mejor sea una combinación de varios métodos. El primero y más fácil es el masaje facial, descrito en el capítulo sobre visión de *Sanación personal* (ejercicio 8.1). Consulta un libro de anatomía o a tu médico para averiguar exactamente dónde se encuentran tus senos y concentrar el masaje en dichas áreas. Además, da masaje a tu frente con movimientos circulares usando las puntas de los dedos; a ambos lados de la nariz al tiempo que inhalas y exhalas en forma profunda y completa; entre los ojos justo arriba de la nariz; sostén el puente de la nariz y muévelo de un lado a otro, como si intentaras separarlo de tu cabeza. El masaje ayuda a drenar la acumulación de líquidos, de ahí su eficacia para aliviar la congestión. Si tienes congestión crónica de senos practica este masaje facial todos los días, sin importar si te duele la cabeza o no, porque a la larga te ayudará a eliminar este trastorno.

7.3

Inhalar vapor aromático también ayuda a aliviar la congestión. Hierve una taza de agua. Cuando todavía esté vaporizando agrega uno de los siguientes ingredientes: jugo de limón y sal; corteza o aceite de eucalipto; hojas de consuelda; aceite de mentol; o aceite o extracto de una hierba aromática como salvia, romero o menta. Sostén la taza a unos tres centímetros debajo de la nariz. Inhala y exhala en forma profunda por la nariz. Si una narina está tapada por completo, cierra la otra con el dedo e intenta inhalar algo del vapor por la narina tapada. Es probable que después de varias repeticiones empiece a abrirse.

Con mucho, la meta más importante es mejorar tu respiración. Averigua si tienes alguna alergia que pudiera ocasionar la congestión y analiza si puedes eliminar de tu vida la fuente de dicha alergia. (A menudo se trata de alergias a los alimentos.) Sin embargo, la congestión no tiene que provenir de una alergia o enfermedad: puede ser el resultado final de una respiración incorrecta. Si respiras en forma superficial o por la boca en vez de hacerlo por la nariz, los conductos nasales, que se unen con los senos, no obtienen el volumen de aire necesario para limpiarlos. Del mismo modo como el viento se lleva los desechos, la respiración profunda limpia los conductos respiratorios. Por favor, lee el capítulo sobre respiración en *Sanación personal* y practica todos los ejercicios incluidos en él. Acuérdate siempre que puedas de respirar en forma profunda por la nariz, independientemente de si estás realizando alguna actividad o descansando. Acordarte de respirar profundo cuando te sientes estresado te beneficiará de manera especial. El ejercicio moderado como caminar hace maravillas por la respiración, al igual que el ejercicio más vigoroso, *si* no olvidas respirar por la nariz.

SÍNDROME CERVICAL

Una causa frecuente de las jaquecas es la tensión o el daño cervicales intensos. Los dolores de cabeza pueden derivarse de un dolor proveniente de la columna cervical. Para aliviar la tensión en esta zona, necesitarás estirar la columna y movilizarla por completo mediante un movimiento equilibrado de todos los músculos del cuello. No te sientas tentado a empezar con movimientos de cuello porque lo más probable es que tiendas a moverlo con tensión. Necesitas aflojar el resto del cuerpo primero, para dar al cuello mejor sustento.

Durante las primeras dos semanas trabaja sobre todo con el ejercicio 5.23 del capítulo sobre músculos de *Sanación personal*. Recibir un masaje te beneficiaría mucho. Pide que alguien te dé masaje en el cuero cabelludo, tirando de la piel como para alejarla de la cabeza; utiliza el ejercicio 7.31 del capítulo sobre masaje de *Sanación personal*.

Después puedes intentar los ejercicios siguientes de *Sanación personal*: 5.40 del capítulo sobre músculos, como se muestra en la figura 5.40C, pero sólo si no te ocasiona dolor de cabeza ni lo incrementa, y 4.30 del capítulo sobre columna vertebral. Alterna entre toallas calientes y hielo en la parte de atrás del cuello. Da masaje a los músculos escaleno y esternocleidomastoideo de la garganta, pero no aprietes la garganta. Camina hacia atrás y de lado todos los días, una distancia que te sea cómoda.

Sólo después de haber trabajado dos meses con estas técnicas podrás empezar a hacerlo con los giros del cuello, como se describen en los ejercicios 4.26 y 4.27 del capítulo sobre columna vertebral. Pon énfasis en mover la cabeza de un lado a otro, 200 a 300 veces, dos veces al día, al tiempo que das masaje a los músculos del cuello con golpecitos y apretones suaves.

INSOMNIO

Es probable que descubras que te duele la cabeza cuando no duermes lo suficiente. Si el insomnio persiste, las jaquecas también pueden volverse crónicas. Hay tantas causas de insomnio como personas que lo padecen. Tal vez tu insomnio se deba a un problema emocional muy grave que exige tu atención inmediata, pero también puede deberse a una simple tensión muscular provocada por irritaciones menores. A menudo el sueño llegará con facilidad si logras relajar un poco la mente y el cuerpo.

Hacer respiraciones profundas es una buena manera de empezar. El remedio casero favorito de Maureen para el insomnio es empezar con 30 respiraciones prolongadas, lentas, profundas, completas y extensas, con la exhalación más larga que la inhalación. Sin embargo, nunca ha llegado a las 30. Varios de nuestros clientes practican la aplicación de las palmas de las manos sobre los ojos mientras están acostados en la cama, con los brazos apoyados en las almohadas, y dicen que esto les ayuda a dormir.

Meditar antes de ir a la cama es un remedio casi seguro para el insomnio. No obstante, el problema es que si estás demasiado tenso para dormir, tal vez también estés muy nervioso para meditar. La relajación, la hipnosis o las cintas de meditación pueden ser un buen sustituto de la meditación. Si te mantienen despierto pensamientos perturbadores, tal vez te relaje escuchar la voz de alguien más que te invite a dormir con palabras y pensamientos más edificantes que los que rondan por tu mente. Con suficiente práctica, a la larga puedes evocar imágenes e ideas relajantes propias cuando las necesites.

Si nada más funciona, lo mejor que puedes hacer es levantarte de la cama, acostarte en el piso y realizar una serie de movimientos corporales suaves y muy lentos. Entre ellos están los siguientes:

• Girar la cabeza de un lado al otro.
• Girar la cabeza en círculos.

- Llevar las rodillas al pecho y moverlas en círculos.
- Sostener las rodillas pegadas al pecho y rodar de un lado al otro.
- Estirar los brazos a cada lado y: i) abrir y cerrar las manos con lentitud, ii) mover el antebrazo en círculos, desde el codo, y iii) balancear en forma lenta todo el brazo formando círculos.
- Doblar las rodillas y bajarlas, juntas, a cada lado.
- O cualquier otro ejercicio que sea relajante y que no fuerce a tu cuerpo. El ejercicio muy enérgico sólo te estimulará aún más.

Si sabes que una parte específica de tu cuerpo está tensa de manera crónica, elige ejercicios de *Sanación personal* y *Sanación personal avanzada* que estén concebidos para relajar dicha parte. La tensión del cuello es una de las más frecuentes, así que si no sabes en qué parte estás tenso, el cuello podría ser un buen lugar por el cual empezar. Consulta los capítulos sobre músculos y columna vertebral de *Sanación personal*; ahí encontrarás ejercicios para relajar el cuello.

Migrañas

Una migraña es siempre una experiencia imposible de olvidar independientemente de si la padeces una vez al año o una vez a la semana. El dolor puede alcanzar niveles tan extremos de intensidad que ocasione vómito, vértigo y ceguera temporal. En un nivel menos espectacular, quienes la sufren informan de náuseas, visión borrosa, sensibilidad a la luz y los olores y debilidad, además del dolor persistente y agudo de la migraña. Por lo regular se localiza en un lado de la cabeza, a menudo arriba de un ojo. Un trabajador corporal con frecuencia identifica una ruta muy definida de espasmo muscular desde el sitio del dolor, que baja por la parte lateral del cráneo, hacia el cuello y a menudo los hombros y la espalda, y que en ocasiones llega hasta la parte baja de la espalda y el abdomen.

Se sabe que las migrañas las ocasiona el estrechamiento de los vasos sanguíneos que llegan a la cabeza, con la consecuente dilatación excesiva *en el interior* de la cabeza.

Hemos descubierto que, al encontrar y liberar la ruta que sigue la tensión muscular, las migrañas pueden aliviarse, tal vez porque se normaliza la circulación.

Maureen sufrió migrañas moderadamente letales unas dos veces al mes durante cuatro años. Por más de un año, ningún medicamento o masaje detenía el dolor.

Con dos horas de masaje lo único que conseguía era relajarse lo suficiente como para dormir y la migraña estaba a la espera cuando despertaba. Después de varios meses de este tratamiento poco a poco fue relajándose durante el masaje como para conseguir quedarse dormida y despertar sin el dolor. Unos dos años después, Meir pudo, después de cuatro horas seguidas de masaje, eliminar 95 por ciento del dolor y un tazón de sopa de pollo logró el resto. Éste fue un momento de gran importancia para Maureen porque había aprendido que el dolor, que llegó a parecer invencible, podía superarse. Requirió otros dos años para saber qué movimientos, técnicas de masaje, ejercicios de respiración y otros recursos podía usar para atajar las migrañas, e incluso algunas veces sentirlas venir y detenerlas antes de que empezaran.

Algunos especialistas en migraña están convencidos de que hay una "personalidad proclive a la migraña", la cual describen de manera primordial como perfeccionista, implacablemente exigente consigo misma y dominada por la ansiedad. No sabemos si esto en verdad describe de manera general a los que padecen migraña, pero parece ser cierto que el estado emocional correspondiente (que puede presentarse en cualquiera, aun cuando por lo regular esté relajado y despreocupado) sí crea la clase de tensiones que pueden conducir a la migraña. Maureen descubrió que las suyas ocurrían casi siempre cuando estaba agobiada por el trabajo y otras obligaciones. De hecho, en ocasiones parecían como la forma irrefutable de dejar de hacer algo que parecía demasiado difícil. (Durante la edición final del primer libro de Meir, sintió que una migraña empezaba a avanzar en su interior y le dijo: "Sé lo que intentas hacer, y muchas gracias, pero no hay manera de que escape de esto; debe estar listo para mañana". El dolor desapareció en segundos. No hace falta decir que esto no siempre funciona, pero cuando lo hace te confiere una maravillosa sensación de autodominio.)

Incluso más que para los demás tipos de dolor de cabeza, el alivio de las migrañas consiste sobre todo en prevenirlas. Esto implica realizar algunos cambios en tu vida cotidiana (si tu forma de vida y régimen de salud ya son perfectos, por favor no leas esta sección).

La mejor manera de prevenir una migraña es crear una circulación equilibrada por todo tu cuerpo. Hemos mencionado que estamos convencidos de que la rigidez muscular del cuello y los hombros puede ocasionar a la vez la constricción de los vasos sanguíneos que *se dirigen hacia* la cabeza y la dilatación excesiva de los que están *en el interior* de la cabeza, lo cual provoca migraña. El espasmo muscular de otras áreas también puede contribuir a la migraña; aliviar estos nudos crónicos ayuda a prevenirla. Algunas de las áreas más comunes son el abdomen, la parte baja de la espalda, los glúteos y la parte externa de los muslos. Las migrañas también parecen muy a menudo estar acompañadas de espasmo en la parte baja del colon. Muchos de nuestros clientes experimentan eructos y flatulencia en el proceso de recuperación de la migraña; la expulsión de este gas atrapado parece contribuir en gran medida al alivio del dolor de cabeza. Todo lo anterior explica por qué recomendamos las siguientes precauciones como medidas preventivas de la migraña.

Camina una hora al día si te es posible. Lo mejor es hacerlo descalzo en alguna superficie blanda. Camina un rato hacia atrás, hacia los lados y hacia el frente, con el fin de utilizar algunos músculos diferentes para caminar. Este ejercicio es uno de los mejores auxiliares digestivos que se conocen; estimula con suavidad la actividad del colon; estira y fortalece los músculos de la parte baja del cuerpo. Hace más profundas tus respiraciones, lo que de forma automática mejora tu circulación sanguínea.

Fortalece el área abdominal. Esto no significa endurecer los músculos abdominales, sino, más bien, estirar, estimular y movilizar un área que, en muchas personas que padecen migraña, está casi paralizada por la tensión.

Los ejercicios para el abdomen se encuentran en la sección Abdomen y espalda del capítulo sobre músculos, el ejercicio 1.16 del capítulo sobre respiración y el 7.23 del capítulo sobre masaje. Con el mismo fin, fortalece los músculos de los esfínteres anales con los ejercicios 6.5 y 6.6 del capítulo sobre sistema nervioso, todos en *Sanación personal*.

Para ti en especial, una dieta sana es esencial. Los líquidos y la fibra son muy importantes. El azúcar y el café son claramente fatales. Otros alimentos, como los fritos, los que contienen aditivos diversos o moho, también pueden afectarte. Presta mucha atención a tu dieta y observa si algún alimento suele ocasionarte una reacción. (Nota: fíjate en tu comida favorita, porque con frecuencia apetecemos justo lo que nos ocasiona alergias.) Procura que te den masaje en forma regular. Recomendamos una vez a la semana. Debido a que mucha gente que padece migrañas tiende a estar bajo presión, esto resulta fundamental. Si tienes un grupo de apoyo, intercambia masajes con los demás miembros con la mayor frecuencia posible.

CUANDO TIENES MIGRAÑA

En primer lugar, consigue que alguien te dé un masaje en el abdomen. Esto te ayudará a respirar a fondo y relajar la parte baja del tubo digestivo. Visualiza. Ya sea cuando te estén dando el masaje o mientras estás acostado boca arriba en una habitación con luz tenue (la migraña a menudo aumenta la sensibilidad de los ojos a la luz), imagina que tu cuerpo se expande cada vez que inhalas y se encoge cada vez que exhalas. Luego concéntrate en cada sección independiente de la cabeza (frente, parte superior, parte de atrás, base del cuello, quijada, cuencas de los ojos) e imagina que se expande cuando inhalas y se encoge cuando exhalas. Haz lo mismo con el cuello, los hombros y cada parte de tu cuerpo.

Procura que te den un masaje en todo el cuerpo. Encuentra una posición cómoda para ti, ya que al principio tal vez te resulte más doloroso acostarte boca abajo o boca arriba. Hemos descubierto que es muy útil trabajar primero con el abdomen y la espalda, luego subir por ésta hasta los hombros y el cuello, y trabajar unos 40 minutos en el cuerpo antes de tocar la cabeza. Cambiar de posición después de unos minutos también parece ser útil, ya que ayuda a equilibrar la circulación. La persona que recibe el masaje puede acostarse de lado en posición fetal, o boca abajo con almohadas debajo del abdomen o el pecho, o incluso sentada con las piernas cruzadas sobre la cama o el piso. Puede hacer movimientos lentos mientras recibe el masaje si siente que esto es agradable. Realizar movimientos de palpación o sacudida utilizando todas las puntas de los dedos provoca una sensación mejor que la presión profunda: una persona con migraña ya está bajo suficiente presión. La respiración profunda hará que el contacto sea mucho más beneficioso, en especial cuando se combina con la visualización de que la respiración expande la parte que recibe el masaje.

Varios ejercicios para la columna vertebral son increíblemente efectivos tanto para prevenir como para aliviar la migraña; consulta los capítulos sobre columna vertebral (ejercicios 4.8, 4.12, 4.18, 4.27, 4.28 y 4.30), respiración (ejercicio 1.10), y circulación (ejercicio 2.25), de *Sanación personal*.

El masaje parece ayudar más de una migraña a la siguiente, así que no te desanimes si no es muy útil la primera vez. Experimenta cualquier medida de alivio o relajación que te proporcione; cada vez serán mayores.

Si tus migrañas son intensas y persistentes y has requerido medicamentos, no te recomendamos que los suspendas sin la autorización plena de tu médico. Combina las sugerencias de esta sección, en particular las que se refieren a la prevención, con los medicamentos, y descubrirás que tus migrañas se vuelven menos frecuentes y menos intensas. Ése será el momento de analizar si suspendes los medicamentos.

Sugerimos que sigas este programa por lo menos durante seis meses, y que lleves un registro de tus experiencias y tu avance. Nos encantaría conocerlos.

i

8

DIABETES MELLITUS

En el presente capítulo analizaremos dos tipos de diabetes: la juvenil y la que se padece ya en la edad adulta. Aquellos con diabetes juvenil siempre dependerán del tratamiento de insulina, aunque hemos descubierto que la cantidad necesaria puede reducirse. En los casos de diabetes de adultos, la necesidad de insulina muchas veces puede eliminarse si se consume una dieta correcta, se recibe masaje, se practica ejercicio y se evitan sustancias nocivas.

Si consigues reducir la cantidad de insulina ingerida, hazlo con mucho cuidado y en forma conservadora. Realiza pruebas en casa y pide a tu médico que te supervise.

No hay atajos. No puedes mejorar de la diabetes si fumas, bebes alcohol o consumes muchos alimentos que no son saludables. Muchos enfermos dejan de sufrir crisis diabéticas una vez que reducen la comida chatarra. Sugerimos de manera enfática que intentes comer comida sana sin conservadores ni pesticidas.

En este capítulo nos centramos en varios de los problemas secundarios que pueden derivarse de la diabetes, más que en el padecimiento o las crisis diabéticas. Por ejemplo, la falta de circulación a los pies puede derivar en gangrena. La miopatía retinal, resultado de la mala circulación a la retina, puede ocasionar ceguera parcial o completa, algunas veces de un día para otro. Ambas pueden prevenirse.

Nos gustaría empezar por compartir contigo el relato de una de nuestras alumnas, y luego sugerir un programa para que trabajes con él. Los ejercicios oculares que mencionamos se describen en el capítulo sobre visión en *Sanación personal*, a menos que se indique lo contrario, y habrá referencias detalladas de ellos más adelante en este capítulo.

Raquel, una joven muy hermosa, había sufrido diabetes desde la infancia. A la edad de 22 años, después de que sus retinas resultaron dañadas por lesiones recurrentes y crecimiento de los vasos sanguíneos, quedó prácticamente invidente. La terapia de láser, que suele ayudar en estos casos, no le sirvió de nada. Todavía veía una imagen borrosa y confusa en el ojo izquierdo, pero ya ni siquiera intentaba ver con el derecho.

Fue entonces cuando decidió probar nuestros ejercicios de visión.

Era importante para ella no renunciar al ojo derecho. Cuando el cerebro decide que una parte de tu cuerpo no funciona, le asigna mucha más responsabilidad a otra parte que sí lo hace. Si te has vuelto dependiente sobre todo de un ojo más fuerte, el cerebro trabaja de manera ardua para suprimir la visión del ojo más débil y le impide hacer cualquier cosa. Este esfuerzo provoca fatiga y tensión generales que a la larga se traducen en incluso menos visión.

Con el fin de activar el ojo derecho, Raquel se acostaba en la oscuridad con el ojo que funcionaba mejor cubierto. Un foco de luz roja parpadeaba sobre su lado derecho, cerca del ojo ciego. No podía identificar que el color de la luz era rojo, pero alcanzaba a ver que la luz se encendía y se apagaba. Al principio, la única luz que su ojo veía era la roja. Poco a poco pudo también ver el parpadeo de otros colores: amarillo, azul y verde.

Raquel dedicó muchas horas a los ejercicios oculares; se concentró en aplicar las palmas de las manos sobre los ojos, tomar sol y alternar. Después de tres sesiones leía letras impresas de menos de tres centímetros. Poco después, era capaz de leer, desde una distancia de un metro y medio, las primeras tres líneas de un cartel optométrico. Cuando dirigía una pequeña linterna eléctrica hacia su ojo derecho, es decir, el débil, la visión del izquierdo mejoraba de inmediato: podía leer las líneas quinta y sexta del cartel, e incluso ver algunas letras desde una distancia de tres metros.

Trabajamos sobre todo a un metro y medio de distancia, y con mucha lentitud su vista mejoró. Raquel decidió incorporarse al curso de entrenamiento profesional de sanación personal de Meir como una oportunidad de trabajar en forma intensa en sí misma. El curso constituyó un ambiente de mucho apoyo. Cuando concluyó, Raquel veía mucho mejor. Un año después, estaba de regreso en la universidad, leía por sí misma y trabajaba medio tiempo como contadora. En otros dos años, recuperó su licencia de conducir.

Debido a la diabetes, Raquel había perdido en un principio gran parte de la vista periférica del ojo izquierdo (el ojo más fuerte) y muchas de las células del centro de la mácula también estaban dañadas.

Con los ejercicios, pudo entrenarse para usar las partes de la mácula que no estaban afectadas por la miopatía retinal. La vista del ojo izquierdo es de 20/40 con corrección, aun cuando no puede usar el centro de la mácula, en donde se encuentra la visión más nítida. La vista de este ojo mejoró y pasó de tener una visión no funcional a una visión normal.

La salud general de Raquel también mejoró durante el tiempo que trabajamos con ella. La técnica de masaje especial que hemos usado para la diabetes mejoró su circulación y le permitió reducir la ingestión de insulina a la mitad en el lapso de un año. Su médico le dio el mejor certificado de salud que había recibido desde que se le diagnosticó diabetes.

Cómo hacer frente a los problemas derivados de la diabetes

Es importante que mejores tu circulación. Esto es lo que evitará la gangrena, ayudará a que las heridas sanen más rápido e incluso a prevenir daños a tu retina. Una mejor circulación movilizará la insulina con más rapidez. Hemos descubierto que dar golpecitos en los huesos ayuda mucho a la circulación, en especial en casos de diabetes. Los huesos son el lugar donde se producen las células de la sangre. Se sabe que los pacientes diabéticos no necesariamente son anémicos; sin embargo, sentimos que en cierta forma la vibración de los huesos les resulta muy útil para la circulación.

Dedica un mes a estudiar y trabajar con el capítulo sobre masaje de *Sanación personal*, y luego céntrate en los golpecitos a los huesos. Golpea con suavidad los huesos que alcances, y recibe por lo menos tres sesiones a la semana por parte de un terapeuta o amigo. Los golpecitos en los huesos son la técnica más efectiva que hemos descubierto para la diabetes.

Consulta en el capítulo sobre osteoporosis (10 de este libro), el ejercicio 10.1, en donde se describe la aplicación de golpecitos a los huesos. Los preferidos para recibir este tipo de masaje son la tibia, desde la rodilla hasta el pie, y los huesos del cráneo (excepto las sienes). Disfrutarás todo esto más si alguien te da los golpecitos mientras te relajas en una habitación oscura. Cierra los ojos y respira en forma profunda. *ADVERTENCIA: CUANDO RECIBAS EL MASAJE, TU NIVEL DE AZÚCAR PUEDE BAJAR COMO CUANDO REALIZAS CUALQUIER OTRA ACTIVIDAD FÍSICA, AUN CUANDO NO ESTÉS PASIVO. TEN A LA MANO UN JUGO O UNA FRUTA EN TUS SESIONES DE MASAJE.*

Aparte de los golpecitos a los huesos, recomendamos que tomes jacuzzis, que tienen un efecto más o menos similar.

El capítulo más importante con el que debes trabajar es aquel sobre circulación, pero consulta también el de respiración (ejercicio 1.16), y el de masaje (ejercicio 7.26) de *Sanación personal*, donde encontrarás técnicas para mejorar tu circulación.

MIOPATÍA RETINAL

Si has recibido tratamiento con láser para la miopatía retinal, quizá descubras que algunas partes de la retina no funcionan, en tanto que otras se salvaron. Si tienes suerte y tu vista central permanece intacta, o si el daño fue mínimo, es posible que sientas pérdida de visión en algunas áreas, pero que el funcionamiento de tu vista no se haya deteriorado; tal vez tu cerebro permita una buena visión a pesar del daño. En este caso, aplicar las palmas de las manos sobre los ojos (consulta el capítulo sobre visión, ejercicio 8.5) permitirá que tu ojo se relaje y recupere, y ayudará al cerebro mientras vuelve a aprender cómo utilizar las partes más sanas de la retina. Además de este ejercicio con las palmas, toma baños de sol para los ojos a menudo (consulta el mismo capítulo, ejercicio 8.6) y luego trabaja con el capítulo sobre visión paso por paso.

Si el centro de la retina está dañado y sólo ves bien en la periferia o partes de ella, en definitiva te recomendamos trabajar con los ejercicios de visión. Durante dos semanas, practica la aplicación de las palmas y tomar el sol como se describen en el mencionado capítulo sobre visión. Después, sigue con las sesiones de aplicación de las palmas con estimulación periférica con luz de vela, como se describe en los ejercicios 8.13 y 8.14 del mismo capítulo sobre visión.

Siéntate en una habitación a oscuras y mueve una vela encendida hacia atrás y hacia adelante exactamente en las áreas donde el ojo no ve. Durante una fracción de segundo muévela hacia donde puede ver y luego de nuevo hacia donde no ve. No muevas los ojos, deben mirar hacia el frente; sólo mueve la vela. Ahora cierra los ojos e imagina que ves la vela justo donde sabes que está.

Mueve la vela de un área donde puedas verla a una donde apenas la distingas. Mueve la llama hacia atrás y hacia adelante, una y otra vez, hasta que la frontera entre el área en que se ve y aquella en la que no se ve sea menos clara. Cierra los ojos de vez en cuando para imaginar de nuevo que puedes ver la vela. Poco a poco expande tu área visual, al alejarte más de la original. Es posible que tarde o temprano descubras que puedes usar una mayor parte de tu retina.

Si uno de tus ojos tiene un daño grave y el otro ve mucho mejor, no te niegues a estimular el dañado. En el caso de daño a un área grande de la retina, o a la visión central, tal vez te sea difícil ajustarte a la gran pérdida de claridad. En tal caso, depende de ti enseñarle a tu cerebro todo lo que hay disponible, estimularlo y usarlo bien: mediante los ejercicios de aplicación de las palmas, baños de sol y fusión (ejercicio 16.10 del capítulo sobre problemas de visión en este libro).

Si uno de tus ojos sufre daño parcial y el otro está dañado casi por completo, empieza a trabajar con tu visión al activar el ojo más débil. Trabaja con el ejercicio 16.11 del mismo capítulo.

8.1

Después de varias semanas, trata de dirigir el rayo de luz de una pequeña linterna eléctrica directo hacia el ojo débil, mientras lees o practicas el ejercicio de desplazamiento bajo la luz del sol con el ojo que funciona mejor. Menea con rapidez la linterna eléctrica, y tal vez descubras que lees mejor. Asegúrate de que el ojo fuerte no vea la linterna. Si es necesario, coloca un pedazo de papel negro entre los ojos para separar el campo visual de ambos.

Cierra los dos ojos de vez en cuando y visualiza que cada letra es muy negra, y que su fondo es muy blanco.

Si ambos ojos están muy dañados, uno más que el otro, pero aun así puedes leer con los dos, tus ejercicios serán diferentes. Elige una distancia y un ángulo desde el cual puedas trabajar con el cartel optométrico de un modo más cómodo, y trabaja con todos los ejercicios descritos en la sección Miopía del capítulo sobre problemas de visión en este libro. Tal vez necesites trabajar desde un ángulo en particular y familiarizarte con él. No dejes que las letras se desvanezcan: sigue moviéndote hasta que encuentres el ángulo exacto que te permita usar las partes sanas de la retina. Siempre regresa a ese ángulo para leer, y poco a poco tu cerebro desarrollará la capacidad de ver mejor desde ahí.

Consulta el ejercicio 16.7 del capítulo sobre problemas de visión de este libro, y trabaja sobre todo con el tercer párrafo (ver figura 16.7).

Si necesitas acercarte al cartel para leer con el ojo más débil, hazlo. Aun cuando tu ojo débil pueda leer a una distancia de apenas unos 60 centímetros y el fuerte desde unos tres metros, descubrirás que, después de practicar desde los 60 centímetros, leer con el ojo más fuerte desde los tres metros será más fácil; y es que la estimulación del ojo más débil habrá liberado la tensión ocasionada por la supresión que hace el cerebro de ese ojo. Además de caminar hacia atrás y hacia adelante, puedes recortar letras grandes en papel negro y pegarlas cerca del cartel, para practicar la lectura con el ojo más débil desde una distancia mayor. Haz las letras del tamaño que las necesites, aunque sean de 30 ó 60 centímetros de alto.

Jorge, un cliente diabético que utilizó este ejercicio, vino a consultarnos cuando su visión era de 20/600 en su mejor ojo e insignificante en el débil. Afirmaba que no podía leer en absoluto. Activo a los 87 años, trabajó con entusiasmo y energía con los ejercicios oculares y pronto la visión de su mejor ojo midió 20/200. El más débil mejoró a 20/600. Entonces pudo leer letreros grandes y tomar el autobús él solo, logros que hicieron que su vida fuera mucho más independiente. También observamos que una de las razones por las que Jorge no podía leer era que había intentado hacerlo desde la misma distancia previa a la crisis diabética. Al experimentar con una distancia mucho más corta, logró utilizar su visión recién desarrollada para leer. Después de varios meses leía letras impresas de tamaño regular media hora a la vez, sin anteojos. Sea cual sea tu grado de mejoría, vale la pena invertir tiempo en intentar mejorar tu visión.

Si has perdido la vista por completo, aun así es posible que veas luces parpadeantes, tal vez sólo después de las sesiones de trabajo corporal. Aun cuando tu vista sólo mejore hasta ahí, la estimulación de tus células visuales por las luces es sana para ti, porque todas las células de tu cuerpo deben recibir estimulación.

9

ARTRITIS

La función de una articulación es permitir el movimiento. Cuando se pone rígida y empieza más bien a *entorpecerlo*, es absolutamente crucial estimularla para que siga moviéndose. En tanto tenga cierta movilidad, no sólo podrás prevenir su pérdida permanente, sino también recuperar toda o la mayor parte de la movilidad que ha perdido. Para una persona con cualquier forma de artritis, esto puede parecer poco menos que imposible, debido al dolor que implica. Para quien emprende la tarea de recuperarse de la artritis o de una lesión, es importante recordar dos puntos. Primero, todo movimiento puede realizarse por grados, e incluso la más pequeña cantidad de éste en una articulación ayuda a conservar su capacidad de moverse y prevenir un daño mayor. Si tienes un tobillo artrítico, nadie espera que realices ejercicios de ballet, y de hecho éstos serían muy dañinos. Lo que te ayudará es encontrar la amplitud de movimiento que tu tobillo disfrutará, sin importar cuán pequeña sea, para realizar esa amplitud de movimiento en forma regular y aumentarla poco a poco.

El segundo punto importante que hay que recordar es que no todo el dolor es ocasionado de manera directa por el estado de tus tejidos. Una parte depende de otros factores, como la fatiga, la condición general de tu cuerpo y, muy en especial, tu estado de ánimo. Las investigaciones han demostrado que el dolor a menudo se debe en parte a la percepción. Las personas con trastornos crónicos como la artritis suelen sentir más dolor del que necesitan padecer porque sus emociones les provocan tensión y estrés adicionales. Tal vez tengan miedo por el recuerdo del dolor anterior, o estén enojadas y resentidas porque deben enfrentar una incomodidad constante, frustradas porque su enfermedad limita lo que pueden hacer. ¿Es algo parecido a lo que te sucede? Si es así, tus sentimientos están muy justificados.

Sin embargo, te harán tanto daño como la propia enfermedad si llegan a dominar tu actitud. Debes estar dispuesto a tener los sentimientos y luego deshacerte de ellos, por lo menos durante el tiempo que pasas trabajando en ti. Intenta llegar a tus sesiones de ejercicio con una mente abierta, y suspende, por lo menos en forma temporal, los pensamientos y sentimientos difíciles que pueden incrementar tu percepción del dolor. Las emociones tienen un efecto físico inmediato, tangible, mensurable y comprobable en tu cuerpo: pueden contraer tus músculos, acelerar o aminorar el ritmo de tu circulación, alterar tus procesos digestivos y suprimir tu respiración, así como otras funciones de tu sistema nervioso autónomo. Si tus músculos están rígidos y la circulación de tus líquidos corporales es lenta, tu padecimiento se agravará.

Por tanto, recuerda que tu estado de ánimo, tanto cuando trabajas en ti como en otros momentos, es muy importante. Tal vez no puedas evitar tener sentimientos negativos, pero procura por lo menos no alentarlos, no regodearte en ellos ni incrementarlos.

Considera tus sesiones de ejercicio como un momento para tratarte con cariño, para tomar las cosas con calma. Si estás acostumbrado a hacer las cosas de un modo arduo, forzado o mecánico, tendrás que aprender nuevos hábitos, ya que éstos son los que han contribuido a tu problema. Deberás armarte de paciencia con respecto a tu cuerpo, pero la misma se verá recompensada con la mitigación del dolor y la recuperación de un funcionamiento mejor y, en algunos casos, total. Muchos pacientes con artritis que han aprendido a trabajar en ellos mismos de este modo han alcanzado una flexibilidad y una facilidad de movimiento que rebasan la que tenían antes de su enfermedad.

Lograrás los mejores resultados si trabajas con todo tu cuerpo, en vez de hacerlo sólo con las áreas en las que sufres problemas. Cada movimiento de una articulación afecta muchas otras. La artritis de la cadera puede empeorar por la manera como mueves el tobillo; la tensión crónica en un hombro puede contribuir al desarrollo de artritis en los dedos. Asimismo, si sabes que tienes la tendencia a contraer artritis, lo sensato es tomar medidas preventivas para que no resulte afectada ninguna otra articulación.

EJERCICIOS ACUÁTICOS

Todos nuestros clientes con artritis han recurrido en algún momento a los ejercicios en agua. Moverse dentro de ésta, en especial si es caliente, sin tener que luchar contra la fuerza de gravedad reduce de manera sorprendente la tensión sobre las articulaciones. Procura tener acceso a una piscina caliente; hay una o varias en casi todas las ciudades, por ejemplo, en centros comunitarios o deportivos. Muchos de los ejercicios descritos en este capítulo y en el de Articulaciones pueden realizarse mientras estás sentado o de pie en agua caliente, de preferencia con la parte del cuerpo en la que estás trabajando inmersa por completo. Encuentra los que puedes hacer con facilidad. Realizar estos movimientos bajo el agua duplicará su efectividad y obtendrás el beneficio extra de que te ayudarán a regular tu equilibrio de líquidos corporales.

Hay numerosos trastornos que se han identificado y agrupado en forma indiscriminada bajo el término de "artritis". Describiremos programas para algunos de ellos. Si tu padecimiento es distinto, de cualquier manera encontrarás sugerencias que podrás aplicar.

OSTEOARTRITIS O ENFERMEDAD DEGENERATIVA DE LAS ARTICULACIONES

En la osteoartritis, los revestimientos de cartílago de los huesos en el interior de una articulación primero pierden su superficie lisa, se vuelven ásperos y se agujeran. De tal modo, los huesos ya no pueden deslizarse con suavidad, sino que crean fricción, y las superficies se "enganchan" unas con otras, lo que provoca que el movimiento sea más lento y más difícil. A la larga, el cartílago se gasta y se desbarata al desgastarse en forma gradual hasta que la superficie de los huesos acaba por quedar expuesta y se rozan entre sí.

Esto puede provocar que el movimiento no sólo sea difícil, sino también muy doloroso. Algunas veces, pequeños espolones, llamados osteofitos, se desarrollan en la superficie de los huesos donde el cartílago se ha desgastado por completo, y éstos también pueden ocasionar o no dolor. El trastorno en cuestión es notorio en particular en las articulaciones de los dedos, en las que los crecimientos prominentes reemplazan al cartílago dañado, y a la larga se inflaman y deforman los nudillos. Estas prominencias se conocen como nódulos de Heberden y constituyen una de las señales más frecuentes de la osteoartritis.

Los espolones óseos también pueden surgir en las vértebras donde un disco (uno de los cojincillos elásticos y firmes localizados entre los huesos de la columna) se ha desgastado. Tal trastorno también puede calificarse como osteoartritis.

El pronóstico es que todos desarrollaremos cierto grado de osteoartritis en alguna etapa de la vida. Sin duda, este pronóstico te incluya a ti.

Considerar a la osteoartritis como un proceso de "uso y desgaste" es simplificarla demasiado, aunque las articulaciones que sostienen peso y las que están bajo estrés repetitivo durante periodos prolongados son más propensas a desarrollarla.

En la segunda mitad del siglo XX, más que nunca antes, la osteoartritis llegó a relacionarse cada vez más con nuestro estilo de vida. En otras palabras, se trata de una enfermedad relacionada con el estrés. Aquí es donde creemos que tú tienes la posibilidad de elegir. Hay mucho que puedes hacer para prevenir la osteoartritis.

En primer lugar, necesitas reducir el estrés. Tanto *Sanación personal* como este libro se orientan justo a este propósito. Si trabajas con el primero, capítulo por capítulo, y te centras sobre todo en aquel sobre articulaciones, puedes prevenir la osteoartritis. Trabaja con todos los ejercicios para articulaciones que te resulten fáciles de realizar, con miras a incrementar la amplitud y la fluidez del movimiento. No seas vanidoso y presupongas que ya eres lo bastante flexible; tampoco seas demasiado humilde y des por hecho que no puedes hacer nada. Trabaja con tu cuerpo, y enséñate nuevas formas de funcionar. El movimiento constante te ayudará a moverte por tiempo indefinido.

La segunda medida importante que debes tomar es reducir la sal y el azúcar de tu dieta y no fumar ni consumir alcohol ni cafeína. Tu dieta debe ser sana y lo más práctica posible; asegúrate de que incluya las frutas y verduras más frescas. Sugerimos también que ayunes de vez en cuando, para limpiar tu organismo.

Tu cuerpo necesita que trabajes en él a diario, no cada semana o de manera ocasional. Los reconocimientos médicos periódicos son importantes, pero no tanto como lo es conservar tu cuerpo todos los días.

Vigila tu cuerpo. Identifica cualquier problema que exista en la articulación y detén su proceso de deterioro lo antes posible. Cambia tu estilo de vida con los primeros signos de osteoartritis; no esperes a que se intensifique.

Muchas personas no están satisfechas con lo que la medicina convencional ofrece para el daño en las articulaciones y, por tanto, buscan alternativas. Recomendamos que tú *empieces por* las alternativas. Si confías en la capacidad natural de tu cuerpo de ser fuerte, firme y tener soltura a los 45, 50 e incluso 80 años de edad, entonces podrás sentirte motivado para cambiar y mejorar tu cuerpo. Si no crees en su capacidad, esperamos que con el tiempo logremos convencerte. Los mecanismos de sanación de tu cuerpo sí tienen la capacidad de prevenir el deterioro y la rigidez.

9.1

Un método que tal vez disfrutes es la hidroterapia. Alternar el agua caliente con la fría puede incrementar la flexibilidad de las articulaciones. De ser posible, trata de pasar un tiempo en manantiales calientes y recuerda sumergirte en una piscina fría de vez en cuando. Si puedes, y si tu médico lo autoriza, nada en una piscina, lago o mar fríos en un día caluroso de verano (sabemos que algunas personas piensan que esto es una tortura), y tal vez descubras que tienes más flexibilidad después dehacerlo.

Si tienes artritis en la articulación de la cadera, algunas veces sentirás dolor en la propia articulación; en otras ocasiones sufrirás dolor de rodilla, derivado del estrés producido por la falta de movilidad de la cadera. Debido a que por lo general caminamos con zapatos y sobre concreto, tendemos a endurecer los tobillos. Cuando éstos no se mueven en toda su amplitud, el movimiento de las rodillas es limitado, para no estresar a los tobillos rígidos. Del mismo modo, las articulaciones de la cadera no se moverán en toda su amplitud para no ejercer presión sobre las rodillas. Para revertir el proceso que generó la artritis en la articulación de la cadera, centra tu trabajo en desarrollar movilidad en los tobillos y fuerza en las pantorrillas y las espinillas. Esta movilidad y fuerza sostendrá mejor las rodillas y las caderas, permitirá una mejor movilidad de rodillas y caderas, y colocará parte de la presión en las pantorrillas en lugar de las caderas. Así, el dolor disminuirá paso a paso. Cuando el impacto del movimiento se repite sobre la misma parte de la articulación, ocasiona su deterioro. En consecuencia, sugerimos que camines y corras sobre una superficie irregular, sobre alguna sustancia suave como hierba o arena y que, alternadamente, vayas hacia adelante, hacia atrás y en forma lateral. Consulta la sección Aprender a caminar en el capítulo sobre músculos (*Sanación personal*).

Tu programa debe consistir en caminar descalzo, para aumentar la movilidad de los tobillos; caminar en agua, en una piscina o en el mar, lo cual crea una agradable resistencia que funciona como un masaje; caminar hacia atrás para activar grupos de músculos que no tendemos a usar, y aflojar la cadera con el masaje. Ya sea que tú des masaje a la articulación de la cadera o que alguien más te ayude en la tarea, es probable que darte golpecitos rápidos y suaves sea más efectivo; dichos golpecitos estimularán la circulación a la región que necesita sanarse. Trabaja también con el capítulo sobre músculos (*Sanación personal*). Empieza con los ejercicios 5.1 y 5.2 para los pies, y continúa con todos aquellos con los que te sientas cómodo en la sección Parte baja del cuerpo.

Si tienes artritis en los hombros, antes de trabajar con ellos es conveniente que trabajes mucho con los dedos. Consulta los capítulos sobre masaje, ejercicios 7.1 a 7.7 y 7.24 (*Sanación personal*) y Para tocar música de este libro, el cual presenta varios ejercicios y estiramientos para los dedos, entre ellos el 2.6 y 2.11 a 2.15. Tomar conciencia de los dedos y activarlos facilita el trabajo de los hombros.

Si tu problema se localiza en el codo, centra tu trabajo en el antebrazo y la muñeca. Consulta la sección Muñecas en el capítulo sobre articulaciones (*Sanación personal*) y el capítulo Para tocar música, ejercicios 2.3, 2.4, 2.8, 2.10, 2.18 y 2.21.

Siempre que tengas un problema relacionado con las articulaciones, tu trabajo corporal debe dirigirse a incrementar el equilibrio de los músculos que están en funcionamiento. Al desarrollar los músculos de la periferia de la articulación que padece el problema, podrás liberar la carga de la articulación artrítica, que fue la causa original del deterioro.

Cuando trabajes en incrementar la flexibilidad de una articulación, acuérdate de asegurarte de que todas las partes de la articulación estén en movimiento. Por ejemplo, si trabajas para aumentar la extensión de tu codo (al estirar el brazo), ten presente también hacerlo para flexionarlo o doblarlo más. Mueve cada una de las articulaciones en forma total.

9.2

Imagina que tu cabeza sube hasta el cielo, y que un hombro llega al este y el otro, al oeste. Visualiza que hay un espacio grande entre cada una de las vértebras. Imagina que cada una de tus articulaciones se alarga. Con cada movimiento que realices, piensa que la articulación es larga y flexible. Por ejemplo, cuando te inclines hacia adelante, piensa que tu espalda se alarga desde atrás. Al estirar la espalda, imagina que la alargas desde el frente.

Si estás muy afectado por la osteoartritis, al grado de haberte confinado a una silla de ruedas, te instamos a que utilices las articulaciones que puedas en la medida que te sea posible.

Tu grupo de apoyo puede ayudarte a movilizar cada articulación hasta alcanzar toda su amplitud, de manera equilibrada. Tal vez unas cuantas personas puedan trabajar contigo a la vez. Necesitarás cuatro o cinco sesiones a la semana para aumentar tu movilidad en forma sustancial, pero hay también mucho que puedes hacer por ti.

Si te resulta difícil abrir y cerrar la mano, trabaja con el ejercicio 9.3 de este capítulo.

Acuéstate boca arriba, coloca la cabeza sobre una almohada y muévela de un lado al otro. Visualiza que los músculos de tu cuello son largos y las articulaciones del mismo, suaves. Imagina que tu cabeza gira de un lado al otro con facilidad, y tal vez descubras que, de hecho, eso es lo que sucede.

Del mismo modo, imagina que cada parte de tu cuerpo se mueve con soltura y trabaja para conseguirlo. Lee el resto del libro, encuentra las visualizaciones y estiramientos útiles para tu trastorno específico. Una vez que estés más familiarizado con los principios, podrás incluso inventar los movimientos que funcionen mejor para *ti*.

9.3

Una buena manera de incrementar la movilidad es probar posturas diferentes de las acostumbradas. Por ejemplo, acuéstate boca arriba y descansa las piernas dobladas sobre una pila alta de almohadas. Esto ayudará a estirar tus caderas. En esta posición, pide a alguien que tire de tus glúteos desde la parte lateral para así estirar la parte baja de tu espalda. Quizá tú mismo puedas practicar este movimiento al tiempo que respiras en forma lenta y profunda.

Sugerimos que, después de trabajar con este capítulo y antes de continuar con los demás, vuelvas al capítulo sobre respiración (*Sanación personal*). Consulta éste de vez en cuando, ya que siempre te servirá para trabajar mejor con tu cuerpo.

TMJ: SÍNDROME DE LA ARTICULACIÓN TEMPOROMANDIBULAR

El TMJ (por sus siglas en inglés, *temporomandibular joint*) es una forma muy frecuente de osteoartritis. El músculo pterigoideo medio, que compone la parte interna de las mejillas e interviene en la elevación de la quijada y en su movimiento de un lado a otro, tiende a estar muy rígido, lo que limita la movilidad de la quijada. En el caso del TMJ, la rigidez es excesiva. Hay dentistas que se especializan en cambiar la forma de algunos de los dientes con el fin de modificar la alineación de la quijada al morder; en muchos casos esto en efecto ayuda a liberar parte de la tensión de los músculos en cuestión. Observamos que trabajar en forma directa con los músculos rígidos es muy eficaz, y recomendamos que intentes relajarlos antes de considerar la posibilidad de someterte a algún trabajo dental como el descrito.

Te sugerimos que el dentista, el terapeuta físico, u otro terapeuta con buenos conocimientos de anatomía, dé masaje (con guantes puestos) a la parte interna de tus mejillas, con el fin de desvanecer el espasmo de estos músculos. La zona puede recibir masaje de tejidos profundos, dado que los músculos son muy fuertes y poderosos. Masajear los músculos externos de las mejillas y toda la región de la articulación, también ayuda mucho. Después de ocho a 10 sesiones de dicho masaje, es posible que tu quijada esté lo suficientemente suelta como para abrirse con amplitud y tener mucho movimiento lateral.

9.4

Abre la boca lo más que puedas, varias veces, dando golpecitos sobre las mejillas para aflojarlas. Gira la cabeza al tiempo que palpas las mejillas con una mano sobre la otra. Abre la boca un poco y mueve la parte inferior de la mandíbula de un lado a otro, y luego hacia adelante y hacia atrás. Infla las mejillas y mueve el aire de un lado al otro. La idea es simple: aflojas los músculos y luego los mueves. Si sólo los aflojas, se pondrán rígidos de nuevo.

Otros ejercicios presentados en *Sanación personal* también son beneficiosos para el TMJ. Cubre tus ojos con las palmas (8.5, capítulo sobre visión) a medida que abres y cierras la quijada. Haz lo mismo con el ejercicio de mirar el cielo (8.7). Trabaja con el capítulo sobre sistema nervioso: dedica por lo menos una o dos semanas al sistema nervioso autónomo (6.1 a 6.6) y luego un mes al sistema nervioso central, sobre todo los ejercicios de coordinación (6.12 a 6.19). Trabaja con los ejercicios 5.39 (músculos), 4.33 (columna vertebral), así como 1.2 (respiración) (que puedes hacer sentado recargando la espalda en la pared con una almohada de apoyo), y 1.8.

ARTRITIS REUMATOIDE

Es una enfermedad de la membrana sinovial, la cual rodea el espacio articular. Dicha membrana, que produce y contiene el líquido que lubrica la articulación, es invadida por multitudes de células inflamatorias, las cuales provocan que la membrana, que en condiciones normales es una estructura muy delgada, se engruese. El tejido de la membrana también adopta la apariencia y sensación características del tejido inflamado: aumenta de temperatura, se hincha y causa dolor. Para luchar contra estas células inflamatorias, la membrana comienza a secretar enzimas que, con el tiempo, pueden de hecho devorar el tejido articular, lo que destruye el cartílago y el hueso. Las enzimas liberadas por la destrucción de las células sinoviales devoran el tejido de la articulación, lo que aumenta el daño.

La artritis reumatoide se clasifica como una enfermedad autoinmune, debido a que las células inflamatorias invasoras son producidas por el propio sistema inmunológico del cuerpo. El sistema inmune se concibió para destruir organismos peligrosos como bacterias, células cancerígenas y tejido extraño, y la inflamación es una de las defensas básicas de dicho sistema. El calor de una fiebre, así como el calor que rodea un área infectada, se debe a la presencia de estas células inflamatorias que realizan su trabajo de destruir a las células enemigas. Sin embargo, en el caso de la artritis reumatoide, parece que el organismo se vuelve contra sí mismo y reacciona en contra de sus propios tejidos, como si éstos fueran unos de los invasores peligrosos a los cuales se supone que el sistema inmune debe destruir. La ciencia médica aún no sabe con claridad por qué sucede esto. No obstante, se están llevando a cabo muchas investigaciones sobre los efectos del estrés en las enfermedades autoinmunes de toda clase, e indican una relación muy cercana entre ellas. Es posible que el exceso de excitación del sistema nervioso simpático y la supresión del parasimpático, que son las peculiaridades del estrés, desempeñen un papel importante en el agravamiento de la artritis reumatoide. (Consulta el capítulo sobre sistema nervioso de *Sanación personal* para conocer más acerca de los sistemas nervioso simpático y parasimpático.)

Las articulaciones que se dañan con más frecuencia en la artritis reumatoide son las muñecas, los nudillos de las articulaciones medias y de la base de los dedos, las rodillas y las articulaciones del pie. Sin embargo, cualquiera puede resultar lesionada. Con frecuencia la enfermedad es simétrica, es decir, ambos lados del cuerpo se dañan en forma similar. Si es uno el que resulta más afectado, suele ser el derecho en la gente diestra, y viceversa. La artritis reumatoide afecta a las mujeres dos a tres veces más a menudo que a los hombres.

No hay duda de que se trata de una forma grave de artritis, misma que despierta temor. Por fortuna, la mayoría de la gente que la contrae no padece sus peores efectos. La enfermedad puede adoptar una de tres formas: monocíclica, o de una sola crisis, en la que la persona la sufre durante algunas semanas o meses, y luego nunca vuelve a experimentarla; policíclica, en la que puede experimentar ataques repetidos, con periodos entre uno y otro en los que no siente síntoma alguno (o disminuye el número de los mismos), y crónica, en la cual la persona padece síntomas continuamente, sin descanso. Hay evidencia de que el estrés antecede a una exacerbación del mal. Menos de 30 por ciento de la gente con artritis reumatoide padece la variedad crónica, pero éste es un número muy alto.

La artritis reumatoide ocasiona dolor, rigidez e hinchazón en las articulaciones afectadas, a tal grado que puede ser casi imposible usarlas. Su característica distintiva es la rigidez matutina. Casi todos los que tienen este tipo de artritis experimentan un aumento de rigidez incluso después de breves periodos de inactividad y, pasadas ocho horas enteras de inmovilidad, su rigidez es extrema. Esto se debe en parte a la acumulación de líquidos en el interior de la articulación y alrededor de la misma, que el movimiento ayuda a dispersar.

La enfermedad puede acompañarse también de dolores musculares, fatiga intensa, pérdida de peso, anemia o fiebre leve. Otros órganos, como los pulmones, el corazón y los ojos, llegan a verse afectados. No obstante, el peor efecto de la enfermedad es el daño a los tejidos articulares ocasionado por la reacción del cuerpo a las células inflamatorias. La erosión del hueso y del cartílago puede ocasionar el dislocamiento o desprendimiento de las articulaciones, así como el rompimiento de los tendones y ligamentos que las sostienen. El resultado final es la deformidad e inmovilidad de la articulación.

Al parecer la enfermedad reumática tiene una predisposición genética, pero la genética no es suficiente para explicar su aparición. Parece que una combinación de factores provoca este padecimiento. Las enfermedades recurrentes, como las infecciosas, podrían debilitar el sistema inmunitario. Esta tensión física, con la suma de una sobrecarga mental, podría propiciar el funcionamiento inapropiado del sistema inmune.

En casi todos los casos de artritis reumatoide con los que hemos trabajado, parecía que la persona había cargado toda su vida con un problema emocional no resuelto. Esta emoción no resuelta, que a menudo puede ser rabia, da como resultado un sentimiento inconsciente que la insta a no querer moverse, lo que se contrapone a la necesidad de hacerlo y a la realización del movimiento de cualquier manera. El cuerpo, con todo este estrés, se comporta de un modo diferente a como lo haría si las condiciones fueran más favorables.

Tal vez no sea fácil superar esta dificultad mental o emocional, pero vale la pena intentarlo. Quizá platicar largo y tendido con amigos y contar con un grupo de apoyo, o escribir un diario y consultar a un psicólogo holístico profesional sea conveniente para ti. La meditación y las afirmaciones positivas serán útiles.

Durante un ataque inflamatorio de artritis reumatoide, deberás cuidar mucho tu cuerpo para no dañarlo. En primer lugar, sigue una dieta ligera y saludable, de modo que no sobrecargues tu sistema digestivo. Toma duchas frecuentes para incrementar la circulación y no agraves tu situación al forzar tu cuerpo y tu mente a que funcionen de manera normal durante este tiempo: necesitas descanso tanto físico como mental.

9.5

Siéntate o recuéstate en una posición cómoda. Respira profundo y lento. Visualiza una articulación a la vez, e imagina que se expande cuando inhalas y se encoge cuando exhalas con lentitud por la nariz. Te sugerimos que grabes una cinta con indicaciones que luego puedas seguir, por ejemplo: "Mi tobillo derecho se expande cuando inhalo, y se encoge cuando exhalo… Mi rodilla derecha se expande cuando inhalo, y se encoge cuando exhalo…", y así sucesivamente. Repasa todas las articulaciones, una por una, y céntrate sobre todo en las que están inflamadas y adoloridas. Esta visualización ha ayudado a muchos de nuestros pacientes a reducir la inflamación. Dedica por lo menos 30 minutos al día a esta visualización, ya sea en un solo intervalo o en segmentos más cortos, incluso cinco minutos a la vez.

Después de que concluyas la meditación de respiración, mueve cada una de las articulaciones por separado para sentir la movilidad que en efecto tienes en ellas.

Es importante que leas *Sanación personal*, bien sea que puedas practicar sus ejercicios o no. Percibe el movimiento que deseas tener en tus articulaciones, pero no intentes forzarte a hacerlo. Aplica tu criterio, y con la ayuda de tu grupo de apoyo y quizá de terapeutas profesionales, decide cuáles ejercicios de los que te ofrecemos funcionan mejor para tu organismo.

9.6

Si te es difícil abrir y cerrar la mano, imagina que lo haces con facilidad. Si logras introducir esa sensación en tu mente, es probable que abrirla y cerrarla se te facilite. Visualiza que las puntas de tus dedos dirigen el movimiento de abrir y cerrar la mano dos veces, y luego mueve en verdad los dedos una vez. Siempre que empieces a alternar entre la visualización y el movimiento, visualiza el doble de movimientos que realizas en realidad. Con el tiempo puedes cambiar la proporción: visualizar dos movimientos y luego mover 30 o 40 veces.

Es fundamental tener la sensación de que la movilidad aumenta. Por ejemplo, si tus dedos no se mueven bien, imagina que se alargan. Luego toma cada dedo con la otra mano y estíralo de verdad, como si lo alargaras físicamente. Ahora abre y cierra tu mano y quizá descubras que lo haces con mayor facilidad.

Efectúa el mismo ejercicio con las manos en agua tibia con sales minerales disueltas, como sulfato de magnesia natural, sales inglesas u otras. Termina lavando tus manos con agua fría durante un minuto o dos, para estimular la circulación sanguínea.

Te recomendamos que recibas un masaje diario durante cuatro meses, para reducir la inflamación de las articulaciones, lo cual se logra con movimiento pasivo. Tu terapeuta puede mover en círculos cada articulación que lo necesite, con la amplitud en que lo permita, incluso si es mínima, sin provocar dolor. Los giros ayudarán a drenar la articulación. Reduce la hinchazón efectivamente al pellizcar la piel cercana a la articulación y exprimirla entre los dedos, al tiempo que das golpes suaves sobre esta área con la otra mano. (Consulta el capítulo sobre masaje, *Sanación personal*, ejercicio 7.21.)

Algunas veces este tipo de masaje puede ser tan efectivo para reducir la hinchazón como los medicamentos. En la mayoría de los casos es menos efectivo, y preferimos que así sea. Creemos que la hinchazón es necesaria hasta cierto grado como mecanismo protector contra el movimiento excesivo de la articulación dañada. Si te mueves sin la limitación que te impone la hinchazón, puedes ocasionar mayor destrucción de la articulación al incrementar la fricción. (Si tomas calmantes impedirás aún más tu posibilidad de sentir cómo destruyes la articulación.) Por otra parte, al reducir la hinchazón poco a poco, incrementarás tu movilidad de un modo más gradual, a un ritmo que tu cuerpo pueda manejar con seguridad. Con el tiempo, mediante el movimiento, el masaje y la visualización, podrás eliminarla por completo.

9.7

El dolor es un sentimiento muy subjetivo: puede ser mínimo en regiones donde hay una buena razón para sentirlo, y muy agudo en otras zonas con pocos motivos. Al parecer, la meditación siempre ayuda a reducirlo. Regresa al ejercicio 9.2 y ahora visualiza que el dolor de tus articulaciones se va por la periferia. Si sufres dolor de cuello, visualiza que se va por tus hombros, brazos y dedos hacia el aire libre. Si te duelen las caderas, imagina que el dolor baja por tus muslos, pantorrillas y tobillos hacia los pies y luego se marcha por los dedos de éstos.

Descubrimos que trabajar con el sistema nervioso autónomo es muy efectivo para la artritis reumatoide. Dedica por lo menos seis semanas a los ejercicios de los músculos de los esfínteres, incluidos en *Sanación personal* : 6.5 y 6.6 (capítulo sobre sistema nervioso); 2.6 a 2.9 (circulación); 6.1 a 6.4 (sistema nervioso); 1.14 (respiración) y 5.34 (músculos). Tras trabajar con ellos de tres a cuatro meses, verás que el equilibrio de tu sistema nervioso autónomo generará un mejoramiento general del metabolismo.

EJERCICIOS EN LA PISCINA

Durante las próximas seis semanas, pasa de una hora a una hora y media todos los días en una piscina caliente. El agua deberá tener una temperatura mínima de 29°C; la ideal es de 35°C. Mientras estás en la piscina, haz muchos movimientos fáciles de la manera más relajada.

9.8

Apóyate sosteniéndote de la pared o recargándote en ella, y gira cada pie, con lentitud, en ambas direcciones. Gira cada pantorrilla, desde la rodilla, frente a ti, a un lado y hacia atrás. Haz lo mismo con la pierna derecha estirada y gírala desde la cadera. Párate sobre ambas piernas y gira las caderas como se describe en el ejercicio 4.5 del capítulo sobre columna vertebral (*Sanación personal*).

Consulta los ejercicios 5.9, 5.10 (si no es doloroso o demasiado difícil) y el 5.44 del capítulo sobre músculos(*Sanación personal*), donde encontrarás más movimientos para piscina.

También te sugerimos que nades mucho. Cuando lo hagas, imagina que los dedos de tus pies te empujan, que los dedos de tus manos te guían y que tus brazos, piernas, hombros, espalda o abdomen no necesitan hacer esfuerzo alguno.

Descubrirás que estos ejercicios constituirán una diferencia muy grande en tu capacidad de moverte. Toma conciencia de que las primeras veces que adquieras mayor movilidad en el agua sentirás que ésta disminuye fuera del agua. En este caso necesitas tomar un descanso inmediatamente después de los ejercicios en la piscina, porque a tus músculos les costará trabajo hacer frente a la gravedad después de moverse con menos resistencia a ella en el agua.

Además de los ejercicios antes mencionados, consulta todos los descritos en la sección Osteoartritis o los que se mencionan en la misma.

Si después de seis meses de trabajar con el programa que sugerimos sientes un mejoramiento sustancial, visita a tu especialista para que realice una serie nueva de radiografías y pruebas. Es probable que tu mejoría sea mayor de la esperada; de ser así, por favor comunícate con nosotros para hacérnoslo saber.

ESPONDILITIS ANQUILOSANTE

A este trastorno se le llama "artritis de unión", porque comprende la inflamación del área donde un ligamento se une a un hueso. La espondilitis anquilosante afecta la columna vertebral casi en forma exclusiva. Hasta fechas recientes, la enfermedad se había observado sólo en hombres e iniciaba entre los 20 y los 40 años de edad. Sin embargo, durante los últimos 10 años se ha observado cada vez más en mujeres, lo cual puede relacionarse con la mayor participación de éstas en los aspectos estresantes y sedentarios de la vida empresarial.

En un principio, quienes padecen espondilitis anquilosante experimentan dolor al intentar mover las zonas afectadas, debido a que los tendones y ligamentos se inflaman. No obstante, a la larga las zonas inflamadas se endurecen y forman rebordes óseos, con lo que el movimiento ya no será doloroso, sino sencillamente imposible, razón por la cual la gente con espondilitis anquilosante avanzada se queja más de la rigidez que del dolor. El resultado final del mal cuando éste se agrava es que la columna vertebral se convierte en un hueso gigantesco que conecta la pelvis, las vértebras, las costillas y el cráneo, con huesos unidos a huesos por ligamentos que se habrán vuelto óseos. Sin embargo, esta reacción tan extendida es muy rara: en sólo uno de cada 100 pacientes diagnosticados con espondilitis anquilosante ésta avanza hasta desarrollar una limitación o deformidad mayor. Hay cierto peligro de sufrir infecciones pulmonares, como neumonía, en la gente cuya caja torácica se ha endurecido tanto que impide la expansión completa de los pulmones.

No es de sorprender que los antídotos más conocidos para este trastorno sean el movimiento y la corrección de la postura. En vista de que las uniones articulares tienden a endurecerse y contraerse, deben estimularse en forma constante para que ocurra lo contrario, con movimientos que las estiren y separen. Tal vez una de las razones por las que los hombres sufren más a menudo este padecimiento es que los músculos de su columna vertebral y el tejido conjuntivo tienden a ser más fuertes y firmes, por lo que se contraen de forma mucho más crónica que en la mayoría de las mujeres. Por razones sociales, así como prácticas, los hombres realizan más trabajo del tipo que implica cargar y tirar de objetos pesados que las mujeres. Tienden a preferir ejercicios que incrementen la fuerza muscular, cuando lo que se requiere para impedir esta enfermedad es la flexibilidad muscular.

Si padeces espondilitis anquilosante, es probable que te cueste trabajo acostarte boca abajo. Un ejercicio importante para ti es acostarte boca arriba en varias posiciones y adquirir en forma gradual la capacidad de acostarse boca abajo de nuevo. Hacerlo no será fácil porque la estructura de tu espalda crea presión e incomodidad en esa posición, y porque es probable que tus músculos abdominales se encuentren tensos.

Empieza por masajear tu abdomen con suavidad mientras estés acostado boca arriba (consulta el capítulo sobre masaje de *Sanación personal*, ejercicio 7.23), o pide a alguien más que lo haga para liberar su tensión (ejercicio 7.33).

Después de reducir la tensión de tu abdomen, trabaja en reducir la de las piernas, que podrían estar muy rígidas. Consulta el ejercicio 4.13 del capítulo sobre columna vertebral (*Sanación personal*), y pide a alguien que te dé masaje en las piernas mientras bajas cada rodilla al piso. También puedes dar golpecitos a la parte externa del muslo conforme bajas la rodilla.

Para aflojar los músculos de la pelvis consulta en *Sanación personal*: sección Cómo aflojar las caderas y la pelvis, capítulo sobre columna vertebral; ejercicios 3.7, 3.8 y 3.11 (articulaciones), y ejercicios 2.25 y 2.28 (circulación). Trabajar con estos ejercicios posibilitará que te acuestes boca abajo. Puedes colocar una almohada debajo de tu abdomen o del pecho si esto te ayuda a sentirte más cómodo. Sin embargo, acostarte boca abajo sin almohada hará que la espalda se estire bien, y te ayudará a respirar con profundidad sin mucha resistencia.

Respirar hondo puede ser una parte relajante y efectiva de la terapia. Te recomendamos trabajar con todos los ejercicios del capítulo sobre respiración (*Sanación personal*) con los que te sientas cómodo.

Toma conciencia de que, debido a que tus tejidos conjuntivos tienden a endurecerse, cambiar de postura no es tarea fácil, y cuanto antes empieces a trabajar en tu movilidad, será mejor. Una buena práctica sería estirarte hacia los lados y permanecer en esa posición durante un rato. Ponte de pie y apoya la espalda contra la pared; intenta estirarla hasta que una buena parte de su superficie la toque. Repasa todo este libro, así como *Sanación personal,* para que encuentres los estiramientos que te sean favorables ahora; no te podemos sugerir ninguno en particular porque la enfermedad varía mucho de una persona a otra. Localiza las posturas que no sean imposibles, ni siquiera difíciles de adoptar, date masaje mientras las adoptas, y permanece así durante un rato, respirando en profundidad. Con tu grupo de apoyo, inventa ejercicios que te conduzcan a la postura que tienes en mente. Si acostarte de lado es difícil para ti, apóyate en almohadas a ambos costados y muévete un poco de un lado a otro para no permanecer demasiado tiempo en una posición incómoda.

9.9

Acuéstate boca arriba, dobla las rodillas, con los pies en el piso, respira y mueve ambas rodillas hacia tu derecha. Respira hondo, da masaje a los glúteos, y pequeños golpecitos a la parte externa de la pierna izquierda, o pide a alguien más que lo haga por ti. Te será útil emplear un *bonger* (una pelota unida a un mango flexible) para alcanzar los músculos de las piernas a los que no llegarías de otro modo. Ahora mueve ambas rodillas hacia el otro lado.

La flexibilidad es resultado de una buena circulación y movilidad. Nos gustaría destacar que, a medida que crees más movimiento en tu cuerpo, deberás procurar que tus movimientos sean lo más fluidos que puedas, no rígidos.

10

OSTEOPOROSIS

C uando los huesos pierden un gran porcentaje de su contenido de calcio, se vuelven porosos y frágiles. Esto suele ser un problema de los ancianos, de las mujeres que ya pasaron la menopausia y de la gente cuya dieta es rica en grasas. Es más frecuente entre las mujeres que entre los varones.

Cambiar la dieta a una con menos grasa y más calcio es fácil. Además, la medicina convencional ofrece hormonas para las mujeres después de la menopausia. Preferimos no apoyar el uso de éstas; será preferible que consultes a un médico sobre esa opción. Sin embargo, tu programa para contrarrestar la osteoporosis puede incluir nuestro masaje de golpecitos en los huesos, técnica que hemos visto que es muy efectiva.

A la madre de Meir le diagnosticaron, a los 60 años de edad, 60 por ciento de pérdida de calcio en los huesos de la parte baja de la columna y, por tanto, un riesgo grave de sufrir fracturas de la misma. Su médico le pidió que acudiera cada tres semanas para examinarla. Meir tuvo que esforzarse para convencerla de visitarlo dos veces a la semana y recibir un masaje. (Los padres no son siempre los primeros en aceptar tus métodos poco convencionales de tratamiento.)

Su tratamiento comenzó con un masaje en los tejidos profundos, para deshacer el endurecimiento del tejido conjuntivo que rodeaba los músculos de la parte baja de su espalda.

Después Meir agregó golpecitos generales a los huesos.

10.1

GOLPECITOS A LOS HUESOS

Los golpecitos deben darse a cualquier hueso que esté lo bastante cerca de la superficie como para sentirlos: vértebras, costillas, dedos, nudillos, muñecas, antebrazos, codos, hombros, cráneo (pero *no* las sienes, que son demasiado sensibles a los golpes

111

suaves), quijada, pies, tobillos, espinillas, rodillas y cresta pélvica. En resumen, en dondequiera que sientas tus huesos. Sin embargo, es conveniente que te familiarices con la forma de tu esqueleto y la ubicación de los huesos; es posible que sientas la garganta dura y que algunos músculos muy rígidos parezcan huesos, pero no es ahí donde debes dar los golpecitos. Por ejemplo, no tienes huesos que corran a los lados del cuello, aun cuando así lo parezca.

Este tipo de masaje es un golpeteo ligero, constante, rápido (unos tres golpecitos por segundo) con las puntas de los dedos, con la muñeca muy suelta y en forma fluida. Golpea por periodos prolongados (un tamborileo continuo y rápido) alternando las manos. Estos golpecitos suaves a los huesos incrementan la circulación sanguínea y ayudan a la construcción ósea. Si no tienes alguna debilidad especial en los músculos del muslo, puedes dar golpecitos con la mano abierta sobre éste, y la vibración llegará al fémur, al tiempo que relajará los músculos. Puedes hacer lo mismo con el brazo. Si puedes sentir partes del húmero (el hueso de la parte superior del brazo), golpéalas con las puntas de los dedos; de otro modo, hazlo con la mano abierta sobre los músculos fuertes del brazo.

No golpees demasiado fuerte, porque eso causaría un traumatismo en los huesos frágiles; pero tampoco lo hagas con demasiada suavidad ya que no ejercerá efecto alguno: los golpeteos deben ser agradables para tus dedos, así como para quien recibe el tratamiento. Tal vez encuentres asombroso cuánto puede relajarse una persona cuando golpean con suavidad sus huesos.

Antes de dar golpecitos a tus huesos o a los de alguien más, dedica un tiempo a trabajar en aflojar tus muñecas. Consulta los capítulos sobre articulaciones en *Sanación personal* (sección muñecas), y para tocar música (ejercicios 2.4, 2.8 a 2.10 y 2.18) de este libro.

Te debemos el final del relato. Durante la visita de seis semanas de Meir a Israel, trabajó 10 veces con su madre. Ella no quiso practicar los ejercicios que le mostró (recomendamos que tú hagas los tuyos). El médico de su mamá la revisó de nuevo, informó que la fragilidad de los huesos ya no constituía un problema, y sugirió que regresara para un reconocimiento médico ordinario en un año.

Hemos sido testigos de historias con resultados similares. Ruth, una mujer de 92 años muy amable, llena de energía y activa, solía venir al centro de sanación personal para asistir a sus sesiones periódicas con Darlene, y trabajó en mejorar sus articulaciones y músculos. Algo que no mejoró fue su postura; su espalda estaba encorvada y parecía empeorar. Meir llegó a su sesión un día y pasó media hora dando golpecitos a sus vértebras. Su espalda no sólo se enderezó de manera notable, sino que permaneció así durante por lo menos dos años más.

La técnica de los golpecitos a los huesos puede sonar muy sencilla para ser cierta, pero en realidad funciona como magia.

Con frecuencia la gente con osteoporosis tiende a creer que su salud se deteriorá sin importar lo que haga, pero la verdad es que puedes detener esa degeneración, aminorarla e incluso revertirla. Aplica tu intuición y conciencia cinéstesica para elegir los ejercicios que te ayudarán y evitar los que son muy difíciles y pueden dañarte.

10.2

Un ejercicio con el que puedes empezar, si te sientes cómodo con él, es acostarte boca arriba y doblar y estirar las piernas de forma alternada al tiempo que tus pies se deslizan sobre el piso. Imagina que ellos conducen el movimiento con facilidad y procura que no participen los músculos del abdomen ni de la espalda en él. Mueve las piernas con rapidez y suavidad.

Otro ejercicio que puedes realizar en las primeras etapas de tu trabajo es el siguiente.

10.3

Ponte de pie y sacude cada una de tus extremidades. Imagina que tus manos están húmedas e intentas sacudir el exceso de agua. Puedes sacudir las piernas con ambos pies apoyados en el piso, sobre todo moviendo las rodillas con rapidez. Si te sientes con la estabilidad suficiente, levanta un pie del piso y sacude la pierna. Ahora sacude la otra.

Cuando tus huesos se vuelvan menos frágiles, recomendamos que trabajes con el resto de este libro y con el de *Sanación personal*, empezando con el capítulo sobre articulaciones. Procura siempre elegir los ejercicios para los que estés preparado.

11

DOLOR DE ESPALDA

DOLOR DE LA PARTE BAJA
DE LA ESPALDA: GENERALIDADES

Ofrecemos este programa a la gente que padece espasmos en la parte baja de la espalda o problemas estructurales como ruptura de discos. Pregunta a tu médico cuál es tu situación. Si la cirugía no se recomienda en forma inmediata, valdrá la pena que mientras tanto experimentes con varias técnicas que puedan ser útiles para tu espalda.

Si padeces dolor grave en la parte baja de la espalda, el primer remedio que necesitas es un masaje suave del área en cuestión.

Pide a un integrante de tu grupo de apoyo o a un terapeuta masajista que te ayude con los siguientes ejercicios de *Sanación personal* (7.29 a 7.31, capítulo sobre masaje), 6.3 (sistema nervioso), y da masaje tú mismo a la parte baja de tu espalda (7.17 del capítulo sobre masaje). No olvides respirar en forma profunda y relajarte lo más posible.

11.1

La parte baja de tu espalda puede estar inflamada. Hemos descubierto que una solución para ello es sentarte en una tina caliente con hielo contra la parte baja de tu espalda (el hielo se hundirá). Tal vez suene raro, pero, de hecho, combina la relajación de los músculos con la reducción de la inflamación local. Si lo practicas en repetidas ocasiones, verás que el dolor disminuye.

Evita movimientos que aumenten el dolor. Intentar flexionar o alargar la espalda más allá de su limitada capacidad actual la lastimará aún más. No obstante, es importante propiciar el movimiento de las áreas adoloridas y las cercanas a éstas. El movimiento suave y moderado aumenta la circulación, la flexibilidad y fortaleza de las fibras musculares y es esencial para la sanación. Sugerimos los movimientos siguientes.

11.2

Acuéstate boca arriba, dobla las rodillas (sin despegar los pies del piso), y muévelas juntas de un lado al otro, al tiempo que giras la cabeza en la dirección contraria. Coloca una toalla caliente bajo tu espalda para incrementar de inmediato la circulación hacia esa área. Eso te ayudará a estirar los músculos de la espalda al tiempo que movilizas el resto del cuerpo. Respira profundo.

Después de cinco días de realizar los ejercicios mencionados, intenta los siguientes de *Sanación personal*: 2.29 (capítulo sobre circulación), así como 4.4, 4.9, 4.10, 4.11 y 4.13 (columna vertebral).

Con el fin de aliviar la tensión de la espalda, necesitas fortalecer las pantorrillas y equilibrar el uso de los músculos de las piernas. Cuando lo logres, ya no usarás los músculos de la espalda para sostenerte al caminar. Empieza por dar un buen masaje a tus pies (ejercicio 5.2, capítulo sobre músculos de *Sanación personal*). Continúa con los siguientes ejercicios para los pies: 2.30, 2.31 y 2.34 (circulación); 5.1 y 5.11 a 5.15 (músculos), y 3.33 (articulaciones).

11.3

De pie, levanta un pie hacia adelante y déjalo descansar sobre una silla o una mesa baja. Rasca con los dedos de las manos los tendones de las corvas, tirando desde atrás de la rodilla hacia los glúteos.

11.4

Acostado boca arriba, respira de manera profunda y lenta, y siente si la respiración te ocasiona dolor de espalda. De ser así, aminora el ritmo de tu respiración. Cuanto más lentamente respires, menos dolor sentirás. Acostarte sobre una toalla caliente te ayudará a respirar con menos tensión. Acostado de lado, da masaje a tu espalda con movimientos circulares y reconfortantes.

Cuando llegues a una etapa en la que la respiración ya no cause dolor, prueba los siguientes ejercicios: 4.1 del capítulo sobre asma de este libro y 3.15 del capítulo sobre articulaciones (*Sanación personal*). Este último te ayudará a aliviar la tensión de la parte superior del cuerpo y usar los músculos correctos para efectuar el trabajo. A la vez que giras el pie alrededor de la silla, da golpecitos con la mano libre sobre los glúteos y la parte baja de la espalda para aflojarlos.

Al relajar los músculos de las piernas, las mismas podrán sostener el torso con más facilidad. Para aflojarlas, trabaja con los ejercicios en la tina de baño: 5.3 a 5.5 y 5.7, capítulo sobre músculos, *Sanación personal*. Usa una pelota de tenis para relajar los músculos de los muslos, como se describe en el ejercicio 5.25 (*Sanación personal*) y en el que presentamos a continuación.

11.5

Siéntate en el piso con las piernas estiradas hacia el frente, pero sin juntar las rodillas. Coloca una pelota de tenis debajo de las corvas, presiona el muslo con las manos e inclínate hacia adelante. Repite este ejercicio con la pelota de tenis debajo de diferentes áreas de las corvas. Si no te causa dolor en la mano, pon el puño en vez de la pelota debajo del muslo.

En resumen, tu trabajo en la parte baja de tu espalda debe centrarse en aumentar la circulación y la movilidad en ella y evitar movimientos que le ocasionen dolor.

Una espalda lesionada y adolorida por lo regular requiere de tres a seis meses para alcanzar la etapa en la que el dolor es manejable. Si observas que tu dolor disminuye un poco cada semana, es probable que te convenga seguir con los mismos ejercicios que te han ayudado. Para aliviar el dolor en forma permanente, primero hay que permitir que la lesión sane.

Cuando esto ocurra, necesitarás continuar con un programa de movimientos que te ayuden a mantener la fortaleza y la flexibilidad musculares, así como una postura sana y equilibrada.

En los capítulos sobre columna vertebral (*Sanación personal*) y problemas de postura de este libro encontrarás ideas al respecto.

CIÁTICA

La ciática es un dolor que irradia todo el trayecto del nervio ciático, que es el nervio más largo del cuerpo y corre desde la parte baja de la espalda hasta las piernas y los pies. El dolor que causa la compresión del nervio puede experimentarse por toda su trayectoria o sólo en una parte de ella. Una ciática moderada es aquella en la que hay una sensación de dolor en los glúteos o la parte baja de la espalda. Una ciática grave puede doler desde la parte baja de la espalda hasta la pierna y el pie. La trayectoria del dolor es característica: empieza en el área lumbar, pasa por el glúteo, por la parte externa del muslo, por la pantorrilla y hacia su interior, y llega al arco del pie.

La ciática es muy frecuente y muy desagradable. Puede postrar a sus víctimas como una migraña. A menudo es resultado de la compresión de una raíz nerviosa entre la cuarta y la quinta vértebras lumbares, pero puede deberse a varias otras causas, como presión en el nervio por una rigidez exagerada de los músculos de los glúteos. Uno de nuestros clientes, un flautista, comenzó a sufrir un terrible dolor de ciática como resultado de haberse sentado varias horas al día durante 20 años con las piernas cruzadas, torcido hacia la derecha y sosteniendo la flauta. Sus radiografías no mostraban degeneración de los discos, pero la posición desequilibrada de sus músculos, mantenida durante periodos prolongados, había provocado, en nuestra opinión, rigidez muscular que condujo a la irritación del nervio.

A la gente que padece ciática a menudo le cuesta trabajo conciliar el sueño por el dolor. A algunos se les dificulta sentarse, ponerse de pie o acostarse durante más de unos minutos. Si sufres de este mal, trata tu cuerpo con respeto: no ignores el dolor, pero asegúrate de que te sirva para saber qué es lo mejor para él.

11.6

Es posible que acostarte sobre el lado que no te duele te resulte más cómodo. Dobla ambas rodillas y coloca el pie que quede arriba cerca de la rodilla de abajo. Realiza tu primer ejercicio en esta posición. Da golpecitos rápidos y suaves con el puño sobre los glúteos, para liberar la tensión que hay en ellos, y por todo el lado del muslo, para relajar la pierna.

Puedes pedirle a un amigo de tu grupo de apoyo que te ayude a relajar tu muslo y tu pantorrilla dándoles masaje mientras estás acostado de lado; indícale que empiece con movimientos suaves y luego apriete ligeramente los músculos.

Solicítale que consulte el capítulo sobre masaje (*Sanación personal*), en el que encontrará más técnicas. Mientras recibes el masaje practica movimientos suaves de cadera, por ejemplo, mécela ligeramente hacia adelante y hacia atrás, muévela en círculos muy pequeños, o tensa y relaja los glúteos.

Si no tienes problemas con la parte superior de la espalda, tal vez te ayude una presión profunda en ella: darte masaje con movimientos profundos, ejercer presión giratoria con el pulgar, o acostarte sobre pelotas de tenis, como se describe en el ejercicio 4.33 del capítulo sobre columna vertebral (*Sanación personal*); usa las pelotas sólo en las áreas que no están inflamadas ni demasiado rígidas. A la inversa, "mima" a la parte baja de tu espalda, que está sensible: dale masaje suave con crema o aceite. Masajea también tus glúteos y los lados de las piernas que te duelan. El automasaje puede ser de gran ayuda. Respira con lentitud y profundidad, y no intentes tensar la parte superior del cuerpo mientras trabajas en ti. Acostado de lado, visualiza que la articulación de tu cadera se expande al tiempo que inhalas, y se encoge cuando exhalas. Hazlo durante varias respiraciones profundas y luego da masaje al lado de la pierna con suavidad. Sólo después de dos o tres sesiones de este tratamiento suave, y únicamente si tu nivel de dolor disminuye de manera considerable, podrás dar un masaje más firme. Siempre sé cuidadoso con las áreas que te duelen.

Hemos descubierto que dar caminatas cortas, descalzo, sobre arena o hierba, ha ayudado a aumentar la fortaleza de las pantorrillas y los tobillos, y a aliviar en gran medida el dolor de ciática. Esta clase de caminata relaja el estrés de las caderas al distribuir el peso de un modo más equitativo sobre los pies y las piernas. Practica caminar hacia atrás y hacia los lados, para que participen músculos que por lo general no intervienen en este ejercicio. En la sección Aprender a caminar, del capítulo sobre músculos (*Sanación personal*) encontrarás más ideas.

Haz giros con el pie. Cuando el pie no tiene mucha movilidad, el tobillo se pone rígido, luego la rodilla y, por último, la cadera y la parte baja de la espalda. Aprende a sentir cada parte del pie cuando das un paso o estás de pie. Familiarízate con la capacidad de cada uno de tus músculos al seguir las instrucciones para el masaje de pies, ejercicio 5.2 del capítulo sobre músculos (*Sanación personal*). Tal vez te resulte difícil doblar los dedos hacia arriba, o girar todo el pie hacia afuera, por el espasmo constante de los músculos del empeine y el arco del pie. También es posible que te sea más fácil doblar los dedos de los pies hacia abajo después de jalarlos hacia arriba. Da masaje a tu pie, tobillos y pantorrillas como se describe en el capítulo sobre masaje (*Sanación personal*), y con tiempo y paciencia tu movilidad aumentará.

Durante un cierto periodo el dolor de tu ciática aparecerá y desaparecerá, hagas lo que hagas al respecto. Pero si sigues trabajando con tu cuerpo, a la larga disminuirá. Te sugerimos que consultes la sección Atrofia muscular del capítulo 13 de este libro, sobre distrofia y atrofia muscular.

Tu siguiente ejercicio es el 4.5 del capítulo sobre columna vertebral (*Sanación personal*). Hazlo de un modo muy gradual: empieza con giros muy pequeños, y luego más grandes y más grandes. Quédate en un radio en el que no haya dolor; si empieza a doler, reduce el círculo. Continúa con los otros ejercicios de la sección Cómo aflojar la cadera y la pelvis, del capítulo sobre columna vertebral (*Sanación personal*). Luego practica los ejercicios de la sección Flexión de la columna vertebral (mismo capítulo), y altérnalos con el de acostarse sobre pelotas de tenis, ya mencionado.

Trabaja con el ejercicio 11.5; da masaje a todas las áreas inflamadas de tus piernas con las palmas, luego apriétalas, frótalas y sacúdelas.

Cuando llegues a una etapa en la que el dolor cede casi por completo, y no antes de 10 semanas de esta clase de terapia, puedes aprovechar los beneficios de un masaje de tejidos profundos: aprieta los lados de las piernas con fuerza, respira hondo y visualiza que tus piernas se expanden al inhalar y se encogen al exhalar.

Después de que te recuperes de la ciática, puedes evitar recaídas si continúas con el automasaje y los ejercicios de sanación personal, das caminatas largas, nadas y aprendes a prevenir la tensión de la espalda.

Con el fin de evitar la misma, necesitas aplicar varios principios de movimiento: aislamiento, centralización y visualización.

El primer principio que debes aprender es el aislamiento. Cada uno de los músculos de tu cuerpo debe llevar a cabo su propio trabajo. De manera más específica, necesitas aislar tu espalda de tus extremidades. Al aflojar las caderas impedirás el endurecimiento de la zona lumbar de la columna, que es la causa de la ciática. Al fortalecer y equilibrar las pantorrillas y las espinillas puedes impedir que tus caderas se pongan rígidas.

Esta cadena de tensión empieza con un modo rígido de andar y con la necesidad de que los muslos compensen la debilidad de las piernas. Consulta la sección Aprender a caminar, del capítulo sobre músculos (*Sanación personal*).

Para demostrarte que tu espalda interviene en el trabajo de las piernas, presta atención a la forma como subes las escaleras. Procura usar sólo los músculos de las piernas y relaja la espalda por completo. Lo más probable es que te cueste trabajo. Otro ejemplo de una participación innecesaria de la espalda en un movimiento que no le corresponde es sentarse en una silla e incorporarse de nuevo. ¿Te inclinas hacia adelante para realizar alguno de estos movimientos? Si es así, estás haciendo trabajar de un modo innecesario a tu espalda.

Aquí llegamos al siguiente principio del movimiento correcto: la centralización.

"Centrarte" es estar consciente del centro físico exacto de tu cuerpo, en combinación con una sensación de movimiento, como si cada uno empezara en tu centro y fluyera de él. Estar consciente de tu centro te dará una mejor postura y un movimiento más equilibrado. Te ayudará a alinearlo de manera equilibrada, para que la gravedad pueda trabajar *por* ti (mantenerte bien equilibrado) en vez de hacerlo en tu contra (distorsionar tu postura y movimiento). En vista de que la gente con ciática tiende a pararse, inclinarse, caminar e incluso sentarse cargando más peso sobre un lado del cuerpo que sobre el otro, centrar es muy importante. Algunas personas experimentan la centralización como una sensación de conexión con el centro de la tierra, lo que repercute en un sentido de estabilidad. Tal vez te sea útil imaginar que el área justo debajo del ombligo está conectada con el centro de la tierra mediante un flujo de energía. Cuando tu cuerpo está tenso y sus flujos de energía son limitados, puedes empezar a moverte como si otra parte de él, por ejemplo, el pecho o el cuello, fuera tu centro gravitacional. Esto te desequilibra por completo, lo que desestabiliza y tensa todo tu cuerpo.

El siguiente ejercicio te demostrará cómo la centralización puede relajar tu espalda. También te ayudará a sentarte en una silla y levantarte de ella con menos tensión sobre los músculos de la espalda.

11.7

Siéntate en una silla, sin recargarte en el respaldo, con los pies separados. Imagina que tu ombligo está conectado con el centro de la tierra. Golpea suavemente el piso con los pies, alternando uno y otro, con un ritmo rápido, y golpea tu ombligo con suavidad con las manos. Dí en voz alta: "Céntrate, céntrate, céntrate" al tiempo que golpeas.

¿Complicado? Bueno, ésta es la versión sencilla. (Además, recuerda que siempre que practicas ejercicios de coordinación le ayudas a tu sistema nervioso central.) Continúa el golpeteo cerca de un minuto e incorpórate con rapidez. Sigue con el golpeteo mientras estás de pie y luego siéntate rápido (¡asegúrate de que la silla siga en su lugar!). Después de que hayas hecho esto unas cuantas veces, coloca una mano sobre el pecho y la otra en la parte baja de tu espalda mientras te sientas o te incorporas. Quizás observes que lo haces sin doblar la esplada.

Observa que el ejercicio que usaste para la centralización en realidad redundó en un uso más activo, "aislado", de la periferia de tu cuerpo. Tus piernas, y no tu espalda, efectuaron todo el trabajo de levantarte y regresarte al asiento. Es determinante que desarrolles esta capacidad de aislar el uso de tus músculos, de permitir que tu espalda trabaje para sí misma y tus piernas lo hagan por sí solas. Sin esto, tu columna vertebral seguirá doliéndote. Por tanto, la centralización es otro método para lograr el aislamiento.

11.8

Otra técnica importante para evitar que la espalda participe en movimientos que no le corresponden es la visualización. La mejor consiste en imaginar que utilizas la periferia de tu cuerpo: cuando camines, visualiza que tus pies levantan tus piernas; esto te ayudará a abandonar la tendencia a alzar las piernas tensando los músculos de la cadera y de la espalda. Tener las caderas más sueltas y un andar más ligero alivia el dolor de ciática. Cuando emplees los brazos, visualiza que tus manos o dedos dirigen el movimiento, y, entonces, tal vez puedas dejar de usar los músculos de la espalda para escribir, dibujar, conducir un automóvil, etcétera. Al visualizar que estás empleando la periferia, le das al cuerpo una sensación de alargamiento que rebasa los músculos que intervienen en el movimiento. Esto permite liberar los músculos centrales, sobre todo los de la espalda.

11.9

Es necesario que aprendas a levantar objetos sin tensar la espalda. Si vas a alzar un objeto pesado, antes que nada dobla las rodillas. Toma el objeto y sostenlo cerca del cuerpo (ver figura 11.9 A). Ahora usa la fuerza de las rodillas para levantar todo el cuerpo (ver figura 11.9 B) y dobla los brazos para mantenerlo cerca. Si puedes conseguir ayuda para levantarlo, será mejor que lo hagas. Cada vez que la madre de Maureen tiene otro ataque de ciática, se debe a que cargó algo. Sin embargo, siempre que no intente cargar los grandes relojes de piso, mantiene la ciática bajo control con nuestros ejercicios.

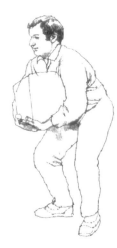

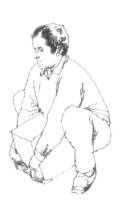

Figura 11.9A   Figura 11.9B

ESTENOSIS DE LA COLUMNA LUMBAR

La estenosis de la columna lumbar es una forma poco frecuente de ciática. El conducto vertebral en la región lumbar se estrecha y comprime las raíces de los nervios que salen de la columna hacia las piernas.

En muchos casos la cirugía logra reducir la presión, y si sufres mucho dolor podría valer la pena intentarlo.

No obstante, los efectos de la cirugía suelen ser temporales y para reducir las posibilidades de sufrir una nueva estenosis necesitarías trabajar con miras a reducir la tensión muscular que contribuyó a desarrollarla.

Si tu médico autoriza la postergación de la cirugía, intenta ayudar a tu espalda y quizás evites del todo la necesidad de someterte a ella.

Una característica que se observa con frecuencia en la estenosis de la columna lumbar es una fuerte tensión de los abductores (los músculos de la parte externa del muslo). Si sientes rigidez y endurecimiento en dicha región, es probable que tengas este problema. Da masaje a los lados de los muslos, rasca y pellizca los músculos y envuelve la piel entre el pulgar y los demás dedos. Puedes presionar tu muslo sobre una pelota de tenis, como se describió en el ejercicio 5.25 del capítulo sobre músculos (*Sanación personal*).

Trabaja con los siguientes ejercicios para las piernas.

11.10

Acuéstate boca arriba y junta las plantas de los pies, con lo que se mantienen separadas tus rodillas. Levanta la rodilla derecha y llévala hacia la izquierda, y luego de regreso a su posición original. Ahora lleva la rodilla izquierda hacia la derecha, y de vuelta a su sitio.

11.11

Levanta ambos brazos a la altura de los hombros y patea hacia los lados, lo más alto que puedas, alternando las piernas. Mantén los dedos de los pies apuntando hacia el frente y no hacia el lado en dirección del cual estás pateando. Si alcanzas tus manos con la patada, levanta más los brazos. Si tiendes a perder el equilibrio con este ejercicio, sostente de una mesa, un mostrador, una barra de ballet o cualquier otro objeto estable.

Si deseas realizar más ejercicios, consulta los capítulos sobre articulaciones (3.11, 3.31 y 3.32) y sobre circulación (2.31) de *Sanación personal*.

DOLOR DE CUELLO

La falta de espacio suficiente entre las vértebras cervicales con frecuencia causa que se ejerza presión sobre los nervios que se extienden a partir del cuello y bajan por el brazo.

Esta presión puede ocasionar dolor y pérdida de funcionamiento en cualquier parte de la trayectoria de dicho nervio, desde la base del cráneo hasta las puntas de los dedos de las manos, lo cual genera un tremendo dolor de cuello.

Si tu afección se ha vuelto incómoda hasta ese grado, o incluso si tu cuello tan sólo está tenso, adolorido o con movilidad limitada, hay unas cuantas medidas que puedes tomar.

Te beneficiará un masaje del cuero cabelludo y de la espalda. Consulta algunas ideas en *Sanación personal*, capítulos sobre el sistema nervioso (ejercicio 6.3) y sobre masaje (7.29 y 7.30). Si tu dolor es intenso, o si estás muy sensible, el masaje debe ser muy suave.

Recomendamos que estires la espalda en vez de usar tracción, porque ésta puede ejercer demasiada tensión sobre los rígidos músculos del cuello.

11.12

En el ejercicio 4.30 de *Sanación personal* se presentan giros de los hombros. Ahora, en la misma posición, gira todo el brazo varias veces. Descánsalo y visualiza que lo giras con suavidad y sin esfuerzo; luego gíralo de nuevo. Repite varias veces antes de girar el otro brazo.

11.13

Acuéstate boca arriba con la cabeza apoyada en una almohada. Muévela de un lado a otro. Deja que descanse levemente sobre la almohada e intenta realizar los movimientos con el menor esfuerzo posible. Respira hondo al tiempo que giras la cabeza.

El objetivo principal de los ejercicios para el cuello es conducir al aislamiento, es decir, la separación del movimiento, entre brazos, hombros y cuello. Tendemos a usar toda la parte superior del torso como si se tratara de una pieza rígida, contrayendo *cada* sección siempre que usamos *cualquiera* de sus partes; el resultado es rigidez y dolor crónicos en toda el área.

Los ejercicios 2.20 a 2.23 del capítulo sobre circulación (*Sanación personal*) ayudan a desarrollar el aislamiento entre estas partes. La repetición de estos ejercicios creará en tus dedos la sensación de que pueden realizar su propio trabajo sin que intervenga el cuello, el cual simplemente lleva a cabo *su propio* trabajo. Los ejercicios también fortalecerán los dedos de tus manos, y les permitirán escribir a mano o a máquina o tocar música sin tensar los músculos de hombros y cuello.

Para el aislamiento de los músculos de los hombros, consulta los capítulos sobre articulaciones, ejercicios 3.16 a 3.28, y sobre columna vertebral (4.29) (*Sanación personal*).

11.14

Siéntate con las piernas cruzadas o, si puedes, con las pantorrillas cruzadas. Tira de tu cabeza hacia arriba con las manos; procura que los pulgares presionen la base del cráneo, y mueve la parte baja de tu espalda hacia adelante y hacia atrás, en un movimiento giratorio.

Mover la parte baja de la espalda puede relajar el cuello.

11.15

Siéntate frente a una mesa, coloca las palmas de las manos sobre ella, y mueve ambas manos sobre la mesa en círculos, asegurándote de que ambas lo hagan por igual. A continuación, descansa los brazos sobre la mesa. Levanta los antebrazos, pero deja los codos sobre la mesa, y gira los antebrazos. Deja que los hombros y el pecho se relajen por completo al tiempo que mueves los brazos. Descubrirás que esto afloja tu cuello. Imagina que tus antebrazos son pesados, en tanto tu cabeza flota hacia el cielo. Una variación de este ejercicio puede hacerse girando la cabeza a la vez que formas círculos con las manos.

11.16

Sostén la cabeza con ambas manos (ver figura 5.43 B del capítulo sobre músculos de *Sanación personal*). Deja que tus manos sostengan tu cabeza en un movimiento giratorio sin resistencia ni ayuda algunas de los músculos del cuello. Este ejercicio puede representar una gran diferencia con respecto a cómo sientes tu cuello.

Tal vez quieras regresar al ejercicio 11.3 de este capítulo. Consulta también el ejercicio 6.17 del capítulo sobre sistema nervioso (*Sanación personal*).

Dolor de hombros

Hemos observado que el dolor de hombros siempre comprende una profunda tensión de los músculos de la parte media de la espalda y del pecho. También puede estar relacionado con rigidez del abdomen y el diafragma. Por tanto, para aliviar el dolor de hombros, necesitas relajar estas áreas.

La respiración profunda es lo que más necesitas, con el fin de estirar, expandir y aflojar el pecho, la parte media de la espalda y el abdomen. Lee con detenimiento varios capítulos de *Sanación personal*. En el de respiración, practica los ejercicios que te interesen, en especial los siguientes: 1.5, 1.7 a 1.10, 1.13, 1.15, 1.16, 1.19 y 1.20.

Da masaje al abdomen y a los músculos que están por debajo de las costillas. En los ejercicios 2.2, 2.3 y 2.10 del capítulo sobre circulación encontrarás indicaciones para dar masaje a estas áreas. Es probable que necesites ayuda para el masaje de la parte media de la espalda: no sólo es difícil de alcanzar, con frecuencia está rígida. Tu compañero de

masaje puede aliviarla dando pellizcos suaves, tirando de la piel hacia arriba y en-
volviéndola entre el pulgar y los demás dedos. Consulta los capítulos sobre masaje (7.29
y 7.30) y sistema nervioso (6.3), donde encontrarás más técnicas de masaje de la
espalda. Para relajar el pecho y la parte superior de la espalda mediante el movimiento,
recomendamos en particular el ejercicio 2.15 del capítulo sobre circulación.

Después de trabajar con ellos, practica los ejercicios de todo el capítulo sobre
columna vertebral, con atención especial en los giros de hombros (ejercicio 4.30).
Da masaje a los hombros (capítulo sobre masaje, ejercicio 7.15), o pide que alguien
más se los dé, y trabaja con la sección Hombros del capítulo sobre articulaciones,
todos de *Sanación personal*.

En resumen, nos gustaría resaltar de nuevo que el dolor de espalda no desaparecerá
de manera permanente sino hasta que el cuerpo, en particular la columna vertebral,
esté alineado correctamente. Los músculos deben trabajar de un modo equilibrado;
debe haber aislamiento del movimiento entre partes independientes del cuerpo, y
movimiento libre y relajado. Sugerimos que consultes una vez más los capítulos
sobre articulaciones, columna vertebral, sistema nervioso y músculos, de *Sanación
personal*. Trabajar con ellos uno por uno ayudará a que el dolor disminuya o ceda.

Ten cuidado, pero no miedo. Evita movimientos que puedan ser perjudiciales
para ti, pero no evites los que podrían ayudarte. Pasa con lentitud a estiramientos y
movimientos suaves. La solución de tu problema tomará tiempo; no te apresures. Sé
paciente con tu cuerpo, es el único que tienes.

12

PROBLEMAS DE POSTURA

LORDOSIS, CIFOSIS, ESCOLIOSIS

Los nombres anteriores se refieren a cambios en la forma normal de la espina dorsal. La lordosis es el encorvamiento interior profundo anormal hacia adentro de la parte baja de la espina dorsal, en las zonas lumbar baja y sacra. Mucha gente desarrolla este trastorno debido a hábitos cotidianos como sentarse con los hombros caídos ante un escritorio, usar tacones altos o tener el vientre abultado (las mujeres embarazadas deben ser cuidadosas al respecto).

La cifosis forma una curva anormal convexa o hacia afuera de la espalda alta y los hombros. A las personas con este trastorno suele llamárseles jorobadas, y algunas veces la curva se denomina "joroba de viuda" porque a menudo se encuentra en mujeres mayores, aunque de ninguna manera se limita a ellas. La cifosis tiende a oprimir las costillas superiores y presionar la cabeza hacia los hombros, lo que afecta la postura de todo el torso superior.

La escoliosis es una curvatura lateral de la columna vertebral, que puede también ocasionar que vértebras individuales giren hacia un lado. Este trastorno es el más peligroso de los tres. Llega a distorsionar la postura de la espalda, algunas veces de modo radical o a cambiar la posición de las costillas, lo que en ocasiones reduce la capacidad pulmonar.

Por lo regular la escoliosis se desarrolla en la niñez o en la adolescencia temprana por una variedad de causas, entre ellas:

- Alguna enfermedad (por ejemplo, polio, que puede debilitar los músculos de la espina dorsal).
- Accidentes.
- Mala postura.

129

- Inactividad habitual, que ocasiona debilidad y el consecuente desequilibrio muscular.
- Causas desconocidas.

LORDOSIS

Algunas personas pueden sufrir de lordosis y no sentir dolor, mientras otras lo padecen en grados variables, desde ligero hasta extremo. Si sientes dolor fuerte, trabaja primero con el capítulo sobre dolor de espalda de este libro. Si el dolor no es mayor problema, empieza por dedicarle de uno a tres meses al capítulo sobre columna vertebral, de *Sanación personal*. Después trabaja unas semanas con el capítulo sobre articulaciones y pasado un mes, con los ejercicios del capítulo sobre músculos, ambos de *Sanación personal*. Una vez realizados los ejercicios generales durante un total de cuatro a cinco meses, empieza a trabajar en específico con tu lordosis.

Puedes reducirla al activar tu espalda baja y aumentar tu flexibilidad y movilidad, así como liberar tensión en el abdomen.

12.1

Lee el siguiente ejercicio y grábalo lentamente y con detalle. Así podrás escucharlo y usarlo como meditación mientras realizas el ejercicio.

Recuéstate boca abajo, con los pies juntos y las rodillas separadas. Respira profundo, presiona la parte baja de la espalda contra el suelo, relájate y exhala. Ahora inhala otra vez, presiona la parte inferior de la espalda baja contra el suelo, relaja y exhala. Continúa sintiendo las diferentes partes de la espalda baja: el centro, la parte superior, los lados izquierdo y derecho. Activarás muchos músculos que no sueles usar. Haz lo mismo con las partes media y alta de la espalda.

Realiza este ejercicio con lentitud, para que tengas tiempo de distinguir en realidad entre las diferentes áreas de tu espalda. Trabaja con este ejercicio por un mes, y luego pasa a la siguiente variación.

Ahora, tira de tu rodilla derecha hacia el pecho y presiona la espalda baja del lado derecho —partes superior, media e inferior— contra el piso. Luego acerca la rodilla izquierda hacia el pecho, y presiona contra el suelo las tres partes de la espalda baja, del lado izquierdo. Las mujeres embarazadas deben consultar a su terapeuta y detectar si este ejercicio es apropiado para ellas. Es posible que tu terapeuta te sugiera que tires de la rodilla más hacia un lado. Luego de dos semanas de trabajo con esta variación, trabaja una semana con el ejercicio 4.3 del capítulo sobre columna vertebral de *Sanación personal*.

Consulta los siguientes ejercicios: 2.26 (circulación), y 4.12 y 4.13 (columna vertebral) de *Sanación personal*, así como 2.1 (para tocar música) de este libro, que te ayudarán a aplanar la espalda baja. Dos ejercicios muy importantes para ti son el 9.7 y el 9.8 del capítulo Para correr, de este libro.

12.2

Un masaje a tu espalda mientras estás de rodillas e inclinado hacia adelante, estirando muy bien la espalda, te resultará beneficioso. Una técnica de masaje recomendada es la rotación de la palma de la mano sobre los músculos de la espalda baja, empezando por el centro y avanzando hacia el exterior, para estirar los músculos y enderezar la curvatura. La persona que te dé masaje puede guiarte para visualizar que tus músculos se estiran lateralmente hacia afuera.

Cuando desarrolles mayor conciencia sensorial de una zona del cuerpo, la ayudarás a sanarse. Incrementar tu capacidad para sentir la espalda baja le ayudará a enderezarse.

12.3

Colócate con manos y rodillas sobre el piso y coloca un libro sobre tu espalda baja (ver figura 12.3). El libro te ayudará a sentir los músculos de esa área.

Mueve la parte baja de la espalda hacia arriba y hacia abajo, sin esforzar los músculos abdominales.

Dos ejercicios del capítulo sobre masaje de *Sanación personal* te ayudarán a balancear y aflojar los músculos. Trabaja con el 7.19, presionando la espalda baja contra la pared, y con el 7.20.

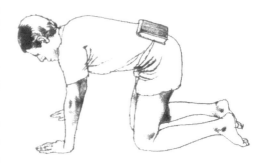

Figura 12.3

Los ejercicios de flexión de la columna vertebral, 4.9 al 4.11, del capítulo sobre columna vertebral de *Sanación personal*, te serán de utilidad, así como doblar la columna vertebral en la dirección opuesta, como en los ejercicios 4.15 al 4.17 y 4.35 al 4.37. Alternar éstos te ayudará a flexibilizar la espalda baja en un grado considerable.

También obtendrás buenos resultados con un masaje al abdomen (ejercicios 7.23 y 7.33 del capítulo sobre masaje, de *Sanación personal*), y el fortalecimiento de tus piernas para dar soporte a la espalda baja (ejercicio 5.23 del capítulo sobre músculos, de *Sanación personal*, te servirá para fortalecer las piernas. Para relajarlas, consulta el ejercicio 10.2 del capítulo sobre osteoporosis de este libro).

Es probable que la parte media de la espalda esté tensa y el masaje al tejido profundo le puede caer bien.

Otra zona que tiende a estar tensa y es en parte responsable de la lordosis, es la de los glúteos. Aflojarlos te ayudará a fortalecer la columna vertebral. Consulta los ejercicios 3.1 a 3.6 del capítulo sobre articulaciones de *Sanación personal*.

CIFOSIS

Si tienes cifosis pero no sufres dolor, comienza tu régimen de ejercicios trabajando durante tres meses con el capítulo sobre articulaciones de *Sanación personal*, poniendo énfasis en el trabajo con los hombros. La curvatura exagerada hacia atrás de la columna vertebral afecta la postura y el movimiento del pecho, los hombros y los brazos. Al aflojar los hombros, expandirás y liberarás el pecho.

Durante un mes, dedica todo el tiempo que puedas (hasta 20 minutos al día) para aislar los brazos de los hombros. Consulta el ejercicio 2.23 del capítulo sobre circulación y el 3.42 del capítulo sobre articulaciones de *Sanación personal*.

Después trabaja con los siguientes capítulos de *Sanación personal*: columna vertebral durante un mes; los ejercicios antes descritos para la lordosis —todos excepto el 5.23 del capítulo sobre músculos— durante dos semanas; suma a tu lista el 4.2 (columna vertebral) y un ejercicio en el que deberás hacer hincapié: el 2.15 sobre circulación. A lo largo de los periodos en que trabajes intensamente con tu cuerpo, intenta recibir sesiones frecuentes de masaje.

Los ejercicios de estiramiento descritos a continuación te serán útiles, pero son difíciles y podrían ser peligrosos si los realizas antes de aumentar la flexibilidad de tu espalda. La cifosis a menudo se deriva de una rigidez muscular extrema; la rigidez debe aliviarse gradualmente, para evitar el daño a los músculos u otros tejidos.

Practica el ejercicio 2.14 del capítulo sobre circulación (*Sanación personal*), pero no fuerces la parte de media de tu espalda. Cuando te sientas listo para un estiramiento mayor, pídele a un amigo que te ayude a tirar de tus brazos hacia atrás mientras los mantienes en la posición mostrada en la figura 2.14 B. Respira lento y profundo mientras tus brazos se estiran.

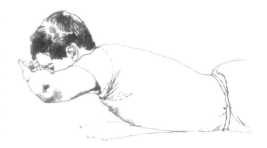

Figura 12.4

12.4

Recuéstate sobre el abdomen y coloca las manos, palmas hacia abajo, bajo tu frente, con los dedos entrelazados. Levanta la cabeza y la parte alta de tu espalda y rota toda la parte superior del cuerpo (ver figura 12.4).

Practica los siguientes ejercicios incluidos en *Sanación personal*: 1.11 (respiración), 4.17 y 4.25 (columna vertebral), 5.39 (músculos), así como el siguiente.

12.5 Arado

Recuéstate boca arriba, levanta las piernas y la espalda baja, y pon las piernas por encima de la cabeza, al tiempo que sostienes ésta con las manos. Coloca los pies en el piso detrás de la cabeza, dobla las rodillas e intenta ponerlas en el suelo, a los lados de las orejas. Estira los brazos a los lados y descánsalos en el piso. Respira profundo y siente cómo se expande tu espalda al inhalar. La tercera etapa de este ejercicio, el arado giratorio, es uno de los movimientos más efectivos para enderezar la columna vertebral: levanta las piernas estiradas, mantenlas juntas y gira el cuerpo completo.

Otro ejercicio muy efectivo para enderezar la espalda es el 4.23 del capítulo sobre columna vertebral (*Sanación personal*).

Escoliosis

La mayoría de los médicos piensa que sólo los aparatos ortopédicos y la cirugía pueden corregir la escoliosis. Sin embargo, nuestra experiencia ha mostrado que esta "regla" no aplica en muchos casos. En aquellos que no son graves, la columna vertebral puede enderezarse por completo con masaje y ejercicios. En casos de escoliosis severa, puede detenerse el avance del movimiento lateral y mejorar la postura en gran medida.

Necesitarás invertir mucho tiempo para corregir la escoliosis, lo mismo que tu masajista o compañeros de tu grupo de apoyo. Intenta organizar tres o cuatro sesiones de masaje a la semana, y planea dedicar tres horas al día en ejercicios realizados por tu cuenta. Consigue la aprobación del programa por parte de tu médico, en especial si eres de edad avanzada o débil. Es casi seguro que los resultados te sorprenderán.

La dislocación de las vértebras que crea la curva lateral de la escoliosis puede deberse a una desigualdad en la fuerza de los músculos de los dos lados de la columna vertebral, llamados espinales. Los músculos más fuertes de un lado se contraen con fuerza y se ponen rígidos, tirando de los músculos más débiles del lado opuesto. Como los músculos y el tejido conjuntivo que los rodea son parte de lo que mantiene a los huesos en su lugar, los huesos mismos acabarán por ser tirados, junto con los músculos más débiles, hacia el lado más fuerte, creando así la curvatura. El lado más débil de la espalda quedará más plano. Pero no sólo se afecta la espalda: el tirón disparejo de los músculos cambiará, con el tiempo, la posición de las costillas, por lo regular juntándolas más y apretando los músculos intercostales. Podrás observarlo incluso en el pecho: las costillas estarán más cerca entre ellas en el lado más débil. El desequilibrio y la rigidez pueden extenderse a los músculos de la espalda alta y baja, causando cambios en la posición de las caderas o los hombros. La escoliosis puede provocar que una de las pantorrillas quede más delgada y débil, por lo general la del lado más débil. A menudo un lado del abdomen se contrae.

Recomendamos los siguientes ejercicios para este trastorno: todos los del capítulo sobre columna vertebral (*Sanación personal*) te servirán, pues están diseñados para relajar los músculos tensos y fortalecer los débiles, así como promover el uso equitativo de todas las partes de la espalda. Comienza con la sección Flexión vertebral, y añade otros ejercicios para la columna de manera gradual, conforme te sientas cómodo con los que ya aprendiste. El ejercicio 4.33 del mismo capítulo sólo debe hacerse después de haber calentado la espalda con estiramientos. No puedes usar las pelotas de tenis en la forma como se describe allí, porque la presión excesiva en las zonas débiles de ésta puede lesionarte. Si la curvatura de tu espalda se encuentra en el centro, oprímelas bajo la espalda baja pero, cuando llegues a la parte media, colócalas sólo debajo de la zona más fuerte y apretada, mientras en el lado débil las llevas hasta el hombro.

Después de trabajar con las pelotas de tenis, realiza el ejercicio 12.1, pero con lentitud.

Cada escoliosis es diferente. Puede localizarse en la espalda baja o alta; puede mejorar con diferentes ejercicios. El único aspecto en común es que la espalda está muy tensa y los músculos están rodeados por tejido conjuntivo duro.

12.6

Recuéstate boca arriba, con una almohada debajo de las rodillas, de modo tal que queden algo dobladas, y gira los pies lentamente. Empieza con 20 giros en cada dirección, y avanza diario hasta que puedas hacer 100 como mínimo, también en cada dirección.

Esto ayuda a fortalecer los tobillos y pantorrillas, lo que le dará un soporte más fuerte a tu espalda. Asimismo, los músculos de la misma no tendrán que "trabajar por" las piernas.

El ejercicio 5.23 del capítulo sobre músculos (*Sanación personal*) te ayudará a fortalecer los muslos.

12.7

Este ejercicio te ayudará a aflojar los tendones de la corva y la espalda. Siéntate en el piso con las piernas estiradas al frente y los pies lo más separados posible. Inclínate hacia adelante con los brazos estirados al frente, y luego estírate hacia la izquierda y la derecha de cada una de las piernas.

Ahora estírate con un giro: intenta juntar la parte trasera del hombro derecho con la rodilla izquierda, y haz lo mismo del otro lado. Quizá te des cuenta de que eres mucho más flexible de un lado que del otro. A menudo quienes padecen escoliosis son flexibles, pero no de una forma balanceada. Cuanto más pareja sea tu flexibilidad, menos curveada estará tu espalda.

Otro buen estiramiento para los músculos del muslo es el ejercicio 3.8 del capítulo sobre articulaciones (*Sanación personal*). Trabaja sobre todo con la inclinación mostrada en la figura 3.8 A.

Recuerda respirar profundo.

12.8

Consulta el ejercicio 4.30 de *Sanación personal*, donde encontrarás giros para el hombro; realízalos recostado sobre tu lado más tenso y gira el hombro más débil. Este ejercicio es importante para fortalecer los músculos del hombro. También recomendamos repetirlo mientras recibes masaje. Ahora, en la misma posición, gira todo el brazo varias veces. Descánsalo y visualiza que lo haces con suavidad y sin esfuerzo, y que las puntas de tus dedos dirigen el movimiento. Dale vueltas otra vez.

TÉCNICAS DE MASAJE PARA ESCOLIOSIS

En el tratamiento de la escoliosis el masaje es tan importante como el movimiento. Si los músculos de la espalda están demasiado tensos para permitir éste, el ejercicio no será muy efectivo. Al principio, el masaje será la mejor forma de relajar los músculos.

Si vas a trabajar con alguien que padece escoliosis, primero lee con minuciosidad el capítulo sobre masaje de *Sanación personal*. En este trabajo es importante poder distinguir los músculos fuertes de los débiles, ya que se requieren diferentes técnicas para condiciones distintas y en la misma espalda encontrarás ambas.

No empieces directamente con los músculos alrededor de la curvatura, sino con los muslos; sigue con las caderas y los glúteos, luego con las zonas de la espalda menos afectadas y, por último, con la región de la escoliosis en sí. En la mayoría de estos casos, el masajista encontrará que los músculos y tejidos conjuntivos que rodean la curvatura están en extremo duros y tensos. Esto puede dificultar la diferenciación entre los músculos débiles y los fuertes. Primero necesitarás suavizar los músculos sin usar masaje de tejido profundo porque si son débiles, este tipo de trabajo puede ser doloroso y dañino.

Una buena técnica para comenzar es pellizcar los músculos hacia arriba, darles vuelta entre los dedos y tirar de ellos alejándolos de la columna vertebral, tan lejos como sea cómodo. Puedes tirar en forma horizontal, a lo ancho de la espalda, y vertical, a lo largo. Estas dos formas aflojan los músculos y empiezan la desintegración de tejido conjuntivo acumulado. Puedes seguir con masaje de tejido profundo, pero sólo en las zonas donde los músculos fuertes se hayan puesto rígidos.

Donde es apropiado presionar fuerte, asegúrate de empezar con una presión más ligera y profundizarla de manera gradual. Después puedes concentrarte un mayor tiempo en el área rígida. Mueve las manos en círculos lentos sobre la zona, llevando la presión de los pulgares a las palmas y a las puntas de los dedos. Dar golpecitos con las puntas de los dedos y sacudir los músculos mientras presionas con las manos también ayudará a aflojar los músculos. Cuando empieces a sentir más caliente la espalda y menos rígidos los músculos, usa la misma técnica de tirar y pellizcar el tejido que está directo sobre las vértebras.

En zonas más débiles, toca con mucha más suavidad. Evita la presión profunda. Más bien, utiliza un aceite o crema estimulante y caliente y úntala con suavidad en círculos anchos con la palma completa, como si esparcieras sólo el aceite sobre la piel. Otra buena técnica es colocar las palmas planas y sacudirlas ligeramente contra los músculos. El movimiento pasivo también es bueno: pide a tu compañero que se recueste sobre el lado tenso mientras giras lentamente el hombro del lado débil, levanta el brazo, gíralo, y mece con suavidad la cadera hacia adelante y hacia atrás.

Masajea los músculos intercostales; ejerce una presión ligera con las puntas de los dedos y muévelos a lo largo de los músculos. Si sientes cosquillas, respira profundo. Realiza esto en la espalda y en el pecho; motiva a tu compañero para que lo haga también.

13

Distrofia y atrofia musculares

Atrofia muscular

E n este capítulo hablaremos primero de los músculos que se atrofian, o se adelgazan y debilitan, como resultado de una prolongada falta de uso. Esto puede deberse a una enfermedad que mantiene al paciente en cama durante cuatro meses o más, a que se lleva un yeso en una extremidad o a la menor movilidad en la gente de edad mayor.

Si te encuentras en esta situación, procura ser precavido con tus movimientos al trabajar para recuperar fuerza en los músculos. Si tus piernas se han debilitado por un reposo prolongado en cama, ten cuidado al levantarte; de no ser así, tus articulaciones rígidas pueden ponerse más rígidas o dislocarse, y los músculos débiles, llegar a destruirse. Pide a un masajista o a un amigo que te dé masaje suave en las piernas y las mueva mientras tú te mantienes pasivo y relajado, sin ayudar ni resistirte al movimiento. Consulta en particular el capítulo sobre masaje (*Sanación personal*), ejercicio 7.26, giros de la cadera, figura 7.26 A. En zonas donde sientas resistencia, dar golpecitos y masaje te ayudará. Aumenta en forma gradual el rango de movimiento pasivo.

Es importante no dar masaje profundo a los músculos y que el movimiento de éstos sea suave, sin tensión. Después de que el masaje y el movimiento pasivo hayan aumentado tu fuerza, puedes empezar a fortalecer las piernas con caminatas. Incrementa poco a poco la duración de éstas.

Lo mismo aplica al trabajo con una mano atrofiada. Trabajar con las manos —escribir, frotarlas, cortar con tijeras, apretar una pelota— puede fortalecerlas más allá del fortalecimiento inicial con el masaje y el movimiento pasivo.

Si trabajas con lentitud en este trastorno, los resultados aparecerán con rapidez. Si te apresuras, puedes destruir los músculos aún más, hasta el punto en que el daño

139

es permanente. Los movimientos lentos hechos de una manera sensible, consciente y considerada pueden desarrollar tus músculos.

Analiza el capítulo sobre articulaciones (*Sanación personal*) y trabaja con cada una de las tuyas, con suavidad y lentitud, a un ritmo en el que la articulación se sienta cómoda o casi cómoda con el movimiento.

Las células de los músculos no se dividen, pero eso no significa que la masa muscular perdida no pueda regenerarse. La regeneración ocurre en fibras musculares del esqueleto cuando células satelitales, ubicadas justo afuera del límite externo de la fibra muscular, se convierten en nuevas células musculares. Tu cuerpo tiene muchos músculos, algunos de los cuales no has usado ni desarrollado a su máxima capacidad, y tal vez haya fibras dentro de un músculo dañado que no resultaron lesionadas y pueden seguir realizando la función de ese músculo y fortalecerse para compensar aquellas que no es posible recuperar. Así, incluso si algunas fibras se pierden, las sanas pueden tomar su lugar.

Lee el capítulo sobre sistema nervioso (*Sanación personal*) para entender mejor los siguientes conceptos.

Gran parte de la recuperación involucra el cambio del concepto que tiene el cerebro sobre la forma en que funciona una zona débil. Debido a la prolongada falta de uso de ciertos músculos, el cerebro acepta la falta de movimiento como estado normal del tejido. Para dar más vida a la zona, necesitas demostrarle al cerebro que es factible alcanzar un estado diferente, y sólo puede hacer esto dando más movilidad a la región que se necesita sanar. Si rompes los viejos patrones de movimiento limitado, si varías la estimulación del área al aumentar la variedad de movimientos, tu cerebro responde al cambio reorganizando el control motor de la misma. Entonces puede estimular los tejidos y hacerlos trabajar mejor.

Lo mismo sucede en casos de atrofia muscular donde el nervio está dañado, como la ciática y las lesiones de columna. El nervio dañado no manda suficiente estimulación neurológica a los músculos conectados con él, y esto causa su deterioro. Además, en muchos casos, el dolor implicado genera menos movimiento. Si se demuestran al cerebro las posibilidades de función que todavía existen, a pesar de la atrofia puedes incrementar la estimulación de los tejidos por parte del cerebro. (Para la ciática, consulta también la sección Ciática del capítulo sobre dolor de espalda en este libro.)

Queremos hablarte sobre una de nuestras estudiantes, Irene, quien sufría de atrofia posciática. Su médico, homeópata con experiencia en cirugía, le recomendó que consultara a Meir. Irene estaba indecisa de trabajar con él hasta que lo conoció en persona en un evento relacionado con la salud; conocerlo cambió su sensación sobre su capacidad para ayudarla. (Con frecuencia la persona que nos ayuda es aquella en quien confiamos y con quien nos sentimos más cómodos.)

Irene sufría de dolor de espalda, y su pantorrilla derecha estaba muy delgada, con masa muscular escasa. Trabajamos con masajes y una variedad de ejercicios. El mejor era el del palo de escoba: Irene se acostaba en el piso, con un palo de escoba bajo su espina dorsal, y doblaba las rodillas. El palo la obligaba a relajar la espalda y estirar la columna: si lo dejaba de hacer, le dolía la espalda. (Consulta la descripción de este ejercicio en el capítulo sobre músculos, ejercicio 5.39, de *Sanación personal*.)

Poco a poco su columna se enderezó y, como resultado, su respiración se volvió más profunda. También adquirió más movilidad y sentía que toda su columna estaba más suelta. Un poco cansada de la vida, pero viendo hacia adelante aún, contaba con toda la energía que necesitaba para ayudarse a sí misma, y eso es lo que en realidad se necesitó para mejorarla.

El cuerpo de Irene le era extraño y hasta cierto punto le tenía miedo. Trabajamos con masajes tres horas al día, dedicando una hora sobre todo al movimiento llamado "desarrollo" (descrito más adelante en la sección Distrofia muscular) en la pantorrilla. Tomaba largas caminatas en la playa y escalaba colinas, para fortalecer su pierna débil e inmóvil. Un día, al principio de una sesión, la expresión de Irene mostraba que algo terrible había pasado. "Tengo un tumor en la pantorrilla derecha", dijo. En su pantorrilla habían empezado a trabajar nuevos músculos y se veía más gruesa. Meir la felicitó por su triunfo, pero ella no lograba entender que la expansión extraña de su músculo delgado y deteriorado no era una inflamación o un tumor.

Los músculos pueden reconstruirse. Irene necesitó tres meses para reconstruir los suyos, y éste fue un buen ejemplo de lo que es posible lograr con músculos destruidos. Su función se puede restaurar al despertar fibras que estaban a la espera de asumir el control.

DISTROFIA MUSCULAR

Los instrumentos de diagnóstico para distinguir entre diferentes tipos de distrofia son cada vez más sofisticados. Los genetistas ahora identifican los genes involucrados, lo que genera asesoría genética. Nosotros hemos trabajado en una dirección diferente: ayudar a regenerar a quienes ya la tienen.

Hemos trabajado con una variedad de distrofias musculares, en particular con los tipos Duchenne, Becker, de anillo óseo de los miembros y facioscápulohumeral. En general, nuestro trabajo con las distrofias musculares involucra algunos conceptos básicos:

- Los músculos distróficos nunca deben trabajarse al grado del agotamiento, ya que esto causaría mayor deterioro.
- El fortalecimiento de los músculos distróficos debe empezar con masaje suave y sustentador, y continuar con movimientos pasivos: sólo cuando un músculo se vuelve más fuerte puede ejercitarse de manera activa.
- Los ejercicios característicos para la distrofia muscular deben ser movimientos fáciles, repetidos muchas, muchas veces, aumentando hasta llegar a cientos o incluso miles de veces. El movimiento en círculos es un método muy balanceado y, por tanto, preferido: activa cada uno de los músculos que rodean a una articulación, y permite que se desarrollen los más pequeños, así como los más grandes.

No contamos con estadísticas que demuestren nuestro éxito en la rehabilitación de pacientes de estas enfermedades, pero hemos documentado algunos en el transcurso de su tratamiento.

A diferencia de la Duchenne, que afecta a niños pequeños, la distrofia muscular facioscápulohumeral suele empezar al principio de la adolescencia. La expectativa de vida es normal y por lo regular se debilitan los músculos de la cara y el anillo óseo del hombro. La mayoría de la gente que hemos visto con este trastorno también ha sufrido de debilidad en el anillo óseo pélvico, muslos o espinillas.

Miguel tenía distrofia muscular facioscápulohumeral. Farmacéutico con fuerte preferencia por la homeopatía y farmacología alternativa, era un joven vivaz de rostro amable, sonriente, con barba y sentido del humor. Mencionó que un día le cayó en la cabeza un libro de Meir en una librería, así que lo tuvo que abrir... y entonces se dio cuenta de que era mucho lo que podía hacer por sí mismo.

Por fortuna, Meir impartía un curso para practicantes profesionales cuando Miguel llegó a sus primeras sesiones. Los estudiantes ayudaron no sólo al unirse a la terapia, sino al registrarla en video, y por primera vez fuimos capaces de mostrar el progreso que puede alcanzarse en la distrofia muscular. (Las pruebas están disponibles en el Center for Self-Healing.)

Miguel, de cuerpo delgado, perdió gran parte de la masa muscular de los músculos de sus brazos, hombros y pecho. Los tendones de la corva de su pierna izquierda estaban tan débiles que no podía flexionar la rodilla en contra de la gravedad (por ejemplo, levantar el pie hacia atrás). Sus músculos faciales eran delgados, pero no tanto al compararlos con los de otras personas con la misma distrofia muscular; los movimientos de su boca no estaban deteriorados en absoluto.

Miguel se sentía ambivalente con respecto a su capacidad para recuperarse. Una parte de su mente creía que podía superar la enfermedad, que podía luchar para librarse de ella, pero la otra parte era prisionera de la misma. Es fácil sentirse sin fuerza, en los aspectos físico y mental, cuando se enfrenta una enfermedad que lo debilita en forma progresiva —a veces incluso a diario—, pero para recuperarte es necesario que uses toda tu fuerza mental y sientas tu fuerza interna. Necesitas reconocer cualquier mejora que logres, pues es una manifestación física de tu fuerza mental. Cada mejora es un signo de tu potencial de progreso a largo plazo.

Técnicas de masaje para distrofia muscular

Empezamos por trabajar con la parte superior de los brazos de Miguel, usando masaje y ejercicios. La primera forma de masaje fue la que llamamos "soporte": un masaje ligero pero penetrante, suave y con giros, con las puntas de los 10 dedos, calentando el músculo casi sin tocarlo. Cuando el área que se trabaja es muy pequeña, sólo una mano debe trabajar ahí, mientras la otra se coloca en otra parte del cuerpo. ¿Qué queremos decir con "soporte"? El tejido muscular está débil, tal vez aun muerto o a punto de morir en ciertas partes. Se está llevando a cabo la regeneración, pero puede ser rebasada por la muerte celular. Los músculos cercanos más saludables no se han usado mucho, porque su movilidad ha sido limitada.

Nuestro primer objetivo es dar a la zona la sensación de que está apoyada. Con esa sensación, y con mejor circulación, se fortalecerá. El masaje crea una sensación de calor y penetración. Recuerde, no es un masaje profundo —es extremadamente ligero—, pero será efectivo si tanto quien lo da como quien lo recibe imaginan que los dedos del terapeuta penetran el tejido y lo acarician desde adentro.

El masaje de "soporte" continúa durante un lapso de 30 a 90 minutos. Uno de los resultados es que el músculo empieza a hincharse: los tejidos se agrandan y su tono mejora. Este crecimiento se mantendrá por seis u ocho horas, pero se requieren varios meses de trabajo para que dure en forma permanente. Cuando el músculo está hinchado, puedes sentir en tu interior si las fibras están tensas. Si sientes áreas fibrosas, ásperas o tensas rodeadas por el tejido suave, necesitas intentar relajarlas.

Aquí es donde se usa la técnica de "liberación", la cual se realiza tocando la extremidad con las puntas de los dedos, con los dedos separados y sacudiéndolos con delicadeza, lo más ligero posible, para liberar la tensión de los músculos. NUNCA DEBE DARSE MASAJE VIGOROSO A MÚSCULOS DISTRÓFICOS.

Utiliza estas dos técnicas durante dos meses, antes de intentar empezar a desarrollar el músculo. Si sientes que tus manos son lo bastante sensibles para sentir el cambio en los músculos, tal vez quieras empezar esto antes, alrededor de dos a tres semanas. Cuando sea obvio que el músculo que has trabajado se hinchó, habrá llegado el momento para la tercera técnica, que es ligeramente menos suave que el "soporte": el "desarrollo".

Al igual que la técnica de "soporte", la de "desarrollo" consiste en un roce ligero. Gira los pulgares con suavidad moviéndolos en forma gradual en dirección al corazón. La presión más concentrada de los pulgares intensifica de manera más efectiva el músculo débil que tocan. Nunca olvides que el músculo con el que trabajas no está sano. Alterna entre el "desarrollo", el "soporte" y la "liberación" hasta que el músculo esté listo para el paso siguiente: el movimiento pasivo.

Acostado boca arriba, Miguel giraba los antebrazos desde los codos, con lentitud, ayudando a fortalecer los músculos superiores de los brazos. Lo hizo durante los masajes y cuando no se los daban. Ejercitó su respiración, al inhalar y mover el abdomen de arriba hacia abajo antes de exhalar (ejercicio 1.16 del capítulo sobre respiración, de *Sanación personal*). Después se relajó colocándose sobre las rodillas e inclinándose hacia adelante, mientras le dábamos masaje para tonificar su espalda alta. La mejora en su respiración tuvo gran efecto en su capacidad para moverse. La mejor oxigenación de su cuerpo ayudó a incrementar la masa muscular en las células no dañadas.

Cuando tonificamos la parte superior de su espalda, no pudimos desarrollar su trapecio, que se extiende por toda la parte superior de la espalda, pero logramos fortalecer los romboides pequeños, que podían compensar la debilidad del trapecio por su función similar al tirar de los omóplatos hacia la columna vertebral. Sin embargo, después de un año de tratamiento y ejercicio, Miguel desarrolló músculos que no pensamos que recuperaría. Su conclusión fue que aun los músculos destruidos pueden sanarse y no sólo ser compensados por el fortalecimiento de las fibras que no se usan mucho. La ciencia médica apoya esta conclusión, en parte. Se sabe que los músculos distróficos se regeneran, aunque no al mismo ritmo de la destrucción. En apariencia, en el caso de Miguel la regeneración superó al proceso degenerativo.

En la distrofia muscular se presentan sorpresas de los dos tipos. Tal vez te percates de que pierdes movilidad en los músculos que por lo general no "corresponden" a la categoría de su enfermedad, pero también puedes fortalecer músculos que estaban "predestinados" a deteriorarse, o descubrir que en definitiva nunca se degeneraron.

Por fin, Miguel desarrolló fuerza suficiente en los brazos para levantarlos por encima de la cabeza, algo que no podía hacer cuando lo conocimos. El instrumento más efectivo fue el masaje: primero el "soporte", luego el "desarrollo" y, por último, la "liberación". Observamos que sus músculos se hinchaban a medida que trabajábamos con ellos, y los supuestamente débiles e inmóviles ganaban fuerza al hincharse.

A pesar del masaje, Miguel no podía doblar la rodilla izquierda, por la debilidad de los tendones de la corva. Tuvimos que desarrollar un nuevo método para ello y el resultado nos pareció un milagro. Acostado boca abajo, se le daba masaje en los tendones de la corva y le pedimos que doblara la pierna izquierda, levantando el pie izquierdo con la ayuda del derecho. Miguel respiró lento y profundo, y dobló las dos piernas juntas, sosteniendo la izquierda con la derecha, la más fuerte. Una vez que había doblado la rodilla izquierda, pudo mover la pantorrilla de un lado a otro en círculos.

Se trataba de movimientos a los que no estaba habituado, pero, ya que empezó a practicarlos, pudo fortalecer los tendones de la corva al trabajar principalmente con los músculos adyacentes.

Fue esencial alertar a su cerebro, junto con los músculos, con respecto al control parcial que aún tenía disponible en las zonas débiles. Dado que ciertos músculos clave estaban paralizados, otros capaces de funcionar no habían tenido la oportunidad de hacerlo. La pierna izquierda no había recibido suficiente circulación sanguínea y, por tanto, se puso rígida. Como farmacéutico, el trabajo de Miguel le exigía estar muchas horas de pie y eso creó una tensión enorme en sus músculos y ligamentos.

Su recuperación resultó interesante. Conforme desarrollaba unos músculos, otros empezaban a dolerle. De hecho, su hombro le causó dolor durante varios meses. Esto es común en alrededor de 40 por ciento de los pacientes con distrofia muscular facioscápulohumeral con los que hemos trabajado: como algunos músculos se intensifican y otros no, se desarrolla mucha presión en el anillo óseo del hombro, y puede llegarse a pellizcar algún nervio cervical.

Fue necesario estirar el hombro de Miguel para corregir eso, pero lo hicimos con cuidado, ya que no estaba todavía lo bastante fuerte para soportar un estiramiento sin arriesgar la dislocación de los huesos. Tuvimos que sobarlo, usando aceites para reducir la fricción, y calentar sus músculos para relajarlos. También usamos una técnica que se considera brusca para gente con distrofia muscular y que en estos casos se evita por lo mismo: Meir colocó las palmas de sus manos a los lados de los hombros de Miguel y lo sacudió, liberando unas cuantas fibras tensas del músculo angular del omóplato (el cual encoge los hombros), que había pellizcado al nervio. Después le enseñó un ejercicio en el que debía sacudir las manos, sacudir las muñecas libremente y, por último, sacudir los hombros.

Se usaron toallas calientes para relajar y aflojar algunos de los músculos recién construidos. En tres meses el dolor del hombro había desaparecido para no regresar. Conforme más y más músculos se desarrollaban en los hombros y brazos de Miguel, su musculatura se volvía más balanceada.

Miguel mejoró tanto que en un año había recuperado la mayor parte de la movilidad perdida. El problema que tomó más tiempo sanar fue su incapacidad de doblar la rodilla izquierda por sí misma.

Un día decidimos trabajar en la tina de baño. Como queríamos que funcionaran los tendones de la corva, le pedimos a Miguel que se recostara boca abajo con los brazos colgando a los lados de la bañera. Al principio no podía doblar la pierna izquierda, ni siquiera en el agua, donde la fuerza gravitacional es menor. Pero cuando recibió el masaje en el hombro en esa posición, toda la parte superior de su torso se relajó y pudo doblar la rodilla, alcanzando los glúteos con el pie. Todos los estudiantes del curso de entrenamiento se apiñaron a su alrededor, emocionados y animándolo. El primer logro de Miguel al doblar la rodilla se grabó en video y nos parecía emocionante verlo una y otra vez. La combinación de un masaje sustentador al muslo junto con el masaje cariñoso a los hombros le permitió empezar a fortalecer los músculos débiles.

Mucha gente no entiende la importancia de la relajación en el movimiento. El hábito de tensionarse para moverse está muy arraigado y es muy dañino. Miguel se dio cuenta de que, cuanto más se esforzaba para tensar los músculos que no se necesitaban para el movimiento en cuestión, más bloqueaba el movimiento que era capaz de realizar.

Dejar la tensión era su siguiente paso… y esperamos que también sea el tuyo. Una parte importante de la sanación es la reorganización, que significa usar sólo los músculos correctos para una acción específica sin compensar con otros y no tensar músculos que no sean los que necesitas mover.

Varias semanas después de haber doblado la rodilla por primera vez en la tina, Miguel podía doblarla y estirarla fuera del agua. Durante el año siguiente, poco a poco desarrolló músculos más fuertes.

Cuando volvimos a verlo, un años después de que aprendiera a doblar la rodilla, nos enteramos de que sus dedos se habían debilitado, lo cual representaba una nueva tarea con la cual trabajar.

Es importante recordar que, aunque los síntomas se hayan superado, la enfermedad sigue presente. Tal vez en el futuro se encuentre una cura —ya sea en el ramo de la medicina o de la ingeniería genética—, pero mientras tanto no hay que sentarse cruzados de brazos a esperarla. Hay una forma de prolongar la vida de los pacientes con distrofia muscular y aliviar su parálisis. Tu cuerpo cuenta con todos los recursos que necesita para curarse. Úsalos para sanarte, hazte cargo de tu salud porque los medios están disponibles.

Meir conoció en Brasil a Beatriz, quien padecía de distrofia muscular facioscápulo-humeral y era atendida por un terapeuta que aprendió con Meir cómo trabajar la distrofia muscular para el beneficio de su hijo.

Beatriz cojeaba ligeramente porque el músculo de su espinilla derecha (el tibial anterior) era distrófico y se le dificultaba levantar el pie derecho. En definitiva esto le dificultaba el baile y, siendo brasileña, no quería dejarlo. No podía alzar los brazos más allá de los hombros. Su cuello estaba tenso, con un tendón demasiado corto, pero el mayor problema eran sus debilitados músculos faciales. Había perdido ya más de 10 kilos; sus débiles músculos no le permitían comer suficiente. Estaba demasiado débil para masticar, y hacia la mitad de la comida ya no podía cerrar la boca. Le molestaba mucho su deterioro.

Su madre, que padecía la misma enfermedad, era su modelo de lo que podía esperar: atada a una silla de ruedas, sufría de dolor de espalda crónico, ya que la tensión en sus músculos abdominales y la debilidad de su espalda ocasionaron que su espalda se arqueara en forma dolorosa.

Beatriz lloraba todos los días, pero fue a consultar a Meir llena de esperanza. Algo en ella le decía que la vida debía ser diferente, que debería ser capaz de levantar los brazos más alto, caminar mejor, tener músculos más fuertes. Se dio cuenta de cuán doloroso era su estado, y ése fue su primer paso hacia el cambio para mejorar.

Cuando las personas se conforman con su incapacidad, es posible que ya no hagan el esfuerzo de superarla. No sufren por igual: uno sufre si su visión no es perfecta, en tanto que a otro no le importaría usar lentes con mucha graduación; a uno puede dolerle tener que dejar su hábito de correr, pero a otro no le importaría caminar con bastón. En pocas palabras, a algunos les duele que su cuerpo no esté al máximo de su capacidad, mientras otros aceptan su deterioro. No es sano luchar contra una enfermedad que es irreversible, ya que eso podría provocar sentimientos muy negativos. Por otro lado, tampoco lo es aceptar limitaciones. La tristeza es a veces la herramienta emocional que conduce al cambio.

Beatriz sólo vio a Meir en dos sesiones en Brasil, después de lo cual se sintió más ligera y logró caminar más fácil. Consiguió una beca por medio de la Universidad de San Carlos para trasladarse a San Francisco e investigar la aplicación del método de sanación personal a la distrofia muscular. Seis meses después, logró pasar todos los trámites burocráticos y llegó a San Francisco, en un estado más o menos similar al que tenía cuando conoció a Meir en Brasil. A pesar de que debía adaptarse a un nuevo país y localizar una vivienda difícil de encontrar, su energía y su determinación por buscar su sanación eran tantas que dedicó toda su atención, corazón y alma a la terapia. Beatriz trabajó duro en su investigación. Se entrenó con Meir como practicante, acudió a sesiones de terapia, y diseñó un cuestionario detallado para todos los pacientes actuales y anteriores con distrofia muscular con los que trabajaban Meir y su grupo.

Meir y sus alumnos usaron con Beatriz las mismas técnicas de masaje que emplearon con Miguel. Le daban el masaje de "soporte" para los hombros y le pedían que girara los antebrazos repetidamente. La repetición, sin tensión, no sólo intensifica los músculos involucrados, sino también informa al cerebro una y otra vez de la nueva situación: que el cuerpo demanda más movimiento, más fuerza. El cerebro, a su vez, se encarga de fortalecer los músculos adyacentes a los destruidos. Le enseña al cuerpo cómo ajustarse a la enfermedad y, a la vez, seguir funcionando bien, cómo compensar en una forma que no lastime a las partes compensadoras.

Beatriz trabajaba tanto con la rotación de los antebrazos porque los músculos alrededor de los codos eran mucho más fuertes que aquellos alrededor de los hombros, y los giros de los antebrazos no implicaban esfuerzo excesivo. Con el giro de los antebrazos consiguió incrementar la circulación y mandar el mensaje al cerebro de que se necesitaba más movimiento en los brazos. Su capacidad para moverlos en círculos se incrementó con rapidez, y con la nueva fuerza logró trabajar con los músculos que eran mucho más débiles.

Con masaje, desarrolló masa muscular y fuerza en los pectorales (parte superior del pecho) y trapecios. En esta etapa se desarrolló un nuevo ejercicio pasivo para ella: Meir mecía su brazo hacia adelante y hacia atrás mientras ella permanecía de pie. Sus brazos, al principio muy limitados en el movimiento hacia arriba, pudieron moverse cada vez más con mayor facilidad.

Beatriz trabajaba con su cuerpo cuatro horas al día. Algunos de sus ejercicios estaban diseñados en específico para los músculos débiles, como girar los antebrazos, o acostarse boca arriba y levantar los brazos de manera alternada sobre la cabeza. En otros ejercicios se trabajaba con los músculos cercanos a los afectados, lo que permitía una mejor circulación y nutrición de las áreas que necesitaban sanarse. Aprendió a aislar los músculos del abdomen de los de las piernas, y a mover el pecho y el abdomen con facilidad. Con los ejercicios de movimiento combinaba el reposo y la sola visualización de que realizaba éste. Nosotros creemos que la visualización es una técnica importante para la distrofia muscular, porque aumenta la circulación hacia la parte del cuerpo que se visualiza, no es cansado y ayuda al cerebro a encontrar las fibras del músculo que no están demasiado débiles para llevar a cabo el movimiento.

Beatriz desarrolló la capacidad para levantar los brazos por encima y detrás de la espalda, después de que no podía alzarlos ni siquiera 90 grados. Lo más importante fue el trabajo en sus músculos faciales, que era nuestro objetivo principal. Beatriz logró cerrar la boca con facilidad, inflar las mejillas, sonreír mejor y ¡comer!

Programa para distrofia muscular

Las personas que padecen distrofia muscular necesitan una gran cantidad de apoyo en su terapia. Participan en todas las etapas de la misma y cuando están lo bastante fuertes pueden continuar por sí solas. Hemos dedicado gran parte de este capítulo al terapeuta, que puede ser un amigo, un familiar o alguna persona que te ayude y trabaje contigo.

Si sufres distrofia muscular, es importante que recibas sesiones de masaje frecuentes. Para personas con Duchenne recomendamos cinco sesiones a la semana; a otros les pueden bastar cuatro.

Sólo la escuela de sanación personal enseña el contacto y otros métodos que describimos aquí y que han sido tan efectivos con la distrofia muscular. No podemos recomendar el trabajar con tal enfermedad sin dicho entrenamiento, pero si no tienes oportunidad de hacerlo, te recomendamos que por lo menos aprendas algo sobre masaje y anatomía, y luego dediques dos meses a trabajar con el capítulo sobre masajes de *Sanación personal*. Un profesional necesitaría reaprender a dar masaje, en cierto modo, mediante el uso de dicho capítulo. También recomendamos que tu terapeuta lea *Sanación personal* y este libro para familiarizarse con nuestro acercamiento. Otra recomendación para el terapeuta es que fortalezca sus dedos y las puntas de los mismos y desarrolle su sensibilidad al tacto. Este desarrollo adecuado es muy importante. Consulta la sección de las manos, en especial el ejercicio 7.1. (En el capítulo Para tocar música de este libro se presentan más ejercicios para las manos.)

Empezar a trabajar

¿Cómo puedes reconocer cuáles son los músculos distróficos en los que debes concentrarte? Primero que nada, observa dónde falta movilidad. ¿Te resulta difícil levantar el brazo? ¿Doblar la rodilla? ¿Mover el pie? Pregunta a un profesional cuáles músculos están distróficos; consulta un cuadro de músculos para aprender dónde se adelgaza el centro del músculo, y también quizás el origen y la inserción, es decir, los extremos de los cuales se sostiene. Cuando se da masaje a las zonas delgadas, ¿se sienten algunos espacios vacíos en la masa muscular?

Al dar masaje a los músculos distróficos, utiliza una crema o aceite, de preferencia un ungüento herbal o aceite vegetal, pero sin base de petróleo. A menudo usamos aceite de oliva exprimido en frío con hierbas, como lavanda. Si no tienes experiencia, masajea las áreas débiles muy despacio y, en forma gradual, hazlo más rápido.

Ya sea que tú te estés dando masaje o lo haga tu terapeuta, el contacto de "soporte" debe ser muy suave y ligero. Tanto el terapeuta como quien recibe el masaje deberán visualizar que los dedos que lo dan penetran profundamente en el tejido, lo calman, lo calientan y lo intensifican. Encontrarás que, a pesar de que el contacto es ligero, se siente como si penetrara hondo. La misma clase de contacto es efectiva en el caso de extremidades sanas. Prueba esto: dale masaje al antebrazo de un amigo por un momento. Usa el método de "soporte" descrito antes y pídele que gire los antebrazos a partir del codo. Con seguridad sentirás más ligero y más vibrante el brazo masajeado.

Tu terapeuta requerirá de dos a tres semanas, o de ocho a 10 sesiones, para desarrollar la sensibilidad del contacto de "soporte".

Tú disfrutarás el masaje y te percatarás de que cuantos más recibas, más de los espacios vacíos en los músculos se llenarán. El terapeuta puede apretar ligeramente el músculo que toca, entre el pulgar y los demás dedos, para liberarlo, y utilizar el movimiento vibrante de "liberación" con los dedos o con toda la mano, poniendo énfasis en la vibración del pulgar. Mientras lo hace, la hinchazón aumenta. Cuando esto suceda, tu terapeuta puede empezar a trabajar con el movimiento de "desarrollo", moviendo los pulgares en círculos con suavidad. Esta técnica también debe ser aplicada con lentitud por parte de los principiantes, que poco a poco desarrollarán la capacidad de hacerlo con mayor rapidez.

Si se comenzó a trabajar pronto, en la mayoría de los casos es posible que el deterioro de la distrofia muscular se detenga. Si ya estás confinado a una silla de ruedas, tal vez no puedas desarrollar fuerza suficiente para dejar de usarla, pero sí adquirir mayor movilidad en las extremidades, lo cual facilitará su situación.

Deberás identificar qué movimientos puedes realizar con facilidad y trabajar con ellos. Si, por ejemplo, te resulta difícil doblar el brazo, pero puedes moverlo de un lado a otro una vez que está doblado, entonces dóblalo con la ayuda de la otra mano y practica moverlo de lado a lado. De esta forma, la fuerza creciente y la mejor circulación del brazo permitirán el fortalecimiento de las áreas más débiles adyacentes a las que se mueven. Si la mayor parte de tu cuerpo es distrófica, aún podrás detectar áreas más fuertes y movimientos sencillos, y practicarlos de manera repetitiva.

Las personas que sufren distrofia muscular necesitan mucho apoyo, pero pueden emplear el mismo para volverse más independientes.

Distrofia muscular facioscápulohumeral

Este tipo de distrofia muscular involucra diversas áreas, entre ellas la cara, el cuello, los hombros, la parte superior de la espalda y de los brazos, la parte trasera o delantera de los muslos y las espinillas.

Nuestra estrategia con la distrofia muscular facioscápulohumeral es trabajar desde el principio en todas las áreas que lo necesitan. De así requerirse, se pone énfasis en áreas de mayor dificultad. Por ejemplo, si tienes problemas para masticar, trabaja mucho en los músculos faciales.

El masaje debe combinarse con mucho movimiento. Por lo regular hay debilidad en la cara, la cual es aparente cuando intentas inflar las mejillas, fruncir los labios, o silbar. El trabajo facial se concentraría en masajear las mejillas, primero con la técnica de "soporte", y luego con la de "desarrollo". Los siguientes ejercicios pueden ayudar a fortalecer los músculos de la cara.

13.1

Infla las mejillas, relaja y vuelve a inflarlas. Repite de 10 a 20 veces, si puedes hacerlo sin esfuerzo.

13.2

Abre la boca en forma amplia y mueve la parte de abajo de la quijada a la derecha, a la izquierda, al frente y atrás, y luego en círculos.

En el caso de la distrofia muscular facioscápulohumeral, es muy probable que tus hombros estén paralizados parcialmente y no puedas levantar los brazos más allá de ese nivel. Es conveniente que tu terapeuta te dé masaje en la parte frontal posterior de los hombros durante muchas horas. Combina este masaje con el movimiento de los músculos que se mueven bien y con facilidad, como sigue.

13.3

Acostado boca arriba, descansa los codos en el suelo y gira los antebrazos desde el codo; visualiza que las puntas de los dedos dirigen el movimiento. Ahora cierra los ojos, visualiza el movimiento y retoma los giros. Sugerimos que practiques con un brazo a la vez, media hora cada uno todos los días, y luego los dos juntos 10 minutos al día.

Consulta el ejercicio 2.21 del capítulo sobre circulación de *Sanación personal,* donde se describen giros con las muñecas. Trabaja con cada muñeca por separado durante 10 minutos al día y luego con las dos juntas durante cinco minutos.

Si tus cuadríceps no están dañados, consulta el ejercicio 10.2 del capítulo sobre osteoporosis de este libro. Primero dobla y estira las piernas 50 veces al día y aumenta poco a poco hasta llegar a 500 veces al día. Este ejercicio mejora la circulación y la postura, y en forma indirecta afecta los hombros. En el ejercicio 4.20 del capítulo sobre la columna vertebral de *Sanación personal* se presentan giros de los hombros.

13.4

Acuéstate boca arriba. Levanta una mano y llévala al piso detrás de la cabeza, manteniendo derecho el brazo. Con la mano en el piso detrás de la cabeza, intenta alzar el brazo de nuevo y regrésalo a tu costado. Si se te dificulta el movimiento, practica primero la "serpiente": dobla el brazo por el codo, manda la palma de la mano cerca del hombro, y después estira la mano hacia arriba; endereza el brazo y extiéndelo por completo hasta que toque el suelo detrás de la cabeza. Doblar el brazo y usar el movimiento de "serpiente" en el regreso sería más fácil que mover el brazo estirado. Repetir este ejercicio muchas veces puede ser beneficioso, siempre y cuando procures mantenerte debajo del nivel de fatiga. Si aumentas en forma gradual a cientos de repeticiones al día es posible que en unas semanas flexiones y extiendas el brazo.

Una vez que hayas repetido varios cientos de veces estos movimientos fáciles de hacer, podrás plantear a tu cuerpo ya fortalecido nuevos movimientos pasivos que son aún muy difíciles para realizarlos de modo activo.

13.5

Después de practicar los ejercicios para el hombro descritos, prueba la abducción con el hombro: recuéstate de lado y levanta el brazo verticalmente. Si no puedes hacerlo, pide a tu terapeuta que complete el movimiento por medio de alguno pasivo —abducción y aducción (bajarlo estirado)— del brazo cientos de veces en cada sesión.

Una vez que desarrolles un nuevo movimiento en forma activa —es decir, por ti mismo—, el objetivo de tu terapeuta será encontrar maneras más fáciles de hacerlo. Un movimiento nuevo difícil no debe repetirse en una posición que requiera más esfuerzo. Por ejemplo, si desarrollas la capacidad de mover los brazos de arriba a abajo —de flexionarlos y extenderlos— cuando estás sentado o de pie, será más fácil realizarlo apoyado o parado con la espalda contra la pared. Otra manera es mecer los brazos hacia arriba (por encima y atrás de la cabeza, si puedes) y abajo, detrás de la espalda. Esto dará al movimiento el impulso para seguir haciéndolo con mayor facilidad. Nunca te esfuerces demasiado para levantar el brazo.

13.6

Ya desarrollada la capacidad para levantar los brazos hasta arriba, ejercita los hombros en una posición nueva. Con los brazos estirados, sostente de una barra tan alta como puedas alcanzarla y gira los hombros en esa posición. Esto permitirá la contracción pasiva de los músculos deltoides y fortalecerá los que no habían tenido la oportunidad de moverse.

Uno de los problemas más comunes con la distrofia muscular facioscápulohumeral es la espalda arqueada. La parte baja de la espalda suele estar muy tensa, pero la parte superior de la misma está débil en extremo por los músculos trapecios distróficos. La espalda media no está distrófica, sino, simplemente, muy débil para sostener a la parte superior de la espalda. La estrategia para lidiar con esto es, primero que nada, desarrollar fuerza en el trapecio, sobre todo con masaje y los ejercicios descritos para los hombros.

El paso siguiente es trabajar con giros en la cadera para fortalecer la cadera completa y relajar los músculos tensos y fuertes de los glúteos. Recomienda a tu terapeuta que consulte el ejercicio 7.26 del capítulo sobre masaje (en específico los giros ilustrados en la figura 7.26A) de *Sanación personal*. Si los músculos del muslo no están dañados, practica giros de cadera similares de manera activa, siempre y cuando el ejercicio no te fatigue.

Al estirar las partes media y baja de la espalda, liberar la tensión y balancear el trabajo de la espalda, puedes permitir que ésta se fortalezca más. Consulta el ejercicio 4.1 del capítulo sobre asma de este libro; practica el estiramiento Vaca-gato, descrito en el ejercicio 5.40 del capítulo sobre músculos, así como ejercicios que te convengan de los capítulos sobre columna vertebral, articulaciones, músculos y sistema nervioso, de *Sanación personal*.

Si tus tendones de la corva no están dañados, trabaja con la primera parte del ejercicio 5.16 del capítulo sobre músculos (*Sanación personal*), girando cada pantorrilla por separado. Alterna entre giros verdaderos y visualizaciones de que giras la pantorrilla sin esfuerzo. Aumenta poco a poco hasta llegar a cientos de giros. Si tienes los tendones de la corva distróficos, necesitas desarrollarlos y fortalecerlos antes de practicar este ejercicio.

¿Cómo puedes desarrollar los tendones de la corva? Tu terapeuta debe empezar a trabajar con ellos con masaje, usando los métodos de "soporte", "desarrollo" y "liberación". Después de unas seis semanas, practica el movimiento pasivo; acostado boca arriba, tu terapeuta puede doblar y estirar tu pierna con rapidez, lanzando tu pie de una mano a la otra, desde cerca de tus glúteos hasta la mesa de masaje. Tú puedes intentar doblar y estirar la pierna algunas veces por tu cuenta.

Ahora trabaja en la tina con el ejercicio 5.7 del capítulo sobre músculos (*Sanación personal*). Si una de tus piernas es más fuerte que la otra, puedes trabajar con la segunda parte del ejercicio 5.16 del mismo capítulo; gira pasivamente la pierna más débil al apoyarte sobre la más fuerte.

Es importante que tomes en cuenta que algunas veces sentirás dolor al desarrollar los músculos. Para aliviarlo, usa toallas calientes o pídele a alguien que caliente tus músculos masajeándolos con movimientos circulares, con todas las palmas. Consulta en el capítulo sobre masaje (*Sanación personal*) más técnicas que pueden serte útiles.

Si el músculo de la espinilla —el tibial anterior— está distrófico, ello será evidente en su falta de tonificación, en los espacios vacíos que se sienten al darle masaje. Se te dificultará flexionar el pie (apuntar los dedos hacia la rodilla). Tal vez tiendas a arrastrarlo cuando caminas. Fortalecer el tibial anterior te ayudará a hacerlo con mayor facilidad.

El fortalecimiento del tibial anterior es similar de alguna manera al fortalecimiento de los hombros; se empieza, como se hizo antes, con mucho masaje. Si el tibial anterior ha sobrevivido al esfuerzo de caminar tanto, significa que puede estar lo bastante fuerte como para realizar movimiento pasivo antes que los músculos de los hombros.

Un movimiento pasivo que ha resultado muy útil es estirar la pantorrilla al doblar el pie hacia la espinilla. Esto resulta fácil si apoyas el pie contra el pecho de tu terapeuta. Así podrás usar todo su peso para el estiramiento. Dicho estiramiento relaja el gemelo medio (músculo de la pantorrilla), el tendón de Aquiles (en el talón) y el sóleo (en la parte inferior del pie); asimismo, contrae pasivamente el tibial anterior distrófico. Puesto que el tibial anterior está contraído, éste también debe recibir masaje suave.

¿Cuánta contracción pasiva puede soportar el tibial anterior? Depende del grado de su debilidad. Puede ser demasiado débil para realizar movimiento pasivo; en ese caso no practiques el ejercicio descrito antes, o hazlo muy ligeramente. Es posible que observes que el músculo es demasiado débil si casi no se abulta en el centro, y si hay la sensación de una tonificación muy débil incluso cuando el pie está estirado como ya se describió. Para dar masaje al tibial anterior, tú o tu terapeuta deben usar los mismos contactos de "soporte" y "liberación" que describimos y después mover el pie en círculos en forma pasiva.

Otro ejercicio que puedes realizar para ayudar a fortalecer el tibial anterior (si tus músculos peroneales —situados en el exterior de las pantorrillas que, entre otras cosas, ayudan a mover el pie con las plantas hacia afuera— no están dañados) es moverlo con la planta hacia adentro y hacia afuera en formas alternadas. Esto aumentará la circulación en el área.

Por supuesto, hay muchos otros ejercicios e indicadores que podríamos describir, pero creemos que, con la ayuda de este capítulo y al familiarizarte con el resto de este libro y el contenido de *Sanación personal*, puedes desarrollar tu propio programa. Serás capaz de manejar la distrofia muscular con gran éxito.

Tendrás que variar tu programa con el tiempo, de acuerdo con tus necesidades y capacidades en cada etapa. Esto incluirá diversos ejercicios de giros. Un ejemplo de uno que no deberás intentar hasta que hayas completado cerca de un año y medio de trabajo previo es el siguiente: recostado boca arriba, entrelaza los dedos y mueve los brazos juntos en círculos grandes. Requerirás algo de tiempo, una increíble cantidad de paciencia, así como desarrollar suficiente fuerza para lograrlo.

Con el tiempo, cuando tus músculos estén más fuertes, quizá desees ejercitarte con pesas. Empieza con pesas de un cuarto de kilo, y nunca uses pesas mayores a los dos kilos y medio; no olvides que tus músculos están distróficos. Puedes girar el antebrazo desde el codo o la muñeca mientras cargas una pesa en la mano. Emplea una ligera cuando balancees los brazos de arriba abajo. Nunca uses pesas con músculos que estén paralizados. Cuando empieces a practicar con ellas, trabaja primero con los movimientos que siempre te resultaron fáciles, y alrededor de seis meses después ejercita los músculos que tuviste que reconstruir.

Nunca practiques hasta fatigarte: siempre es mejor repetir muchas veces un movimiento fácil que probarte a ti mismo que puedes levantar algo muy pesado y después cansarte tras algunos movimientos.

Distrofia muscular de anillo óseo de los miembros

Las personas que sufren esta enfermedad con frecuencia tienen una espalda muy débil y se les dificulta enderezarse; por tanto, es importante trabajar mucho con la espalda. Distingue entre las áreas más fuertes, que tienden a estar tensas y necesitan relajarse, y las débiles que requieren soporte.

Al mejorar el estado de la espalda mejorarán la postura y la circulación, y se regenerarán los músculos distróficos.

La espalda tiende a debilitarse por el increíble peso que tiene que cargar. También compensa los anillos óseos de los miembros que se volvieron distróficos.

Es posible que una región muy angosta en la parte baja de tu espalda media esté fuerte y tensa, y necesite relajarse. En ese caso, te aconsejamos que tu terapeuta use la técnica de vibración y no masaje profundo para relajar esa área. Esto es sólo una precaución: aunque esta zona de tu espalda no esté distrófica, es adyacente a músculos distróficos que se pueden dañar con el masaje profundo.

El resto de tu espalda necesitará mucho masaje de "soporte" y, con el tiempo, de "desarrollo".

El programa que sugerimos para la distrofia muscular de anillo óseo de los miembros es similar a la facioscápulohumeral, pero con énfasis en los músculos de la espalda. A pesar de que la degeneración es diferente, el trabajo es casi el mismo. Una vez que la postura mejore y la espalda recupere su movilidad, el deterioro podrá detenerse o revertirse.

Sin embargo, no sigas sólo nuestras recomendaciones: encuentra los músculos que necesitan más trabajo y enfócate en ellos.

DISTROFIA MUSCULAR DUCHENNE

Dedicamos esta sección a padres de niños que padecen Duchenne. Si no perteneces a este grupo, nuestras disculpas, pero este capítulo también es para ti. Esperamos ayudarte a darte cuenta del impacto que pueden crear el masaje ligero y los ejercicios correctos. Aun cuando dicho impacto es temporal, vale la pena trabajar por él. En muchos casos, por el contrario, es duradero e incluso permanente.

A los niños con Duchenne a menudo se les diagnostica entre las edades de siete u ocho, aunque a veces también antes o después. Suele dificultárseles ponerse de pie sobre los talones, debido a que los músculos gemelos están tensos o levantar los brazos por completo; o bien, pueden sufrir de debilidad general que ocasiona que cualquier movimiento sea más difícil. Los análisis de sangre indican que el tejido muscular está siendo destruido. Cuanto más pronto se empiece a trabajar con la distrofia muscular Duchenne, mejores serán los resultados que se obtengan. Se necesitan de cuatro a seis horas diarias de masaje y ejercicios de sanación personal, durante al menos dos años, para ayudar a su hijo a recuperarse. Éste es el momento de decidir si deseas dedicarle el tiempo y la energía requeridos. No necesitas estar fuerte en el aspecto físico, pero sí ser sensible. La tarea es muy demandante en el sentido mental.

Para desarrollar la sensibilidad en sus manos te recomendamos que trabajes con el capítulo sobre masaje de *Sanación personal*, en especial con el masaje a las manos.

Trabaja con todo el libro mencionado para fortalecer y agilizar tu cuerpo. Sólo un cuerpo que ha creado un cambio en sí mismo puede crear un cambio en otro.

Cualquier músculo puede ser vulnerable con este trastorno, por lo que todos los músculos deben ser masajeados con un contacto de "soporte".

En las primeras etapas de la distrofia es posible movilizar cada una de las articulaciones. Consulta ideas en el capítulo sobre articulaciones de *Sanación personal*, o simplemente gira cada articulación en todas las direcciones. Puedes hacerlo con lentitud o rapidez —permite que tus dedos te guíen—, pero siempre con suavidad.

Efectúa, por ejemplo, rutinas para los tobillos y dedos de los pies: gira el tobillo 15 veces en cada dirección, la mayoría de ellas despacio, algunas veces rápido. Estira el pie, apuntando con los dedos hacia la rodilla. Da masaje a la parte superior de las espinillas (el tibial anterior, cuya función es levantar el pie). Estira el pie en la dirección opuesta, apuntando con los dedos hacia abajo, y da masaje a la pantorrilla (el gemelo, cuya función es estirar el pie hacia abajo). Repite el proceso completo 10 veces. Te sugerimos que empieces con este régimen y, de ser necesario, cámbialo después.

Ahora gira cada uno de los dedos de los pies de 10 a 15 veces. Posiblemente tiendan a apuntar hacia arriba porque los músculos de la planta del pie están distróficos. Da masaje al pie por encima y por abajo de los dedos con mucha suavidad. Ahora sostén los dedos con una mano, estíralos un poco hacia arriba, y da masaje al pie por debajo de ellos. Estira los dedos hacia abajo y masajea sobre ellos.

Parte de la recuperación y prevención de un deterioro mayor se relaciona con el estilo de vida de tu hijo. Asegúrate de que evite movimientos vigorosos. (Nos referimos al niño como varón pues así es en la mayoría de los casos). No lo mandes a una escuela donde tenga que subir muchos escalones para llegar a su salón; solicita que cambien al grupo a otro salón o cámbialo de escuela. ¿Cuántos escalones son muchos? Si tu hijo se esfuerza mucho para subirlos, aun si son uno o dos, es mucho. Es posible que en forma ocasional debas mantenerlo en casa un día o varios para prevenir un esfuerzo excesivo. Prohíbele jugar brusco y montar bicicleta, pues esto puede acelerar su deterioro.

Repite muy a menudo movimientos que pueda efectuar con facilidad, sobre todo movimientos giratorios.

Haz hincapié en ejercicios que se realicen en la tina o la alberca. Trabajar con menos resistencia gravitacional es mucho más fácil para los músculos y los ayuda a fortalecerse. Consulta los ejercicios 5.3 al 5.5, 5.7, 5.9 y 5.44 del capítulo sobre músculos (*Sanación personal*), así como los siguientes.

13.7

De pie dentro de la alberca, con la espalda contra la pared, gira la pierna desde la cadera; viendo hacia la pared, gírala hacia atrás. Siempre hazlo tanto en el sentido del reloj como en el contrario.

Algunos de estos ejercicios pueden resultar más fáciles en una tina pequeña, así que consigue una adecuada para tu hijo. Los ejercicios en la alberca y la tina no deben durar más de media hora cada vez, ya sea que el niño sienta fatiga o no. La actividad puede reducir la sensación de fatiga que existe en el músculo. El agua debe estar templada para que los músculos se relajen al moverse.

Es importante dar masaje al niño usando los tres tipos de contacto (de "soporte", "liberación" y "desarrollo") antes y después de los ejercicios en el agua.

Encuentra los movimientos que es posible hacer y practícalos. Incluso si el nivel de discapacidad de tu hijo es alto, puede mover la cabeza de lado a lado mientras está sentado o recostado. De ser así, esta práctica mejorará su circulación sanguínea y fortalecerá sus músculos. Esto también aplica para otros movimientos posibles.

Distrofia muscular Becker

La distrofia muscular Becker es parecida a la Duchenne, pero más suave. El trabajo que se requiere es también muy parecido al de Duchenne. Trabaja con todos los músculos, pero concéntrate en los que se deterioran con más rapidez.

Los músculos con los que debes empezar a trabajar primero son los de la espalda.

Es probable que tu espalda haya estado arqueada durante años antes de quedar confinado a una silla de ruedas. El arco es resultado de la debilidad en ciertas partes de la espalda, mientras otras están sumamente contraídas. Para mejorar esta postura distorsionada, pide a tu terapeuta que masajee los músculos débiles con los movimientos de "soporte", "liberación" y "desarrollo", y que relaje los músculos fuertes y tensos. Podrás darte cuenta de que al mejorar tu postura mejorará tu condición física en general.

Al igual que con la distrofia de Duchenne, encontrarás que casi todos los músculos se vuelven más anchos aunque no más fuerte; el tejido se entiesa e inmoviliza. Te sugerimos que estires estos músculos y los sacudas para relajarlos.

Consulta el libro de Meir, *Self-Healing: My Life and Vision*, donde encontrarás el programa con el que Danny trabajó su distrofia muscular.

14

POLIOMIELITIS

Este capítulo está dedicado a Vered Vanounou, amiga y colega, que ha obtenido un éxito sobresaliente en su rehabilitación y mejora de la parálisis ocasionada por la poliomielitis y la cirugía. Le agradecemos su colaboración para el mismo.

Las vacunas contra la polio han sido muy efectivas para evitar la dispersión de este mal en el mundo, por lo que es muy raro encontrar nuevos casos de la enfermedad. Sin embargo, brotes recientes de la misma indican que su amenaza no está en absoluto extinta. Algunos se han atribuido a la vacuna misma, más que a una ocurrencia aleatoria de la enfermedad. Si tu hijo contrae poliomielitis, deberás, además de obtener la mejor ayuda disponible, asegurarte de que reciba masaje a diario, en la manera descrita en este capítulo, y un programa de ejercicios para estimular la regeneración de los tejidos debilitados. Con algunas excepciones, recomendamos ser muy cuidadosos con la cirugía.

Mucha gente que ha contraído el virus de la polio en su infancia, ahora sufre de un trastorno conocido como síndrome pospolio. Dicho trastorno afecta en particular a personas que demandan mucho de sí mismas y han trabajado duro para mejorar su vida y alcanzar sus metas; asimismo, refleja el estrés de tales esfuerzos en los cuerpos debilitados por la enfermedad. Los síntomas pueden incluir embolias, padecimientos cardíacos o pulmonares, dolor de espalda y otros dolores musculares graves, e intensificación de síntomas de poliomielitis ya existentes. Se ha estimado que alrededor de 40 por ciento de las víctimas de polio ha desarrollados cierto grado de dicho síndrome pospolio.

Hasta cierto punto, todos los pacientes que sufren polio experimentan problemas físicos residuales, aun cuando no sean diagnosticables. La poliomielitis ataca de manera asimétrica. Esta falta de balance provoca ciertos problemas patológicos. Si estos pacientes reciben tratamiento médico, como terapia física, en muchos casos el tratamiento tenderá a *aumentar* el desequilibrio. Por lo común se les motiva a intensificar y fortalecer sólo los músculos del lado no afectado, con el objetivo de darle la fuerza suficiente como para compensar el débil. El lado débil se considera inútil y casi no se hacen esfuerzos por mejorarlo. En general se cree que el virus de la polio deja ciertas partes motoras del sistema nervioso con una incapacidad permanente para funcionar, es decir, que una vez que estas partes han sido afectadas por la enfermedad nunca más serán útiles. Ahora bien, en nuestra práctica hemos tenido la maravillosa experiencia de ver la recuperación del movimiento perdido y la restauración permanente de funciones perdidas.

Parte de los primeros casos con los que Meir trabajó fueron pacientes con poliomielitis, y su éxito con ellos lo motivó a convertirse en terapeuta. Hemos logrado resultados magníficos en nuestro trabajo con víctimas de este padecimiento, en parte porque ellas mismas han aportado mucha creatividad e inspiración a su sanación personal. Antes de describir los ejercicios para la polio, quisiéramos hablarte de algunas de estas personas.

En el libro *Self-Healing, my life and vision*, de Meir, se habla de Vered, quien fue afectada por el mal a los tres años de edad, lo que le dejó la pierna y la cadera izquierdas débiles y desgastadas. No fue sino hasta los 24 años cuando logró levantar el pie izquierdo sólo un par de milímetros del piso y por lo común no lo habría hecho, pues le resultaba más fácil arrastrarlo tras ella. Cuando Vered conoció a Meir, sus médicos le sugerían una operación para romper y fusionar la articulación de la rodilla, lo que la fijaría de manera permanente y facilitaría que arrastrara la pierna. En dos años y medio de trabajo intensivo, Meir y Vered consiguieron que levantara el pie más de siete centímetros del piso, y que lo alzara con regularidad al caminar.

Esto por sí solo fue un gran logro, que ayudó a fortalecer cada músculo del lado izquierdo del cuerpo usado al caminar. No obstante, Vered llevó su progreso a alcances sorprendentes. Durante varios años después de la partida de Meir de Israel, no pudieron trabajar juntos, así que ella continuó por su cuenta. En una visita a San Francisco, asistió a una de las clases para practicantes de Meir. En ella se habló de la parálisis —no total, sino parcial, como la causada por la poliomielitis— y se hizo hincapié en el gran impacto que causa en la mente y el cuerpo del paciente. La experiencia traumática de la parálisis puede convencer al cerebro y a los nervios de que el movimiento es imposible, cuando de hecho aún puede realizarse alguno. Usando a Vered como ejemplo, Meir le pidió que levantara el pie y lo pusiera en un taburete de 15 centímetros de alto, que era el doble de lo que había podido alzarlo hasta entonces.

Ella le dijo:

—Estás loco.

Meir le contestó:

—Está bien, es cierto, entonces ¿por qué no levantas tu pierna hasta la mesa de masaje? (ésta estaba como a metro y medio del piso).

Ella rió:

—¿Cómo esperas que haga eso?

Sin embargo al hablar, hizo el intento. No lo logró, pero mientras bajaba la pierna, Meir le pidió con rapidez que subiera el pie al taburete… y lo hizo. De alguna manera, el esfuerzo para ir más allá de sus limitaciones, el visualizar hacer algo evidentemente imposible, le permitió lograr una tarea que había parecido sólo un poco menos imposible. Por supuesto, su esfuerzo fue tanto mental como físico, pero mostró en qué medida el pensamiento puede influenciar al cuerpo.

Meir le dio masaje en el muslo y le pidió:

—Intenta subirla otra vez a la mesa.

Ella sacudió la cabeza y alegó:

—No puedo.

Un estudiante le preguntó a Vered:

—¿Qué te gustaría a *ti* lograr aquí?

Ella contestó:

—No me importa lograr nada; sólo hago lo que siento que es correcto para mi cuerpo.

Pero, ante la insistencia de Meir, lo intentó varias veces. Muchos intentos fallaron. Cada vez Meir le daba masaje en el muslo y le decía que volviera a intentarlo. Al final ella logró subir la pierna a la mesa, ante la sorpresa de todos, pero sobre todo de ella misma. Se cubrió la cara con las manos y literalmente cayó de espaldas, rendida. Había vivido 34 años sin conocer el poder potencial que tenía su pierna.

Algo en Vered, y en su pierna, estaba listo para este nuevo desarrollo; de no ser así, eso no habría pasado, aunque el potencial estuvo ahí todo el tiempo. Hay muchas personas que sufren parálisis que también están listas para un cambio como éste, pero no han tenido la oportunidad de encontrar cómo alcanzarlo. Ello se debe tanto a su propia falta de convicción (y de su terapeuta en muchas ocasiones) con respecto a su capacidad para mejorar, como a su falta de conocimiento y entrenamiento sobre en qué forma efectuar tal mejora. Nadie espera que las partes paralizadas se muevan, así que nadie intenta moverlas y, por consiguiente, no se mueven. Pero, como Vered y otros lo han demostrado, si le das a tu cuerpo el estímulo apropiado a menudo te entregará a cambio más de lo que hubieras esperado.

La nueva capacidad de movimiento de Vered le dio una nueva imagen de su cuerpo y cambió toda su imagen propia. Todavía se está ajustando al cambio. Hay movimientos que no puede realizar y falta de equilibrio en el uso de su cuerpo, pero cada año este desequilibrio se reduce y adquiere nuevos movimientos. Muchos de los ejercicios aquí descritos son resultado de su experiencia.

Vered pudo haber optado por la operación de fusión de la rodilla —hubiera sido su sexta cirugía—, lo que la habría hecho dependiente de una bota ortopédica o a un aparato por el resto de su vida. Se hubiera tenido que resignar a nunca usar su pierna o cadera izquierdas. El desequilibrio de su cuerpo habría aumentado de manera continua y gradual. Como una persona activa y automotivada, habría pasado la vida trabajando muy duro con su lado fuerte para compensar el débil. Con el tiempo se habría vuelto propensa a síntomas típicos del síndrome pospolio. En lugar de eso, trabaja para balancear y fortalecer su cuerpo *entero*... y lo está logrando.

Se sabe que si se tiene un ojo más fuerte, el cerebro oprime el más débil, y si se tiene una extremidad débil, el cerebro sobreactiva el más fuerte. Muchos oculistas entienden la implicación de tener un ojo débil y uno fuerte: saben que esto ocasionará una visión deficiente y daños en ambos ojos. Sin embargo, este principio no se aplica siempre al resto del cuerpo. Terapeutas y entrenadores físicos trabajan para reforzar el patrón de desequilibrio en lugar de trabajar a favor del equilibrio.

En nuestro trabajo ponemos énfasis en el incremento del balance del cuerpo y ofrecemos los medios para alcanzarlo.

Meir trabajó con Vered durante muchos años. A Wilma, otra clienta que sufría polio, la vio sólo para algunos tratamientos. De 44 años de edad, Wilma era una respetada psicoterapeuta, inteligente e independiente. Usaba muletas, ya que una de sus piernas no funcionaba casi por completo y la otra sólo lo hacía en forma parcial. También se quejaba de la espalda y el cuello. Meir le mostró movimientos que ella nunca había intentado, como acostarse boca abajo, doblar la rodilla débil y mover la pantorrilla de lado a lado. Esto fortaleció su pierna de tal forma que después pudo acostarse boca arriba con la pierna afectada doblada y el pie bien asentado sobre la cama. Antes los músculos de esa pierna habían estado demasiado débiles para sostenerla en esa posición. Esa postura aliviaba su dolor de espalda. Wilma se sorprendió porque, después de haber vivido con las limitaciones pospolio durante 40 años, ahora descubría nuevas posibilidades de movimiento y de aliviarse de problemas crónicos.

La imagen propia del cuerpo es de enorme importancia al trabajar con casos de poliomielitis. Una persona que está convencida de que una parte de su cuerpo es ya inútil por completo, no hará un gran esfuerzo para nutrirla.

Otra clienta, Ruth, estaba afectada por polio en las dos piernas, una más que la otra. Durante sus 30 años había sido sometida a 29 cirugías correctivas en ellas, ninguna de las cuales incrementó su movilidad.

Cuando empezó a trabajar con la terapia de sanación personal quería enfocarse sólo en la pierna izquierda (ligeramente) más fuerte, y no consideraba siquiera "perder el tiempo" con la derecha. Meir habló varias veces con ella para convencerla de mover la pierna derecha. De hecho, eso requirió más tiempo que el necesario para moverla.

Para su sorpresa, se dio cuenta de que después de sólo unos intentos pudo mecerla de adelante hacia atrás desde la cadera y desde la rodilla. Como resulta obvio, luego se sintió preparada para intentar otros movimientos "imposibles".

De tal forma, al empezar a trabajar con tu cuerpo, estar consciente de tu imagen propia es tan importante como realizar los ejercicios. Con frecuencia los pacientes con polio incorporan o se identifican con una sensación de debilitamiento que puede hacerles emocionalmente difícil responsabilizarse de su situación. Desarrollar confianza en sí mismos es una tarea difícil, pero esencial. Recuerda que, además de los efectos residuales de la enfermedad, eres un individuo sano con muchas fortalezas. Si bien es cierto que enfrentas un desafío mayor que la persona promedio, también puedes encontrar la fuerza para hacerlo.

Recuerda también que las personas que no dan por perdido su propio potencial de recuperación con frecuencia terminaron por recobrar hasta 50 por ciento de su capacidad "perdida" de movimiento. En algunos casos no tan graves, hemos atestiguado una recuperación casi total.

Ejercicios para las piernas y los pies

Visualicemos a un paciente aquejado de polio, quizá tú, con una pantorrilla débil e inmóvil. Has perdido masa muscular. Puedes mover el pie en forma parcial y los dedos de los pies probablemente estén delgados y débiles. El pulgar sobresale y los huesos de la base de los dedos están salidos hacia abajo, cubiertos por una capa delgada de músculo. Tu arco te duele con frecuencia por la debilidad y la deformidad del pie.

14.1

Para fortalecer la pantorrilla, trabaja primero en las áreas adyacentes: el pie y el muslo. Siéntate, descansa la pantorrilla débil sobre el muslo opuesto, sostén el pie con la mano opuesta y gíralo 100 veces en cada dirección. En tanto tus músculos sigan débiles, este tipo de movimiento pasivo es lo mejor para ellos; el movimiento activo puede resultar más difícil de lo que pueden enfrentar ahora. Conforme los músculos se fortalezcan, en un periodo de uno o dos meses podrás incrementar en forma gradual el número de giros a 400 en cada dirección.

14.2

Asimismo, da masaje a tu pie y tu tobillo. Es importante que tu actitud hacia el pie sea cálida y amorosa para que el masaje tenga el mejor efecto. Muchas personas que sienten que sus cuerpos están deformados o paralizados, se refieren a ellos con tensión y hostilidad. Practicar el ejercicio primero en tu pierna fuerte te puede resultar útil, o incluso hacerlo junto con otra persona, antes de dar masaje al pie afectado. Tus manos, que disfrutarán al trabajar con tejidos más sanos, pueden llevar con ellas ese sentimiento positivo cuando se concentren después en el pie débil. Consigue una rica crema para masaje, un ungüento herbal, por ejemplo, que te ayude a relajar los músculos.

Primero calienta los músculos con un toque muy suave. Visualiza que tus manos son suaves y cálidas, y que crean un efecto fluido donde tocan. Procura mantener la sensación de un movimiento suave y rítmico de las mismas. Después de masajear concienzudamente cada parte del pie, levántate y siente que ahora posees dos piernas completas, en lugar de una y un cuarto.

Al dar masaje al pie, le habrás traído mayor circulación. Ahora masajea tu pantorrilla con los pulgares, en un movimiento circular muy suave; trabaja con los músculos de la pantorrilla, uno por uno. Para relajarlos, extiende los dedos de las manos lejos de los pulgares; posiciona éstos en el centro de la pantorrilla y los dedos a lo largo de la espinilla (ver figura 7.22 del capítulo sobre masaje de *Sanación personal*). Mueve los dedos en círculos, con los pulgares fijos en su lugar, y poco a poco mueve los demás dedos hacia atrás y alrededor de los pulgares. Luego haz lo mismo con los dedos firmes en su lugar, moviendo los pulgares alrededor y al frente de aquéllos. Sé cuidadoso y nutre a tu pierna. Luego sostén la pantorrilla con ambas manos, los pulgares del lado opuesto a los dedos como hiciste antes, y mueve las manos hacia adelante y hacia atrás sobre la pantorrilla, una hacia adelante y la otra hacia atrás, en un movimiento giratorio suave. Empieza en la parte superior de la pantorrilla y realiza 10 movimientos de éstos en cada área; después avanza a la zona siguiente hasta que haya llegado al tobillo. Dedica tanto tiempo como puedas a masajear la pantorrilla de esta manera: es una de las vías más efectivas para intensificar los músculos debilitados por la enfermedad.

14.3

El siguiente ejercicio se realiza dentro de la tina de baño; asegúrate de que no haya problema en derramar un poco de agua sobre el piso. Llena parcialmente la tina con agua caliente, y siéntate con las piernas estiradas al frente. Observa hasta dónde puedes doblar las rodillas dentro del agua. Llena la tina al nivel necesario para facilitar este movimiento. Ahora dobla y estira las rodillas de manera alternada: mientras una se dobla, la otra se estira, y toma el tiempo necesario para completar el movimiento. Desliza los pies en el fondo de la tina mientras mueves las piernas. Repite el movimiento varias veces y luego detente e imagina que lo sigues haciendo. Dobla y estira las piernas de nuevo.

Hacer ejercicios sin la resistencia estorbosa de la gravedad es otra buena forma de fortalecer los músculos sin tensionarlos; asimismo, la movilidad que adquieras en el agua acabará por prevalecer fuera de ésta. Cuando empieces a desarrollar un nuevo movimiento, encontrarás que tus músculos empiezan a tensarse y a sentirse cansados. Es una buena señal.

14.4

El siguiente ejercicio debe realizarse en una alberca. Ponte de pie dentro del agua y sostente de algo para tener soporte. De pie sobre tu pierna fuerte, patea con la débil hacia adelante y hacia atrás, y de un lado hacia el otro. Haz esto primero con la pierna más o menos derecha, balanceándola desde la cadera, y después con la cadera parcialmente doblada y balanceando la pierna desde la rodilla. También puedes tirar de la rodilla hacia el pecho y patear hacia adelante; sostén la pierna de su mismo lado y dobla la rodilla, para que se incline en forma diagonal hacia la otra pierna; dobla la rodilla para que el pie apunte en dirección de los glúteos; y desde todas estas posiciones, patea con suavidad. También puedes sentarte en los escalones o recargarte en la pared de la alberca y girar el pie varios cientos de veces. Para de vez en cuando para descansar y visualizar el movimiento, y después reanuda los giros. El giro del pie se convertirá en uno de tus ejercicios más importantes.

Dado que las extremidades paralizadas pueden moverse hasta cierto punto en el agua, sin el efecto agotador de la gravedad, aprenden que son capaces de realizar cierto movimiento después de todo. Al fin y al cabo, parte de este conocimiento prevalececerá también fuera del agua. Gran parte de la capacidad de Vered para levantar el pie se debió a que pasaba muchas horas en el mar, cubierta hasta la cadera por el agua, levantando la pierna una y otra vez. En el agua, podía alzar el pie casi 60 centímetros del suelo. Esto equivale a ser capaz de levantarlo alrededor de tres centímetros en tierra seca. Doblar y estirar las rodillas dentro del agua en la tina de baño acabó por permitirle hacer lo mismo en el agua, algo para lo que antes era demasiado débil. Para que tus ejercicios en el agua sean efectivos, practícalos hora y media cada día durante tres meses.

Los siguientes son algunos ejercicios que puedes efectuar fuera del agua.

14.5

Siéntate en el suelo con las rodillas dobladas, levantadas hacia el pecho y tocándose entre ellas, con los pies planos sobre el piso. Desliza los brazos debajo de las rodillas y agarra cada codo con la mano opuesta. Levanta un pie del piso y dibuja con él círculos en el aire, en dirección de las manecillas del reloj y en sentido opuesto (ver figura 14.5). El movimiento aquí es desde la rodilla más que desde el tobillo como en los giros del pie, pero visualiza que el pie en sí es el que dirige el movimiento, como si hubiera una cuerda amarrada a los dedos y alguien tirara de ella. Descansa ese pie, respira profundamente, y haz lo mismo con el otro pie.

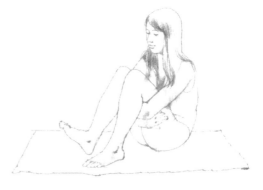

Figura 14.5

14.6

En la misma posición, mueve ambos pies en círculos al mismo tiempo, primero en la misma dirección (es decir, ya sea en el sentido de las manecillas del reloj o en el sentido contrario) y, después de descansar, uno en dirección de las manecillas del reloj y el otro en contra, simultáneamente. Esto puede sonar complicado, pero es lo que mayoría de la gente hace en forma natural. Tal vez necesites recargarte sobre una pared para hacer este ejercicio.

14.7

Muchos pacientes de polio tienen las caderas muy rígidas como resultado de la dificultad y desequilibrio al caminar. Aquí se presenta un ejercicio que ayudará a las caderas a estirarse. Recuéstate sobre la espalda con las rodillas dobladas y los pies sobre el piso, y deja que tus rodillas se rocen entre ellas, moviendo una hacia adelante y la otra hacia atrás (ver figura 14.7). Luego rózalas en un movimiento circular, como si anduvieras en una bicicleta diminuta, sin levantar los pies del piso. Haz esto durante cinco minutos cada vez, y trata de incrementar el tiempo a 20 minutos.

Para darle flexibilidad a las caderas también son útiles los giros. Consulta los ejercicios 4.5 y 4.6 del capítulo sobre columna vertebral (*Sanación personal*), pero realízalos sólo si no te parecen demasiado tensionantes.

Efectúa estos ejercicios iniciales durante unos dos meses antes de avanzar a los más difíciles. Transcurrido este lapso, estarás preparado para practicar algunos ejercicios más orientados al fortalecimiento de tus músculos. Una buena manera de comenzar es caminar sobre una superficie desigual pero maleable, como arena, tierra o hierba. Tal vez tengas la fortuna de poder hacerlo sobre una pla-

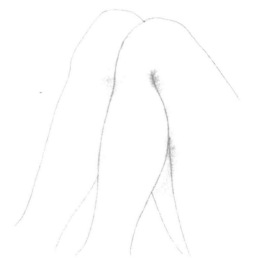

Figura 14.7

ya arenosa y con la compañía de un buen amigo. Ambos factores ayudan mucho, pero no son esenciales. Si utilizas un aparato ortopédico intenta caminar un poco sin él, pues esto te ayudará tanto para fortalecer los músculos —al hacerlos trabajar por sí mismos— como para flexibilizarlos.

Si tus músculos débiles son los del muslo y no los de la pantorrilla, tus ejercicios deberán ser un tanto diferentes. De nuevo, fortalecer las áreas adyacentes resultará muy útil, de modo que trabajar en esta última acabará por facilitarte el trabajo con aquél.

Como siempre que se trabaje con músculos muy débiles, comienza el trabajo contigo mismo con una buena cantidad de masaje suave a tu muslo. Hazlo por ti solo siempre que puedas y pide que tus amigos, familiares o miembros de tu grupo de apoyo te den masaje también.

La etapa siguiente es el movimiento pasivo, en el cual alguien deberá sujetar y estirar tus piernas. La fuerte necesita que se le estire para relajar la tensión que acumula al trabajar por ambas piernas; la débil, para que se le alargue, pues los músculos que no se utilizan tienden a reducirse. Este movimiento pasivo te resultará muy placentero, tanto por sí solo como porque da a tu pierna una sensación de movimiento con facilidad que de otra manera no tiene.

14.8

Pide a tu compañero que primero sostenga tu pierna por el tobillo; que flexione el pie de modo que los dedos se muevan hacia la espinilla, lo extienda para que los dedos apunten lejos de ella y lo gire en un círculo lo más grande posible. Pídele que sostenga el tobillo y levante la pierna por completo, de modo que forme un ángulo recto con tu cuerpo, y la deje mecerse de lado a lado; después deberá alzarla un poco más para que tu cadera se separe de la mesa. Con la pierna estirada y plana, puede colocarse al pie de la mesa o cama y tirar de tu pierna en forma recta hacia él, sacudiéndola un poco para relajarla.

Dedica mucho tiempo al ejercicio 14.1, pues aumentará la circulación sanguínea al pie y fortalecerá las pantorrillas.

Debido a la proximidad de las pantorrillas con los muslos, éstos se beneficiarán con este fortalecimiento.

Continúa con el ejercicio siguiente, en la tina de baño.

14.9

Siéntate en la tina con ambas piernas estiradas hacia adelante y estíralas más en forma alternada, una encima de la otra.

Los dos ejercicios siguientes se realizan en el piso.

14.10

Híncate y apoya la espalda contra la pared. Levanta con lentitud una rodilla, bájala y luego levanta la otra. Tal vez necesites apoyarte con las manos en el piso. Si el muslo más débil no puede alzar la rodilla por sí mismo, ayúdalo con las manos, pero visualiza que el muslo la levanta solo; incluso este movimiento semipasivo es bueno para los músculos del muslo. Luego, si puedes, levanta cada rodilla a la vez y muévela en círculos; ayúdate con las manos si es necesario, haciendo el círculo tan pequeño como lo necesites y tan grande como te resulte cómodo.

14.11

Híncate, abre las piernas hasta que las rodillas se separen unos 60 centímetros y baja de modo que quedes sentado entre los muslos. En esta posición, levanta una rodilla a la vez y aléjala del piso lo más que puedas sin tensarla (ver figura 14.11). Al igual que en el ejercicio anterior, intenta también mover la rodilla levantada en un movimiento circular, ayudándote con las manos si lo necesitas.

14.12

Ponte de pie sobre un escalón y sujétate del barandal o de la pared; deja que la pierna más débil cuelgue hacia el siguiente escalón abajo. (Debes estar de pie en forma lateral sobre la escalera, no viendo hacia arriba o hacia abajo.) Balancea la pierna que cuelga de un lado a otro y muévela en círculos si te es posible. Esto

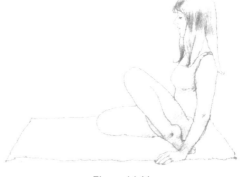

Figura 14.11

aflojará la cadera y fortalecerá el muslo. El muslo adquirirá más fuerza y flexibilidad en unos cuantos meses.

Ahora puedes empezar a intentar doblar la rodilla. Esto debe hacerse sobre todo en agua al principio. Trabaja con el ejercicio 14.3, y cuando te sientas cómodo con él, continúa con el siguiente en una alberca, o mejor aún, en el mar, un lago o un río.

14.13

Pide a un amigo que te sostenga cuando hagas este movimiento. Ponte de pie en el agua hasta que te llegue al pecho y rápidamente dobla y estira cada pierna en forma alternada, levantando el pie un poco del piso. Si el movimiento se vuelve más fácil, sube las rodillas al nivel de la cadera.

Una tercera etapa de este ejercicio es seguir moviendo las piernas con rapidez y facilidad, pero esta vez llevar las rodillas lo más alto que puedas hacia el pecho. Este ejercicio es divertido.

14.14

Ahora puedes intentar doblar y estirar en forma alternada las piernas acostado boca arriba, como lo hiciste en la tina de baño en el ejercicio 22.3, sin despegar los pies del piso.

Procura no poner rígido el abdomen o los músculos de la espalda y hazlo con la lentitud que requieras. Obtendrás mejores resultados si primero vuelves a doblar y estirar las piernas en el agua caliente de la tina, y continúas de inmediato con este ejercicio al salir del agua. Los músculos de la pierna conservarán parte de la relajación y sensación de alivio que experimentaron en el agua, y la mantendrán al practicar este ejercicio.

14.15

A continuación rueda sobre tu abdomen, desliza el pie más fuerte por debajo del más débil y dobla con lentitud las rodillas para que la pierna más fuerte levante y cargue a la más débil. Baja las piernas con lentitud, y deja que la "pasiva" se relaje por completo.

Repite esto varias veces. Tal vez descubras que la pierna rígida e inmóvil se vuelve mucho más flexible. Deja que la pierna más débil apoye a la fuerte. Acaso te parezca imposible, pero después de recibir el apoyo de la pierna más fuerte, la más débil puede a menudo doblarse en esta posición, incluso debajo de la fuerte. Si en verdad no puedes hacerlo, visualiza que lo consigues y continúa intentándolo. Incluso si sólo levantas las piernas unos dos centímetros, habrás logrado algo importante.

Puede ser que tus dos piernas estén lesionadas y necesites usar algún dispositivo ortopédico. Si es así, quizá te convenga intentar todos los ejercicios anteriores y ver si te funcionan. Éstos son los siguientes que deberás hacer.

14.16

Acostado boca arriba sobre un colchón, dobla las rodillas y mantén los pies bien asentados en el mismo, separados más o menos según el ancho de las caderas. Inclina las rodillas una hacia la otra y permanece en esta posición todo el tiempo que puedas. Con sólo mantener las piernas así, sin apoyo, se fortalecerán los músculos de las piernas. Ahora separa las rodillas con lentitud. Si tienden a caer cuando lo haces, observa exactamente en qué momento ocurre esto y procura detenerte antes; aunque sólo separes las rodillas unos milímetros sin que caigan, detente en ese punto. Tu tarea en este caso será ampliar de modo muy lento, muy gradual, esta distancia.

14.17

En una tina de baño, dobla las rodillas y asienta bien los pies en el piso de la tina. Deja que tus rodillas descansen una contra la otra y muévelas, juntas, de lado a lado.

Todos estos ejercicios, y el avance de uno al siguiente, debes realizarlos a tu propio ritmo. Mucho daño se les ha causado a quienes padecen poliomielitis y otras enfermedades neuromusculares al obligarles a trabajar más de lo que sus músculos resisten. Necesitarás mantener una profunda conciencia de tu cuerpo y sus respuestas a medida que trabajes en él.

No pases a ejercicios más difíciles y complicados hasta que en realidad sepas que estás listo para hacerlos; no compitas contigo y no te fuerces. Tal vez pases meses con un solo ejercicio antes de estar listo para el siguiente.

EJERCICIOS PARA LA PARTE SUPERIOR DEL CUERPO

La poliomielitis también puede atacar a los músculos de la parte superior del cuerpo. Quizá tu problema sea con el músculo deltoides, que conecta el brazo con el hombro. Cuando este músculo es delgado y está desgastado, es muy difícil levantar y mover el brazo, y, como consecuencia, los demás músculos de éste sufren la falta de uso.

Al igual que antes, será mejor que empieces con las áreas adyacentes al músculo débil, en vez de hacerlo con el propio músculo afectado. Así que empieza por dar masaje al antebrazo, desde la muñeca hasta el codo, palpando con movimientos circulares tal como lo hiciste en la pantorrilla (ejercicio 14.2).

14.18

Ahora gira el antebrazo, apoyando el codo sobre una mesa o con la mano libre. Este movimiento puede ser difícil al principio, debido a que el deltoides débil limita el movimiento en todo el brazo; sin embargo, a la larga, el giro del antebrazo ayudará a activar los músculos del brazo. Detén el giro del antebrazo después de hacer círculos con el brazo al menos 10 veces en cada dirección; gira la muñeca y visualiza que las puntas de los dedos conducen el movimiento. Ahora regresa al giro del antebrazo. ¿Sientes alguna diferencia?

Golpea con suavidad con las puntas de todos los dedos una mesa u otra superficie firme, unas 20 veces, manteniendo las muñecas sueltas. Esto centra tu atención en un área periférica y alejada de la zona afectada. El brazo experimenta un movimiento que no tensa los músculos débiles, sino que les permite moverse con cierta facilidad, lo cual tiende a relajarlos. Gira el antebrazo de nuevo y visualiza que los dedos, que ahora están calientes y quizás hormigueen, conducen el movimiento. Traza el círculo lo más grande que puedas. Detente y descansa el brazo mientras visualizas que lo giras; imagina que el movimiento es suave y fácil; luego repite el giro.

Después de unos tres meses de efectuar estos círculos, tal vez estés listo para trabajar con los hombros.

Hay algunas etapas del desarrollo de fuerza en los hombros. Al principio, desarrolla la capacidad de movimiento en el agua, donde encuentres menos resistencia gravitacional.

Los siguientes movimientos sencillos del brazo deben hacerse todos los días durante unos tres meses antes de continuar con algunos ejercicios de hombros.

14.19

Empieza trabajando en agua con la profundidad suficiente para realizar toda la amplitud de movimiento del brazo, de preferencia hasta el hombro. Primero deja que el brazo flote. Fuera del agua, tal vez tengas problemas para levantarlo a la altura del hombro; en el agua puede flotar con libertad a este nivel. Ello permite un movimiento más libre no sólo del propio brazo, sino del hombro, el pecho y los músculos laterales y superiores de la espalda, que por lo general no tienen mucha oportunidad de moverse.

Ahora mueve el brazo en todas las formas que se te ocurran. Deja que se levante hasta el hombro y que baje de nuevo. Balancéalo frente a tu cuerpo y a lo ancho de tu pecho, luego estíralo hacia atrás lo más que puedas. Gíralo desde el hombro, el codo y la muñeca. Dobla el codo, coloca la mano en el pecho y levanta y gira el brazo en esa posición. Comprueba si algún otro movimiento resulta adecuado para ti.

14.20

De pie fuera del agua, pide a un amigo o a un miembro de tu grupo de apoyo que mueva el brazo por ti en todas las formas descritas antes, o las que te sean cómodas. Mientras se hace esto, visualiza que tú mismo mueves el brazo, con facilidad y flexibilidad absolutas.

14.21

Cuando te sientas listo, intenta mover el brazo tú solo. Empieza por balancear el más débil, con rapidez, lo más alto que puedas, y lo más abajo y hacia atrás que puedas; visualiza que las puntas de los dedos dirigen el movimiento. Respira con lentitud y en forma profunda, aun cuando el movimiento real debe ser bastante rápido. Si simplemente no estás en condiciones de realizar el movimiento en forma rápida, recuerda inhalar antes de levantar el brazo y exhalar mientras lo levantas. Luego detente e imagínate levantando y bajando el brazo. Si no puedes imaginarlo, pronuncia estas palabras: "Estoy levantando y bajando el brazo". Si puedes imaginarlo, hazlo con el mayor detalle posible: el tamaño, la longitud y el peso del brazo, y la sensación de moverlo de un lugar a otro.

Continúa con este ejercicio y ahora imagina que levantas las manos más alto y más alto cada vez que alzas el brazo.

Aun cuando no sea el caso, la visualización ayudará a que el movimiento sea más fácil.

14.22

Acuéstate de lado, sobre una cama o una mesa de masaje o el piso, y pide a alguien que masajee tu hombro y lo mueva en forma pasiva. (Consulta el capítulo sobre masaje en *Sanación personal*, ejercicio 7.32, en donde encontrarás ideas sobre el masaje de hombros.) Intenta girar el hombro, con el brazo relajado acomodado a un costado o descansando frente a ti. Visualiza que la orilla exterior del hombro dirige el movimiento.

Después, regresa al ejercicio anterior, y esta vez procura levantar en verdad las manos más alto cada vez, y visualizarlo. Si encuentras que el ejercicio 14.21 es más fácil ahora, repítelo con la mayor frecuencia posible.

Asegúrate de no descuidar el masaje, ya que los músculos débiles tienden a cansarse y ponerse rígidos con facilidad, y el masaje los nutre y relaja, además de que impide que queden exhaustos. Al principio, el mayor beneficio lo recibirás del masaje muy suave descrito en el capítulo sobre distrofia y atrofia musculares de este libro y atrofia como de "soporte".

Más adelante, cuando tus músculos hayan adquirido cierta masa, puede favorecerlos un masaje más bien vigoroso.

Para el hombro y el brazo, una buena técnica es que tu compañero presione la curva profunda entre el pulgar y el dedo índice alrededor de la curva de tu músculo, y frote su mano de un lado a otro; esto mueve tu músculo y ejerce presión sobre él. También puedes hacer esto tú mismo si una de tus manos es fuerte.

Después de dos meses de efectuar el ejercicio de levantar el brazo, sigue con el mismo, ahora sosteniendo pesas pequeñas, como una manzana o una naranja. Puedes aumentar el peso en forma gradual hasta llegar a una toronja. No obstante, no trates de avanzar hasta que sepas que has ganado movimiento y fuerza y estás listo para seguir adelante.

14.23

El siguiente paso consiste primero en levantar el brazo lo más alto que puedas, y en esa posición moverlo de un lado a otro, balanceándolo de un costado al otro de tu cuerpo y luego hacia su propio lado. Cuando hayas dominado esto, haz lo mismo sosteniendo tus "pesas".

A continuación, con el brazo levantado, muévelo de un lado a otro y al mismo tiempo tuércelo, también de un lado al otro, desde el hombro, de modo que el brazo recto sea el eje de los pequeños giros. Este ejercicio comprende una variedad y amplitud de movimiento que se acercan mucho al movimiento normal.

Por último, recomendamos que, después de explorar y descubrir dónde radican tus debilidades y fortalezas, pruebes los ejercicios de varios capítulos de *Sanación personal*, en particular aquellos sobre músculos, circulación, columna vertebral y articulaciones. Cada uno de ellos contiene encabezados relacionados con las partes del cuerpo con las que es muy probable que estés trabajando, así que búscalos, lee los ejercicios y verifica si alguno te parece conveniente para ti.

15

ESCLEROSIS MÚLTIPLE

Hemos trabajado con mucha gente con esclerosis múltiple. Algunos pudieron disminuir el número de síntomas que tenían, en tanto que otros observaron que no surgían síntomas nuevos después de que empezaron a trabajar con su cuerpo. Muy pocos pudieron eliminar sus síntomas por completo. Esta clase de trabajo puede ayudarte a deshacerte de algunos de los tuyos y manejar mejor los demás. Lo que este programa puede lograr es fortalecer el sistema nervioso central, con lo que se alivian muchos síntomas; no puede curar la enfermedad.

Toma conciencia de que el programa para la esclerosis múltiple requerirá alrededor de una hora y media al día durante el resto de tu vida. Es agradable, vale la pena el tiempo que le dediques, y es probable que te ayude. Necesitarás trabajar con conciencia cinestésica y no de modo mecánico, porque el mismo ejercicio capaz de ayudarte a recuperarte puede también ocasionarte un daño si lo haces en la forma equivocada, o en el momento equivocado.

En los capítulos sobre la mente y la esclerosis múltiple del libro *Self-Healing: My Life and Vision*, de Meir Schneider, aprenderás cómo trabajar contigo mismo.

La esclerosis múltiple es un trastorno del sistema nervioso central. Sus síntomas se derivan del daño inflamatorio a la vaina de mielina, o aislante, de los nervios. Esta desmielinización después cicatriza y forma "placas", pero incluso entonces la conducción de la corriente eléctrica por los nervios permanece alterada.

No hay un caso que pueda considerarse característico de esclerosis múltiple, porque los síntomas son muy variados. Si la padeces, necesitarás desarrollar la percepción de cuáles ejercicios se adaptan mejor a tus necesidades, porque no podemos abarcar todas las posibilidades. Sin embargo, sí esperamos ayudarte a desarrollar tu intuición.

Nos gustaría empezar por contarte sobre algunas personas con las que hemos trabajado. Una de las primeras que Meir vio después de mudarse a Estados Unidos fue a Caty, de poco más de 30 años, quien caminaba con bastón y cojeaba. Y estaba muy asustada por su enfermedad. A Caty le diagnosticaron esclerosis múltiple a los 18 años. Después de permanecer estable durante un tiempo, empezó a tener crisis frecuentes. Caty dudaba en consultar a Meir porque no era médico. Sin embargo, en una conversación telefónica, le confió parte de su angustia con respecto a los sucesos que le esperaban en la vida, y Meir pudo ayudarla a reducir su nivel de ansiedad. Caty se dio cuenta de que lo que necesitaba era calma.

Sentimos que los patrones mentales rígidos, como un gran miedo y rabia sin resolver, contribuyeron a los síntomas de Caty, y en definitiva los agravaron. La clienta recordó su resistencia a regresar a la universidad a estudiar y su sensación de que hacerlo en realidad la enfermaría. Regresó y se enfermó.

La impresión que tuvo Meir de Caty, desde la primera sesión, fue de una joven agradable, amable y bondadosa. Al mismo tiempo, su impresión intuitiva fue que su piel y débiles músculos se encontraban en un proceso de deterioro. La terapia de sanación personal apoya en gran medida el trabajo con la propia intuición, y Meir sentía que luchaba contra todo pronóstico. Caty tenía muy poco control sobre su vejiga y padecía infecciones de la misma cada semana a pesar de los antibióticos que tomaba. Este trastorno es muy frecuente cuando se sufre esclerosis múltiple y a menudo significa debilidad de todo el sistema. Sufría fatiga, aunque no tan intensa como ocurre a veces con este mal. Tenía entumecidos los brazos y las piernas y, lo más importante, le temía al padecimiento que la deterioraba. Caty quería que se le confirmara que no había una buena razón para sentir miedo, pero Meir tuvo que decirle que las posibilidades de que necesitara una silla de ruedas eran más que las de lo contrario. A Caty no le agradó enterarse de esto y estaba perturbada, pero de cualquier manera las sesiones la tranquilizaron. Meir le dio masaje, le practicó manipulaciones craneales y movió un poco el hueso nasal. Le dio masaje para mejorar su respiración y le enseñó varios ejercicios sencillos. Poco a poco ella aprendió a controlar, acostada boca abajo, el giro de su pierna, a darse masaje, a mover cada parte de su espalda en forma aislada y a mover la cabeza en un sentido y los pies en el sentido contrario. Practicó saltos en trampolín y caminatas descalza sobre la arena.

En el plazo de seis meses su entumecimiento había desaparecido, caminaba mejor y parecía haber dominado su miedo también. En un año y medio el proceso principal de regeneración concluyó. Había conseguido controlar su vejiga y poco a poco dejó de tomar antibióticos. En los 13 años que han transcurrido desde entonces, su enfermedad ha permanecido relativamente estable, con unos cuantos síntomas ocasionales. Ha sufrido un deterioro leve en su capacidad de caminar, pero lo hace mucho mejor que cuando conoció a Meir, y puede avanzar kilómetro y medio.

Uno de los síntomas que Caty experimentó desde el principio fue el mareo, debido a la falta de circulación de la sangre a la cabeza. Había intentado diversos ejercicios para solucionarlo.

Con el tiempo, hace unos cinco años, lo que le funcionó fue combinar el ejercicio de mirar el cielo con abrir y cerrar la quijada. Había visto a otra persona hacerlo como ejercicio ocular (8.7 del capítulo sobre visión de *Sanación personal*), y se dio cuenta de que ése era el ejercicio que necesitaba. El que le haya servido demuestra que el bloqueo de la circulación puede adoptar una forma diferente en cada persona. En el caso de Caty, necesitaba relajar los músculos de la quijada y el cuello.

A Roberto le diagnosticaron esclerosis múltiple a los 43, 17 años antes de que conociera a Meir. Hasta entonces, su enfermedad había seguido una evolución moderada. Sus piernas estaban entumecidas y caminaba como si hubiera bebido, de modo muy inestable, aferrándose a las paredes y a otros objetos para equilibrarse.

Roberto era un hombre muy agradable con un excelente sentido del humor, que llevaba profundas heridas emocionales desde su niñez y su primer matrimonio. No tendía a fatigarse en forma patológica, como otros pacientes con esclerosis múltiple, pero sentía que le faltaba energía, lo que a menudo proviene de un conflicto interno profundo que no sale a la superficie. Venía a las sesiones en forma regular, y tomó muchos talleres con Meir. Si bien pronto logró entender su cuerpo, renunciar a sus temores y adquirir fortaleza general, en otras formas su mejora fue lenta.

Debido a que el ejercicio no le fatigaba, podía realizarlo con una bicicleta estacionaria (conduciendo hacia adelante y hacia atrás sin resistencia para reducir el esfuerzo al mínimo) y dar caminatas en la playa. El patrón que seguía para equilibrarse no le funcionaba muy bien: utilizaba muy poco los músculos de las piernas y recurría más bien a las manos sosteniéndose de paredes, señales en las calles y automóviles estacionados. Para cambiar este hábito, necesitaba aprender a aislar la parte superior de su cuerpo de la inferior. Tenía que aprender a dejar de contraer el cuello y los brazos, con el fin de permitir que fluyeran a sus piernas más sangre y energía, y a no contraer todo el cuerpo con cada movimiento porque al hacerlo se tiene menos control sobre los movimientos finos. (Creemos que en el futuro la mayoría de los profesionales en rehabilitación apreciará la importancia de no usar músculos innecesarios.) Roberto practicó levantar las piernas, una por una, sobre un taburete, sin apoyarse con las manos. Al cambiar sus hábitos, modificó su postura y aprendió a depender de sus piernas, en vez de desarrollar con el tiempo la necesidad de utilizar un bastón o muletas.

Un día, cuando Roberto practicaba sus ejercicios en casa, no prestó atención a sus alrededores, perdió el equilibrio, se cayó y se rompió la clavícula. Mientras se recuperaba, en cama, reflexionó sobre volver a caminar, esta vez de manera diferente. Antes del incidente, aun cuando comprendía el concepto en forma teórica, no podía imaginarse caminando sin tensar el cuello y los brazos. Después de dos semanas de estar acostado boca arriba y visualizar un método más eficiente de caminar, mejoró asombrosamente su manera de hacerlo. Ya no parecía que hubiera bebido: sólo tenía una cojera insignificante.

La manera de caminar de Roberto mejoró un poco cada año durante los 16 años siguientes.

No se deshizo de todos sus síntomas, pero mejoró lo suficiente como para que su neurólogo sospechara que el diagnóstico había estado equivocado en primer lugar; de acuerdo con él, nadie puede superar los síntomas de la esclerosis múltiple. De igual manera, el neurólogo de Caty le advirtió que podría tener remisiones durante toda su vida, pero que no podría curarse de la esclerosis múltiple. Es importante reconocer lo que en verdad es posible lograr con la terapia de rehabilitación. Hay algunos medicamentos que pueden aliviar los síntomas, pero no se ha demostrado hasta ahora que algunos de ellos sean tan efectivos como aprender a usar mejor el cuerpo.

El programa para los primeros 18 meses

Lo más importante que debes vigilar es tu nivel de fatiga. Hay una fatiga sana y una nociva. Si te sientes cansado como resultado de la actividad durante 20 a 30 minutos, está bien. Si como resultado de la práctica de los ejercicios que te sugerimos cobras conciencia del cansancio oculto de tu cuerpo, eso está muy bien. Los ejercicios y la conciencia te ayudarán a eliminar la fatiga poco a poco.

Una fatiga nociva implica cansarte mucho durante un periodo prolongado, después de muy poco esfuerzo.

Tus ejercicios deben servirte para descansar y reponer tus fuerzas, y éste es el criterio que deberás aplicar para decir cuáles realizar. Si tienden a ocasionarte fatiga nociva, cámbialos o modifica la manera de practicarlos.

Una de las soluciones para la tendencia a fatigarte es efectuar una gran variedad de ejercicios y no repetir uno solo muy a menudo: así, no cansas en exceso una única área, sino más bien trabajas muchas diferentes en forma breve. Por ejemplo, si te cuesta trabajo levantar las piernas, puedes darles masaje, mover ambos pies de un lado al otro, alzarlas una por una sobre una silla y hacer muchos ejercicios pertinentes, pero ninguno de ellos más de cinco o seis veces.

Hemos observado que el espacio normal de tiempo que se requiere para disminuir el nivel de fatiga es de seis a ocho meses. Una vez que tiendas a estar menos cansado, puedes repetir los ejercicios con más frecuencia.

Dedica una semana a leer y practicar todos los días los ejercicios del capítulo sobre respiración de este libro.

Te ayudará a lograr la relajación que necesitas para permitir que ocurra el cambio en tu cuerpo y tu cerebro.

El paso siguiente es leer el capítulo sobre sistema nervioso de *Sanación personal*, y trabajar con él durante tres semanas.

 Practica los ejercicios relacionados con la periferia, así como con el sistema nervioso central. Puedes aplicar muchos contigo, aunque algunos, como el del gateo, tal vez resulten demasiado vigorosos. Esto sucede sobre todo si cojeas al caminar o sufres parálisis.

Un ejercicio de coordinación muy recomendable que ha ayudado a muchas personas con esclerosis múltiple es el siguiente.

15.1

Sentado en una silla, mueve los pies en pequeños círculos sin levantarlos del piso, uno en el sentido de las manecillas del reloj y el otro en el contrario. Procura no tensar los muslos ni la pelvis. Ahora mueve ambas manos en círculos por encima de los pies; intenta realizar este movimiento en forma paralela, como si cada mano estuviera conectada por un hilo invisible al pie que está debajo de ella. Cuando logres coordinar estos movimientos, prosigue con algo más difícil, como mover las manos y los pies en círculos y girar la cabeza al mismo tiempo.

Los síntomas de la esclerosis múltiple pueden variar, así que decidimos describir en las siguientes secciones el trabajo que efectuamos con algunos de los más frecuentes. Todos pueden formar parte del programa durante los primeros 18 meses.

Falta de fortaleza general

Además de la fatiga, otros dos aspectos importantes de la debilidad generalizada son un control deficiente de la vejiga y sensibilidad al calor.

Control de la vejiga

Casi todas las personas que conocemos con problemas para controlar la vejiga también tienen un cuerpo débil. Parte de la debilidad general puede deberse a infecciones renales y de la vejiga asociadas a la incontinencia urinaria, o al uso repetido de antibióticos. Recomendamos practicar ejercicios para el control de la vejiga sin importar si sufres incontinencia urinaria parcial o total, como un medio de fortalecer tanto el sistema nervioso central como el periférico. Es más probable que logres buenos resultados si todavía ejerces cierto control sobre los esfínteres de la vejiga.

Durante las tres semanas siguientes, concéntrate en particular en una combinación de ejercicios de respiración, ejercicios para la parte baja de la espalda y masaje del abdomen. Usa los presentados a continuación para aprender a aislar el movimiento de las piernas del abdomen y la parte baja de la espalda.

15.2

Acuéstate boca arriba (o semirreclinado apoyando la espalda con almohadas), con las piernas abiertas y estiradas. Ahora dobla con lentitud una pierna, deslizando el pie sobre el piso (ver figura 2.30 del capítulo sobre circulación de *Sanación personal*). Dobla la pierna lo más que puedas, y luego estírala lo más posible, al tiempo que doblas la otra. Sigue alternando en forma lenta e imagina que tus pies dirigen el movimiento. Mantén las manos sobre el abdomen y comunícate que los músculos de éste y los de la espalda nada tienen que ver con el movimiento. Después de doblar y estirar las piernas 10 veces, detente y visualiza que lo sigues realizando en forma suave, con facilidad.

Piensa que ningún otro músculo, excepto los de los pies, se necesitan para el movimiento. Mueve las piernas de nuevo. Después de cada 10 movimientos, visualiza dos o tres veces que estás doblando y estirando las piernas. Intenta acumular 100 movimientos, siempre y cuando no te canses.

Este ejercicio es muy importante para tu vejiga, porque permite que haya más circulación en la parte baja del abdomen y el piso pélvico sin que quedes exhausto. Además, si haces esto el tiempo suficiente, tus piernas se fortalecerán.

Varía el ejercicio con las rodillas apuntando hacia fuera, cada una hacia su lado, en vez de hacia arriba. Esta variante te ayudará a reducir la tensión de las caderas y el piso pélvico.

15.3

Acostado boca abajo, dobla una pierna y gira la pantorrilla. Es posible que sientas torpe el movimiento. Procura trazar círculos grandes y amplios con la pantorrilla y acuérdate de girarla tanto en el sentido de las manecillas del reloj como en el contrario. Después de unos cuantos giros, detente y visualiza que mueves la pantorrilla en círculos y que el movimiento es fácil y suave. Alterna entre movimientos y visualización varias veces, y luego gira sólo el pie varias veces. Detente e imagina que tu tobillo se mueve con suavidad, en círculos perfectos. Visualiza este giro en ambas direcciones, y ahora gira el pie de nuevo. ¿Se siente más suave el movimiento? Regresa a los giros de la pantorrilla y visualiza que el pie conduce el movimiento. ¿Son más fáciles los giros de la pantorrilla gracias a él?

Repite todo el procedimiento con la otra pierna.

Practica también los siguientes ejercicios de este libro: 2.28 (circulación) y 4.34 (columna vertebral), pero sólo si no tienes muchos problemas con las piernas.

Para dar masaje al abdomen, ahueca las manos al colocar cada pulgar debajo del dedo índice, y luego mueve las manos en círculos sobre el abdomen, tanto en el sentido de las manecillas del reloj como en el contrario. El masaje debe ser moderado, pero no demasiado suave. Ejerce más presión cuando des masaje hacia el corazón. Consulta también el ejercicio 7.23 del capítulo sobre masaje de este libro, en donde encontrarás masaje del abdomen. Dedica 10 minutos al día a los ejercicios de respiración, 20 minutos a trabajar con la espalda y 20 minutos a dar masaje al abdomen.

Durante seis semanas, céntrate sobre todo en los ejercicios siguientes. Si observas buenos resultados, sigue trabajando en ellos un tiempo más, pero combínalos con los que mencionaremos más adelante. Consulta los ejercicios 6.5 y 6.6 del capítulo sobre sistema nervioso de *Sanación personal*, orientados a los músculos de los esfínteres. Presta mayor importancia al trabajo del control de la vejiga. Después de trabajar con el ejercicio 6.6, respira profundo, aplica las palmas de las manos sobre tus ojos e imagina que ves la oscuridad total. Alterna estos ejercicios con masaje del abdomen y con el 6.2 del mismo capítulo. Tal vez empieces a sentir que controlas más la vejiga, que esa zona está cobrando vida. Respira en forma lenta y profunda y relájate.

Intenta también el ejercicio 3.15 del capítulo sobre articulaciones de *Sanación personal*. Trabaja con él sólo si puedes hacerlo con muy poco esfuerzo.

Sensibilidad al calor

Otro síntoma importante de la debilidad general es la sensibilidad al calor.

Un día muy caluroso, Carmen llegó a su sesión en una silla de ruedas empujada por un ayudante. No podía mover sus brazos ni sus piernas. Al tocar su espalda, era evidente que el calor no estaba distribuido en forma uniforme en su cuerpo. Partes de la espalda estaban en extremo calientes, y otras frías. Meir puso sobre su espalda una toalla mojada con agua fría y casi enseguida ésta se calentó: las zonas que despedían vapor en su espalda no se enfriaron. Durante dos horas utilizó toallas frías y dio masaje para redistribuir el calor en la espalda. Después de esas dos horas, Carmen pudo caminar sin ayuda ni dispositivos ortopédicos.

Además de usar una toalla húmeda y fría y mucho masaje, recomendamos que procures no calentarte en exceso. En días calurosos, toma tres duchas frías, pasa un rato en una piscina con agua fresca y enfría el cuello con una toalla fría.

Si eres sensible al calor, la siguiente etapa del trabajo dedicado a tu fortalecimiento general con seguridad será una de tus favoritas.

Después de destinar tres meses a trabajar con todos los ejercicios descritos hasta ahora en este capítulo, empieza a hacerlo en una piscina, donde no haya mucha resistencia a la gravedad. Si vives cerca de una playa agradable y arenosa, pide a un amigo que te ayude a caminar hacia el agua, y lleva a cabo todos los ejercicios que puedas allí; cuando sea necesario tu amigo puede sostenerte para que no pierdas el equilibrio en el agua. Muévete sin tensionarte en cualquier forma que quieras y asegúrate de no apretar la quijada. Las siguientes son algunas sugerencias.

15.4

Trabaja en el agua e imagina que tus piernas te levantan.

15.5

En la piscina, apoya el abdomen y el pecho contra la pared, dobla una pierna y gira el pie. Haz lo mismo con la otra pierna. Ahora gira cada una a partir de la rodilla.

De pie con el costado hacia la pared, sostente de ella para no perder el equilibrio y gira toda la pierna desde la articulación de la cadera varias veces. Haz lo mismo con la otra pierna. Acuérdate de practicar todos los giros tanto en el sentido de las manecillas del reloj como en el contrario.

Consulta también el ejercicio 5.44 del capítulo sobre músculos de *Sanación personal*.
Cuando puedas mover las piernas con más libertad, tu equilibrio mejorará. Cuando ello suceda, podrás desarrollar muchos músculos que no has utilizado. Una muy buena manera de hacerlo es caminar. Camina antes de las comidas en vez de hacerlo después, para crear menos tensión. Localiza un sitio en el que puedas caminar sobre arena o hierba; así, no te lastimarás si te caes. Si no es posible, camina con un amigo que sea lo bastante fuerte como para impedir que te caigas. Consulta la sección Cómo aprender a caminar en el capítulo sobre músculos de *Sanación personal* y recuerda respirar hondo cuando camines.
Camina hacia atrás lo más que puedas. No necesitas instrucciones para hacerlo bien, porque no tendrás que abandonar ningún mal hábito: tu posición social o tu estado emocional nunca han influido en tu manera de caminar hacia atrás. Una variación importante es caminar hacia atrás con los pies separados a lo ancho de la cadera, en vez de juntos. Camina de lado. Consulta el ejercicio 1.10 del capítulo Para correr de este libro, donde se muestran dos métodos de correr (o, en este caso, de caminar) de lado. Estos ejercicios son una manera excelente de utilizar músculos que por lo regular no usas.
Permanece sensible al nivel de fatiga de tu cuerpo. No emprendas tareas que te provoquen estrés si puedes evitarlo. Esta etapa del trabajo consiste en recuperar funciones perdidas, así que necesitas toda la energía que puedas invertir.
La siguiente serie de ejercicios se centra en aflojar la quijada y el cuello, para crear una sensación de más espacio en el área occipital, que es donde el cráneo se encuentra con las primeras vértebras. Debido a la tensión de la poderosa quijada y de los músculos de los hombros y el cuello, este espacio por lo regular se reduce. Tal estrechamiento limita el flujo de sangre y del líquido cefalorraquídeo, que nutre y amortigua al sistema nervioso central. Mediante el masaje a estas áreas y el movimiento, puedes mejorar tu postura y aumentar el espacio entre el cráneo y las vértebras superiores, lo que mejora la circulación.
Consulta los siguientes ejercicios de *Sanación personal*: 5.40 (trabaja en la última sección, con la cabeza en el piso, ver figura 5.40 C), y 5.43 y 5.50 (capítulo sobre músculos), en la sección Cuello y hombros (capítulo sobre columna vertebral), y 7.12 a 7.15 (capítulo sobre masaje).

Puede ayudarte mucho el masaje en todas las etapas de tu trabajo, en especial el masaje neurológico que se describió en el capítulo sobre sistema nervioso (*Sanación personal*).

ESCLEROSIS MÚLTIPLE Y PROBLEMAS MOTORES

Los problemas motores pueden incluir entumecimiento, pero los aspectos más preocupantes son la parálisis y la falta de equilibrio. Describiremos ejercicios para algunos problemas frecuentes.

Por lo general no esperamos que recuperes todas las funciones que hayas podido perder. Consideramos que las personas que no estaban confinadas a una silla de ruedas recuperaron entre 60 y 70% de lo que habían perdido cuando empezaron a trabajar con nosotros.

También puedes consultar a un médico para que evalúe tu avance y te ayude a percibir cuánto mejoras.

Si puedes caminar, pero tus caderas están rígidas

15.6

Ponte de pie frente a una mesa firme y estable que esté por lo menos a la altura de tus rodillas. Levanta la pierna y descánsala doblada sobre la mesa. Bájala y repite con la otra. Es posible que puedas hacer esto más fácilmente con una pierna que con la otra. En tal caso, elige una mesa más difícil de alcanzar para la pierna más fuerte y sigue alternando entre una y la otra, aun cuando no alcances la mesa con la más débil. Siempre que levantes la pierna más débil, imagina que está llegando a la mitad entre su mejor logro hasta el momento y lo que la fuerte puede hacer.

Para aflojar las articulaciones de la cadera, alterna entre el ejercicio 4.13 del capítulo sobre columna vertebral (*Sanación personal*) y el ejercicio siguiente.

15.7

Acuéstate boca arriba y junta las plantas de los pies de modo que las rodillas se separen. Levanta la rodilla izquierda del piso y llévala hasta la rodilla derecha y de regreso a donde estaba. Ahora mueve la rodilla derecha hacia la izquierda y luego de vuelta. Sigue moviendo una pierna a la vez.

15.8 Patadas laterales

Sosteniéndote de una silla, mesa o cualquier otro objeto para equilibrarte, patea con una pierna a la vez hacia los lados, lo más alto que puedas. Deja suelto el pie, pero apunta con los dedos hacia el frente, en vez de hacerlo hacia el lado al que estás pateando (esto activa una serie diferente de músculos). Visualiza que tu pie dirige el movimiento.

Repite este ejercicio sólo unas cuantas veces de modo que no te fatigues.

Patear en forma lateral ayuda mucho a mejorar tu manera de andar por dos razones.

En primer lugar, algunos de los músculos que participan en este movimiento (los abductores) por lo regular no se ejercitan lo suficiente, pero, debido a que ayudan en la flexión del muslo y limitan la desviación lateral de la cadera, pueden representar un gran apoyo para caminar.

En segundo lugar, este ejercicio fortalece otros músculos que suelen utilizarse para caminar; desarrollarlos mejorará tu equilibrio.

Si tienes problemas para escribir

Trabaja con el último párrafo del ejercicio 8.15 del capítulo sobre visión (*Sanación personal*).

15.9

Siéntate frente a una mesa y golpea con suavidad su superficie con las puntas de los dedos: una vez con ambos pulgares, una vez con ambos dedos índices, una vez con ambos dedos medios, y así sucesivamente (yendo hacia atrás y hacia adelante), con los dedos anulares, los meñiques, de regreso al anular, el medio, el índice y los pulgares, etcétera.

15.10

Sentado a la mesa, sostén una pluma en cada mano y mueve ambas en círculos, dibujando un círculo con cada una de ellas. Muévelas en direcciones opuestas, una en el sentido de las manecillas del reloj y la otra en el contrario.

Si tus brazos no se doblan como resultado del espasmo

En primer lugar, necesitas masaje y movimiento pasivo para el brazo. Consulta los capítulos siguientes de *Sanación personal*: Masaje, donde se incluyen masajes para los brazos, y Sistema nervioso, donde se muestra el masaje neurológico. Luego realiza el ejercicio 15.10.

Si tu brazo está muy débil

Te ayudarán el masaje y el movimiento pasivo del brazo, así como los giros activos y pasivos de la muñeca.

Si cojeas

Acuéstate boca arriba, dobla los brazos y gira los antebrazos. Mantén las muñecas sueltas e imagina que las puntas de tus dedos dirigen el movimiento. Ahora dobla y estira las piernas al mismo tiempo, como lo hiciste en el ejercicio 15.2. Después de varios meses, cuando puedas realizar este ejercicio sin mucha dificultad, intenta el 6.13 del capítulo sobre sistema nervioso (*Sanación personal*).

Si tus piernas están paralizadas y utilizas silla de ruedas

Pide a alguien que gire tus piernas en forma pasiva (consulta el ejercicio 7.26 del capítulo sobre masaje de *Sanación personal*). Tu ayudante debe sostener la pierna con mucha suavidad y cuidado. Cuanto más resistencia haya, más suavemente deberá sostenerla. Muchos piensan que deben empujar más duro cuando la resistencia es mayor. Lo cierto es que cuanto menos empujes, con más facilidad se moverán tus músculos. Respira profundo mientras tus piernas giran y sólo toma conciencia de ellas.

Nunca te fijes metas que sean más grandes de lo que tu mente pueda concebir. Trabaja siempre hacia el paso siguiente. Poco a poco tus metas pueden ampliarse a medida que aumente tu movilidad. Trabaja con los ejercicios del capítulo sobre sistema nervioso (*Sanación personal*) que puedas practicar con facilidad. Intenta, por ejemplo, el 6.12 y el 6.17.

Pérdida de la visión y esclerosis múltiple

Como consecuencia de la esclerosis múltiple, puedes perder la visión o desarrollar diplopía o vista borrosa. Trabaja con el capítulo sobre visión (*Sanación personal*), sobre todo con la aplicación de las palmas de las manos (ejercicio 8.5), que te ayudará a relajar el nervio óptico dañado.

Después de 18 meses

Dieciocho meses es el tiempo promedio que se requiere para llegar a una etapa en la que no tiendas a fatigarte por un ejercicio leve; sin embargo, podría tomarte de seis meses a dos años. Cuando llegues a la etapa en la que puedas repetir los ejercicios una y otra vez sin quedar exhausto el resto del día, hazlo. Regresa a los que hayas practicado hasta el momento y repítelos cientos de veces. Camina durante periodos más prolongados hacia adelante, hacia atrás y de lado. Patea hacia los lados (ejercicio 15.8) hasta 200 veces al día. Prueba los ejercicios más fuertes que se presentan a continuación.

15.11

Acostado boca arriba con las rodillas dobladas, aprieta y relaja el esfínter anal 100 veces.

15.12

Para mejorar el equilibrio, levanta los pies en forma alternada y colócalos sobre un taburete. Asegúrate de tener algo con qué sostenerte por si pierdes el equilibrio, o un colchón suave que te proteja de alguna lesión en caso de que te caigas. Caerse puede ser perjudicial porque ocasiona un retroceso.

15.13

Otro ejercicio para equilibrarte es caminar sobre superficies irregulares, como colinas de moderada inclinación.

16

PROBLEMAS DE VISIÓN

Este capítulo está escrito pensando en aquellos lectores que desean que se les sugiera qué hacer con respecto a padecimientos oculares específicos. Casi todos los ejercicios descritos en el capítulo sobre visión (*Sanación personal*) pueden ser realizados por cualquier persona que tenga cualquier problema visual. Sin embargo, hay algunas excepciones importantes, en el caso de ciertos trastornos patológicos graves, como la catarata y la degeneración macular, los cuales merecen atención especial.

No podemos prescribir programas de tratamiento para personas que nunca han visto y, desde luego, cada caso es único. Por tanto, antes de seguir nuestras recomendaciones, consulta con tu oftalmólogo las sugerencias presentadas en este capítulo y utiliza tu criterio para decidir qué ejercicios, y cuántos de ellos, serán beneficiosos para ti.

Como regla general recomendamos que quienquiera que realice trabajo de mejora de visión reciba trabajo corporal a la vez. Cuanto más patológico sea el trastorno —esto es, cuanto más daño al tejido en sí implique—, más trabajo corporal se requerirá para acelerar el proceso curativo natural.

Éste deberá incluir masaje de la cara, cabeza, hombros, pecho, espalda y brazos. Si no cuentas con un buen terapeuta masajista, puedes realizar mucho de este masaje por ti mismo.

Tanto el capítulo sobre visión como el de masaje (*Sanación personal*) incluyen instrucciones para el automasaje que te resultarán útiles. Una observación para quienes realizan trabajo corporal con clientes que padecen problemas visuales: en nuestro centro de sanación personal utilizamos una sala de masaje oscura por completo, en la que puede descansarse de todos los estímulos visuales, algo que nuestros clientes con problemas en este renglón agradecen.

193

Miopía

La mayoría de las personas con miopía —incapacidad para ver objetos distantes con claridad— ha adquirido ese trastorno, no nació con él. Si tu miopía es adquirida y no es grave en forma especial, tienes una muy buena probabilidad de superarla por completo y recuperar tu antigua buena visión. Deberás considerar tus ejercicios visuales sin urgencia, puesto que esforzarse demasiado de manera automática contraatacará los resultados positivos que logres con los ejercicios. No insistas en conseguir una mejor visión de inmediato; permite que la mejora se desarrolle a su tiempo. Con paciencia, es muy probable que tu visión mejore y prevengas el deterioro futuro de tus ojos. Todos los ejercicios del capítulo sobre visión (*Sanación personal*) son recomendables. Si, al igual que muchas personas miopes, dedicas gran parte de tu tiempo a la lectura o a realizar algún otro trabajo que implique ver algo de cerca, primero concéntrate en aplicar las palmas de tus manos para aliviar los efectos de años de tensión sobre los ojos. Practica la aplicación de las palmas durante no menos de una hora al día y realízala en un periodo de dos semanas antes de avanzar a otros ejercicios. Después añade el baño de sol a tu régimen diario. Lee las secciones sobre desplazamiento y parpadeo y comienza a recordarte que debes practicar estos ejercicios en forma continua a lo largo del día. Cuando éstos se hayan convertido en hábitos visuales automáticos, avanza a las secciones tituladas Desarrollo de visión distante y Lectura, que aparecen más adelante. Si bien los ejercicios de estimulación de la visión periférica del capítulo sobre visión (*Sanación personal*) son apropiados para todo tipo de ojo, resultan de enorme importancia si uno de los tuyos es más fuerte que el otro.

Algunas personas, en particular las miopes, contemplan su trabajo de visión como parte de un proceso psicológico. En el transcurso de los ejercicios oculares, a menudo experimentan discernimientos sobre las causas emocionales de la visión deficiente y sobre las circunstancias que las rodean. Si mientras practicas estos ejercicios llegan a ti emociones y descubrimientos, habla de ellos, bien sea con tu grupo de apoyo o tal vez con un terapeuta que te ayude a manejarlos.

Desarrollo de visión distante

Si tu problema principal es la miopía —que significa ver mejor los objetos de cerca y mal cuando están lejos—, te sorprenderá de manera placentera descubrir que tus primeras mejoras en claridad casi con certeza serán en el campo de la visión distante. La razón es simple: puesto que no ves con claridad a la distancia, es probable que rara vez observes los objetos que se encuentran lejos y, en consecuencia, no cuentas con tantos hábitos visuales arraigados, difíciles de cambiar, asociados con ver objetos a lo lejos. Ver de lejos será un nuevo mundo para ti, de modo que tu enfoque será más flexible y, por consiguiente, tu progreso resultará mucho más rápido.

Si estás acostumbrado a ver borroso a lo lejos, eso es bueno: estarás acostumbrado a ello y no te sentirás frustrado por eso. Sería incluso mejor que lo disfrutaras. Piensa en las masas de color suaves, superpuestas, de las pinturas impresionistas, y aprecia la capacidad de tus ojos para crear ese efecto delicado sin esfuerzo. Sin embargo, incluso cuando aprecies una de las cosas que tus ojos hacen bien, puedes inyectar más claridad a tu paisaje.

16.1

Encuentra un lugar que te proporcione un panorama auténtico, de preferencia uno que se extienda varios kilómetros. Recuerda que la distancia a la que alcances a ver depende del tamaño del objeto que miras. Si alguna vez has visto una estrella, sabes que puedes ver a miles de millones de kilómetros, lo cual es estimulante. Si puedes llegar a la cima de un cerro, perfecto. De no ser posible, la ventana de un segundo o un tercer piso bastará.

Mira tan lejos como puedas. El "horizonte" es diferente para todos. Es, en esencia, la distancia mayor a la que tus ojos pueden distinguir cualquier cosa, aun si se trata de una ligera variación en color o forma. Encuentra tu propio horizonte y deja que tus ojos se muevan de un punto a otro a lo largo de él. Observa cada detalle, como si estuvieras a la espera de que alguien aparezca o buscaras algo que perdiste. Los animales y las personas que se supone tienen buena visión, como los halcones, los marineros o los aborígenes australianos, siempre otean el horizonte, no necesariamente en busca de algo específico, sino de cualquier cosa en absoluto. Así es como tus ojos deben buscar. Cualquier cosa que puedas ver es interesante para ti.

Ahora, acerca tu horizonte un poco más y, de nuevo, muévete de un punto a otro, de un detalle a otro. En forma inevitable podrás ver más, distinguir más. Por ejemplo, las cimas montañosas lejanas se ven azules, pero es claro que las más cercanas no lo son; más bien, están cubiertas de árboles que proyectan sombras azulosas. Las construcciones distantes tienden a verse sólo como bloques en sombras de gris, en tanto que las cercanas tienen ventanas y las que están aún más cerca muestran letreros, plantas y personas en dichas ventanas. Cada vez que acerques un poco más tu horizonte, deja que tus ojos bailen de un punto a otro y que tu mente capte todos los detalles disponibles. Para cuando hayas acercado lo más posible tu punto de foco —a las puntas de tus dedos, al quicio de la ventana o al piso a tus pies—, te sentirás casi avasallado por la variedad y la claridad de los detalles que alcanzas a ver. Recuerda parpadear con constancia, respirar profundo. Si tus ojos se cansan, mueve los dedos alrededor de tu campo periférico y menéalos con rapidez, o detente y aplica las palmas de tus manos durante un minuto.

Realiza este ejercicio en reversa: comienza por girar los ojos de un punto a otro concentrados en el objeto más cercano posible y, en forma gradual, alejar cada vez más tu plano de foco. En cada etapa, detente un minuto para cerrar los ojos y visualizar lo que acabas de ver, y trae a tu mente tantos detalles como te sea posible. De esta manera mantendrás una sensación de claridad en tu visión conforme te alejes más.

16.2

Puedes llevar a cabo un ejercicio similar mientras caminas por la calle o por un sendero. Comienza por el punto justo frente a tus pies; permite que tus ojos "barran" tan lejos como alcancen a ver, al punto donde la línea de la acera o los bordes del camino converjan, y después barran de regreso. Mientras tanto, parpadea de manera continua. Esto hará que te muevas constantemente del horizonte más lejano de vuelta a un punto donde puedas ver con claridad y tendrás el beneficio adicional de una estimulación constante de tu visión periférica, creada por el movimiento de tu caminar.

Es posible que algunas veces percibas "destellos" de visión clara, bastante mejor que tu visión normal. Para muchas personas miopes, estos destellos llegarán de manera momentánea, desaparecerán de inmediato y regresarán inesperadamente de vez en cuando. Su gran valor consiste en que le demuestran a tu mente que tus ojos de hecho son capaces de realizar más de lo que suelen lograr. La visión, como hemos dicho, se basa en parte en la percepción y la percepción a menudo está basada en la concepción previa. Por lo regular ves tan bien como esperas ver. Una experiencia de buena visión, aun si es temporal, prepara el camino para una mayor mejora.

Lectura

Acaso más que cualquier otra cosa, nuestra capacidad para leer con claridad indica cuán buena es nuestra visión. Por lo general la primera indicación de cualquier problema visual llega al darnos cuenta de a qué distancia debemos sostener un libro para leer con comodidad. En el consultorio del oftalmólogo no se nos pide que observemos imágenes para determinar nuestra agudeza visual, sino filas de letras impresas en carteles que después pueden convertirse en una fuente de ansiedad y frustración.

La lectura es uno de los aspectos más delicados para una persona miope, en parte porque al miope común y corriente (y los hay) le encanta leer y lo haría hasta que los ojos se le acabaran por completo si el tiempo y la vida lo permiten. Lo que pocos de nosotros, los amantes de los libros, recordamos es que la lectura es una actividad física extenuante que implica un par de órganos balanceados con delicadeza. Nos cautivamos y absorbemos tanto por el flujo de información de la página a nuestra mente que olvidamos cuánto se están esforzando los ojos para crearlos.

También existe el problema de cómo nos conectamos en el aspecto emocional con lo que leemos y con la experiencia en sí de la lectura. Si, por ejemplo, trabajamos en un proyecto que nos causa problemas, la ansiedad que los rodea afecta nuestra agudeza visual.

La lectura puede llegar a ser muy dañina para los ojos, pues éstos están biológicamente diseñados para cambiar de foco cercano a foco distante en forma continua. Pero la lectura no tiene por qué ser perjudicial para los ojos; de hecho, con la ayuda de los ejercicios específicos de esta sección, puedes utilizarla para mejorar tu visión general. Los ejercicios de lectura pueden ayudarnos a adquirir el hábito de girar los ojos y, por tanto, son útiles en particular para la miopía y el astigmatismo; pueden mejorar también la hipermetropía, así como reducir la debilidad y la fatiga oculares que la lectura llega a causar.

Así como los otros ejercicios que hemos aprendido se diseñaron para cambiar nuestros hábitos visuales, éstos están orientados a cambiar nuestros hábitos generales de lectura. Casi todos tenemos muy malos hábitos a este respecto y son ellos, no el hecho de leer en sí, los responsables del daño que la lectura puede causar, al generar una tensión innecesaria y detener el proceso del giro, por ejemplo. Antes de seguir con los ejercicios, las siguientes son algunas reglas generales que ayudarán a que incluso la lectura más prolongada resulte más fácil para tus ojos:

- Nunca leas con una luz incómoda, bien sea demasiado brillante o demasiado tenue. La luz equivocada cansa tus ojos más rápido que cualquier otra cosa. Tus ojos te dirán si la luz les parece inadecuada; lo único que necesitas hacer es prestarles atención. Si la lectura te parece difícil, la luz es lo primero que debes revisar.
- Por lo menos cada veinte minutos o algo así, detente y aplica las palmas de tus manos unos cinco minutos. Tal como naturalmente descansarías de una labor física extenuante, tus ojos necesitan descansar de la ardua tarea de leer.
- Recuerda parpadear con constancia, impedir que tus ojos miren fijo o se sequen. Si los ojos te arden mientras lees o después de hacerlo, tal vez sea porque te involucras tanto con lo que lees que olvidas parpadear. Recuerda hacerlo tan a menudo como puedas.
- Intenta evitar, lo más posible, cualquier cosa que esté impresa sobre una superficie difícil de leer. Algunas veces nos sorprende la falta total de consideración hacia los ojos que resulta obvia en el diseño de muchas publicaciones, impresas en un tipo de letra tan pálido, tan pequeño, tan poco claro o tan elaborado que hace que quien las lea fuerce la vista. Intenta alejarte de estas publicaciones. Y si te resulta difícil leer algo que necesitas, como ciertos documentos o directorios telefónicos, no te canses al intentar leerlos; hazlo cuando tus ojos estén descansados y con una luz cómoda. Facilítales la tarea.
- Respira. Aunque tu mente pueda estar en otro mundo, tu cuerpo aún se encuentra en éste, y tus ojos necesitan oxígeno más que nunca, de modo que sigue respirando. Tendemos a mantener la respiración mientras leemos, como lo hacemos en muchas otras actividades que exigen concentración; por tanto, es probable que debas recordar respirar hondo, así como parpadear.

En ningún otro caso son tan importantes los principios del desplazamiento como en la lectura. Lo peor que puedes hacer cuando lees, al menos desde el punto de vista ocular, es intentar captar oraciones completas, o incluso párrafos, hábito de casi todos los lectores ávidos. Cuando lo hacemos, de manera inconsciente imitamos el patrón de la visión miope: realizamos saltos largos y poco frecuentes y procuramos tomar un campo visual grande. Recuerda que la mácula puede ver sólo pequeñas áreas a la vez y que ve al moverse de un punto a otro. Si tú fuerzas los ojos para devorar una oración completa de un solo golpe, no permites que la mácula participe por completo y, por supuesto, cuanto menos trabaje ésta, más borrosa será tu visión.

Si sacrificas claridad por velocidad, los efectos a largo plazo podrían representar una pérdida crónica de agudeza.

Por consiguiente, nuestro primer objetivo es reintroducir el desplazamiento al proceso de la lectura. Entrena a tus ojos para que observen oraciones completas, o aun palabras completas, o incluso letras completas. ¿Recuerdas cuando aprendiste a escribir? En esa etapa habrías estado plenamente consciente de la forma de cada letra, debido a que apenas aprendías a reproducirla por escrito. Después de aprender los alfabetos hebreo y cirílico en la edad adulta, Maureen comenzó a apreciar las letras como formas físicas; en otras palabras, aprendió a observarlas, de hecho. Para leer en forma apropiada, es necesario que aprendamos a observar nuestro alfabeto de la misma manera.

16.3

Toma esta página, ponla de cabeza y lee una letra a la vez; deja que tus ojos se muevan de un punto a otro conforme buscan, con lentitud y cuidado, la forma de cada letra, parpadeando constantemente al hacerlo. De manera automática, esto te hará más consciente de las letras y te enfocará en el acto físico de ver más que en el significado de las palabras. También te hará más consciente de lo que tus ojos hacen al leer, conciencia que por lo regular perdemos al quedar absortos en el contenido de un libro. Si esto te parece difícil, eso significa que este ejercicio es efectivo en particular para ti.

16.4

Saca una fotocopia de la carta optométrica de Snellen presentada en las páginas 202 y 203 (o compra una en una empresa de productos ópticos), y pégala a la pared. Sitúate lo bastante lejos de ella como para que las últimas líneas no sean fáciles de leer. Deberás poder leer las primeras tres o cuatro con bastante comodidad, bien sea a unos metros o centímetros de distancia. Comienza por leer la última línea que te resulte claramente visible: la tercera, la cuarta o la quinta, por ejemplo. Traza los contornos de cada letra, como si dibujaras los de una letra de imprenta con los ojos. Tal vez te des cuenta de que te tensas tan pronto miras el cartel, puesto que para muchos de nosotros éste representa una prueba en la que fallamos una y otra vez. Por tanto, relájate: respira, separa las rodillas, suelta el abdomen, deja que tus brazos cuelguen a tus costados y parpadea. Mueve la cabeza con suavidad y lentitud, de un lado a otro, a medida que miras. En ocasiones, alza las manos, sostenlas junto a los oídos y menea los dedos; esto estimulará las celdas periféricas y eliminará parte de la tensión de las células centrales.

Después de leer cada una de las letras de la línea, cierra los ojos y visualiza la última que hayas visto. Imagina que es muy grande, negra y sólida, sobre un fondo blanco. Traza sus contornos y muévete de un punto a otro en tu imaginación.

Al abrir los ojos, mira de nuevo la misma letra y observa si está más clara. Ve las siguientes dos o tres líneas inferiores; ¿distingues entre caracteres y espacios? Esto te ayudará a observar áreas más pequeñas de las que por lo regular ves. Regresa a la línea con la que empezaste y comprueba si la captas con mayor claridad. De ser así, mira la línea debajo de ella. De nuevo, muévete de un punto a otro y traza la forma de cada letra, una por una. Si no distingues la letra exacta, observa su forma general y cualquier otra característica, como curvas o barras, que distingas, así como los espacios entre las letras. Después cierra los ojos y repite tu visualización. Ahora regresa a la primera línea que leíste. Parpadea, respira, relaja el cuerpo y agita las manos a los lados de tu cara conforme cambias de un punto a otro en cada letra. ¿Se ven más claras las letras? Detén el ejercicio y toma sol o aplica las palmas de las manos durante unos minutos.

Intenta repetir el ejercicio con cada una de las líneas restantes del cartel, aunque la última línea no parezca más que una mancha negra difusa. Cada vez que termines una línea, regresa a la original. Esto descansa los ojos y, al mismo tiempo y de manera repetida, les da la experiencia de tener la visión clara. Si se cansan, detente un momento, aplica las palmas e imagina la negrura.

16.5

Abre los ojos, voltea la cabeza de modo parcial hacia la izquierda y observa el cartel con el ojo derecho; avanza de un punto a otro con las letras como antes. Después gira la cabeza hacia la derecha y observa el cartel con el ojo izquierdo. Haz lo opuesto: voltea la cabeza hacia la izquierda, cúbrete el ojo derecho con la mano e intenta leer el cartel con el ojo izquierdo; repite del lado derecho. Inclina la cabeza hacia abajo, con la barbilla hacia el pecho, de modo que tus ojos tengan que mirar para arriba para ver el cartel, y lee varias letras en esa posición; luego inclina la cabeza de nuevo de manera que tus ojos deban mirar hacia abajo para leer. Intenta leer mientras mueves la cabeza con constancia de un lado a otro, y así tus ojos tendrán que mirar constantemente desde ángulos diferentes para leer las letras. Estas variaciones pueden ser útiles para personas que sufren astigmatismo, quienes a menudo se percatan de que al cambiar el ángulo en el que ven algo mejora de inmediato la claridad de su visión. También ayuda a romper el patrón de mirar fijo que suele desarrollarse cuando observamos el cartel con ambos ojos por un cierto tiempo. El propósito de este ejercicio particular es mejorar tu desplazamiento.

Con el tiempo descubrirás que tu línea original se vuelve más clara, definida y fácil de leer. Cuando esto suceda, retrocede unos 30 centímetros y comprueba si todavía logras leer las letras contenidas en esa línea con facilidad. De ser así, continúa el ejercicio desde esa nueva distancia. Quizá descubras también que las líneas inferiores se aclaran cada vez más. Si no es así, no te preocupes, el proceso de desplazamiento por sí solo es un buen ejercicio para los ojos, aun si no produce mejoras visibles inmediatas en la claridad.

Los ejercicios del cartel optométrico pueden ocasionar que los ojos se fatiguen al principio. Es importante no permitir que esto suceda, de modo que antes aplica las palmas de tus manos o toma sol. También sugerimos que alternes estos ejercicios y los de desarrollo de la visión distante (16.1 y 16.2).

16.6

De regreso al cartel, utiliza un parche o la mano para cubrir uno de tus ojos, de preferencia el más fuerte si sabes cuál es. (Si no lo sabes, éste es el momento de averiguarlo. Sólo cubre un ojo a la vez y mira la línea del cartel que se encuentra debajo de tu línea "fácil"; cualquier diferencia entre ambos ojos será aparente de inmediato.) Esto le dará al ojo más débil la oportunidad de trabajar y al más fuerte, de descansar. Realiza los ejercicios del cartel desde el principio, cada uno con cada ojo por separado. Quizá te resulte útil darle a tu ojo más débil tiempo extra para realizar el ejercicio, dado que puede necesitar más atención que el fuerte.

Para la mayoría de las personas es demasiado tensionante practicar todos los ejercicios del cartel sin descanso alguno. Recomendamos que los intentes todos, varias veces, y en el orden que hemos descrito, sin dedicar más de 10 minutos en total en un principio a los mismos, y no más de cinco minutos a cualquiera. Cuando hayas experimentado todos, podrás elegir cuál te parece apropiado para ti en diversos momentos y variarlo como creas conveniente.

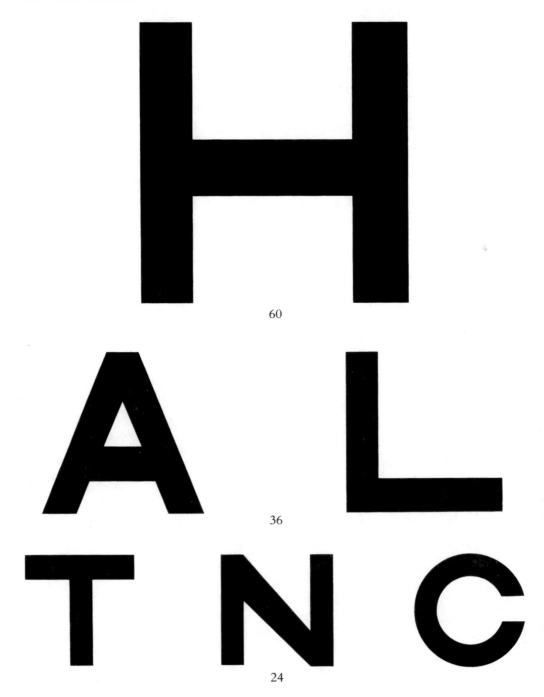

60

36

24

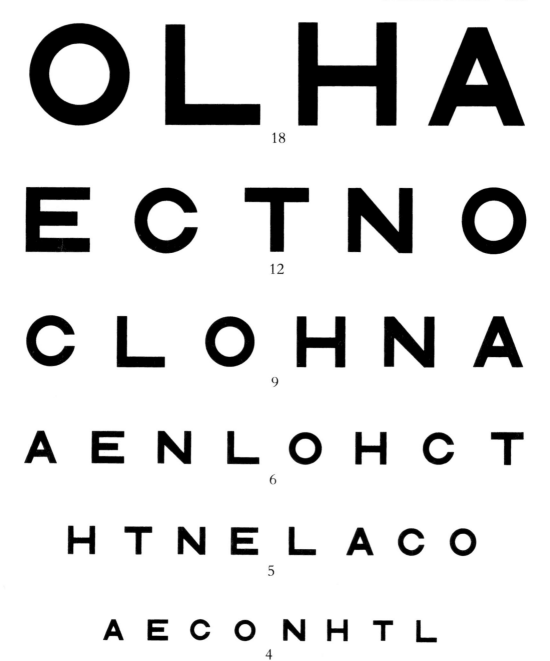

Carta de Snellen

16.7

Observa la página de "Tamaños variados de fuentes" (página 205) y comienza con el más grande o con el segundo más grande, el que te resulte más cómodo. Sostén la página a la distancia que te permita leer con claridad. Si el largo del brazo no es suficiente, pega una fotocopia a la pared, de preferencia iluminada por los rayos del sol. Empieza a leer con lentitud, una letra a la vez; recuerda parpadear y respirar, avanzar de un punto a otro en cada letra y trazar la forma de cada una y los espacios entre ellas. Con tu mano libre, agita los dedos junto a un ojo para estimular las células periféricas, pero no permitas que el ojo de hecho mire hacia tus dedos; mantén ambos ojos en la página.

Asimismo, asegúrate de cambiar ésta a la otra mano de vez en cuando y agitar los dedos de la otra mano junto al otro ojo.

Si ambas manos están libres (y el papel está pegado a la pared), menea las dos en forma simultánea.

Cada minuto más o menos, detente, cierra los ojos e intenta visualizar la última letra que leíste: su forma, sus detalles, la forma del espacio circundante. Si tienes dificultad para visualizar, no te esfuerces para hacerlo, tan sólo intenta recordar lo más que puedas cuál era la apariencia de la letra. Con el tiempo, estos ejercicios ayudarán a desarrollar tu memoria visual.

Después de que hayas leído varias líneas de esta forma —lo cual puede tomarte cuatro o cinco minutos—, cambia de la palabra que estás leyendo a la palabra correspondiente en el bloque del siguiente tamaño de fuente, sin acercar la página. Sigue las letras que ahí se encuentren sin intentar leerlas. Aun si no logras leer una palabra, puedes obtener bastante información al respecto. ¿Distingues cuántas letras tiene, si están abajo o arriba de la línea del medio, si están redondeadas o son angulares? Observa el tercer tipo más grande. ¿Ves los espacios entre las palabras? Para no forzar los ojos, parpadea, respira y agita las manos a los lados de tu cara. No frunzas el ceño. Ahora pasa al cuarto tipo más grande y observa los espacios entre las palabras. Cierra los ojos e imagina que los espacios son muy claros, que la tinta es muy negra y que la página es muy blanca.

Abre los ojos. ¿Es más brillante el blanco? De ser así, regresa al tipo grande. Quizá lo veas mucho más claro y aparentemente más grande. Tu mente mira ahora áreas menores que las que solía mirar antes. Estás utilizando la parte central de tu retina, la mácula. Ésta es una de las mejores formas de desplazamiento.

comienza con el tamaño de fuente más grande o con el segundo más grande, el que te resulte más cómodo. Sostén la página a la distancia que te permita leer con claridad. Si el largo del brazo no es suficiente, pega una fotocopia a la pared, de preferencia iluminada por los rayos del sol. Empieza a leer con lentitud, una letra a la vez; recuerda parpadear y respirar, avanzar de un punto a otro en cada letra y trazar la forma de cada una y los espacios entre ellas. Con tu mano libre, agita los dedos junto a un ojo para estimular las células periféricas, pero no permitas que el ojo de hecho mire hacia tus dedos; mantén ambos ojos en la página.

comienza con el tamaño de fuente más grande o con el segundo más grande, el que te resulte más cómodo. Sostén la página a la distancia que te permita leer con claridad. Si el largo del brazo no es suficiente, pega una fotocopia a la pared, de preferencia iluminada por los rayos del sol. Empieza a leer con lentitud, una letra a la vez; recuerda parpadear y respirar, avanzar de un punto a otro en cada letra y trazar la forma de cada una y los espacios entre ellas. Con tu mano libre, agita los dedos junto a un ojo para estimular las células periféricas, pero no permitas que el ojo de hecho mire hacia tus dedos; mantén ambos ojos en la página.

comienza con el tamaño de fuente más grande o con el segundo más grande, el que te resulte más cómodo. Sostén la página a la distancia que te permita leer con claridad. Si el largo del brazo no es suficiente, pega una fotocopia a la pared, de preferencia iluminada por los rayos del sol. Empieza a leer con lentitud, una letra a la vez; recuerde parpadear y respirar, avanzar de un punto a otro en cada letra y trazar la forma de cada una y los espacios entre ellas. Con tu mano libre, agita los dedos junto a un ojo para estimular las células periféricas, pero no permitas que el ojo de hecho mire hacia tus dedos; mantén ambos ojos en la página.

comienza con el tamaño de fuente más grande o con el segundo más grande, el que te resulte más cómodo. Sostén la página a la distancia que te permita leer con claridad. Si el largo del brazo no es suficiente, pega una fotocopia a la pared, de preferencia iluminada por los rayos del sol. Empieza a leer con lentitud, una letra a la vez; recuerda parpadear y respirar, avanzar de un punto a otro en cada letra y trazar la forma de cada una y los espacios entre ellas. Con tu mano libre, agita los dedos junto a un ojo para estimular las células periféricas, pero no permitas que el ojo de hecho mire hacia tus dedos; mantén ambos ojos en la página.

comienza con el tamaño de fuente más grande o con el segundo más grande, el que te resulte más cómodo. Sostén la página a la distancia que te permita leer con claridad. Si el largo del brazo no es suficiente, pega una fotocopia a la pared, de preferencia iluminada por los rayos del sol. Empieza a leer con lentitud, una letra a la vez; recuerda parpadear y respirar, avanzar de un punto a otro en cada letra y trazar la forma de cada una y los espacios entre ellas. Con tu mano libre, agita los dedos junto a un ojo para estimular las células periféricas, pero no permitas que el ojo de hecho mire hacia tus dedos; mantén ambos ojos en la página.

Tamaños variados de fuentes

Realiza el mismo ejercicio con un pedazo negro de papel entre los ojos. Lee
con tu ojo más débil y agita la mano o un
pedazo de papel junto al ojo más fuerte
(ver figura 16.7), lo bastante cerca como
para que sea visible en todo momento.

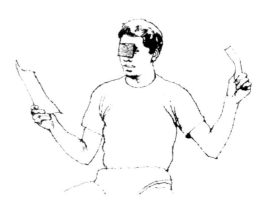

Figura 16.7

16.8

Al igual que la lectura, la escritura puede
constituir un esfuerzo para los ojos o un
ejercicio de gran utilidad. El mejor as-
pecto de la escritura es que tus ojos tienen la oportunidad de seguir el movimiento,
que es un tipo de ejercicio que refresca los ojos en lugar de cansarlos.

El siguiente ejercicio consiste en escribir las letras del alfabeto (cualquier alfabeto), haciéndolas muy grandes y claras, y mantener los ojos enfocados (no fijos,
enfocados) en el movimiento de tu mano al escribir, justo como observarías el movimiento de un pájaro. Después de cada letra, cierra los ojos y visualiza que el bolígrafo
se mueve a medida que la letra adquiere forma. ¿Puedes recordar las diversas direcciones del movimiento del bolígrafo y los cambios en la forma de la letra al completarla?

También puedes realizar este ejercicio con palabras cortas y muy sencillas, cerrar los ojos después de cada letra y visualizar su formación. Aun sin practicarlo de
manera formal, acuérdate, mientras escribes, de observar el movimiento de tu mano
y el crecimiento de las letras. Esto te ayudará a prevenir que tus ojos se cansen.

Encuentra tiempo para tus ojos

Ninguno de estos ejercicios resulta en verdad difícil en el aspecto físico y, sin embargo, a muchos no les es fácil crear un régimen de ejercicios oculares en su vida.
Las razones son muchas. Una de ellas es que son tan sencillos que a veces no creen
que en realidad están haciendo algo, incluso después de obtener buenos resultados
con los mismos.

La resistencia emocional puede también desempeñar una gran parte en impedir
que establezcamos un verdadero compromiso de mejorar nuestra visión. Esta resistencia es muy normal. No nos gusta enfrentar el hecho de que nuestra visión es ma-

la y los anteojos nos permiten ignorarlo. Cuando una persona con una visión de 20/20 comienza a ver borroso, la reacción natural es querer que regrese esa visión clara, *¡lo más pronto posible!*

Ver con claridad no es sólo percibir los detalles, también le da a la persona la sensación de tener control, en tanto que la mala visión la hace sentir indefensa. Se requieren grandes reservas de paciencia y confianza para practicar ejercicios de visión en vez de limitarse a tomar unos anteojos.

Por tanto, prepárate para una cierta cantidad de resistencia. Puede asumir la forma de impaciencia, perturbación emocional y algunas veces simple aburrimiento. Un patrón similar se presenta en la meditación, cuando la mente se resiste a nuestra búsqueda interna al erigir una avasalladora pantalla de aburrimiento. O quizá te sientas nervioso, frustrado o enojado.

Permítete experimentar estos sentimientos y, de ser posible, deséchalos, pero no empeores la situación al resistirte a la resistencia. Reconócela por lo que es, déjala venir y déjala irse.

No te apegues a tus sentimientos negativos, concéntrate más bien en lo que haces *y sigue haciéndolo.*

El paso siguiente es aceptar la visión borrosa como algo apropiado que se tiene. En la mayoría de los casos, la mala visión es un resultado natural de la manera como usamos nuestros ojos. Esto no significa que es tu falta, sino que tienes el poder de cambiar la situación. Sin embargo, ello sólo puede lograrse con paciencia. Pelear contigo mismo, bien sea que condenes a tus ojos, tu cuerpo o tu ser emocional, es lo menos efectivo que puedes hacer. Tal vez te sorprenda saber cuántas personas acuden a nosotros furiosas con sus ojos por haberles hecho eso. Esta actitud debe cambiar por una en la que se afirme: "Está bien que mi visión sea borrosa, por el momento, pero quiero hacer lo que pueda para aclararla, debido a que ello mejorará la salud de mis ojos y de mi cuerpo". En otras palabras, en forma temporal debes preguntar no lo que tus ojos pueden hacer por ti sino lo que tú puedes hacer por ellos.

¿Qué se requerirá para que conviertas a tus ejercicios oculares —y tus recién descubiertas maneras de mirar el mundo— en una parte integral de tu vida? Nosotros y nuestros clientes hemos descubierto que una de las maneras más efectivas es tomar todo un día de manera ocasional y dedicarlo a tus ojos.

Si te parece mucho, detente y piensa en lo que ellos hacen por ti. Incluso el ojo más miope consigue que la vida de su posesor sea mucho más fácil e interesante;

intenta imaginar la vida sin ellos. Si alguna parte de tu ser merece tu atención, son tus ojos.

Si puedes conseguir que un amigo o un grupo de amigos te acompañen, esto enriquecerá tu experiencia y la hará lo bastante divertida como para desear llevarla a cabo de nuevo. Durante cerca de un año, los autores de este libro nos reunimos con otros dos estudiosos serios de la visión y participábamos en sesiones maratónicas de aplicación de las palmas de las manos que duraban hasta seis horas, con varios descansos, desde luego. Meir sostuvo una sesión legendaria que duró 11 horas y piensa que ésta fue la que le permitió, por fin, obtener su licencia de conducir para el estado de California. Maureen, quien ha vivido en la zona de la bahía de San Francisco desde la niñez, encontró que las formas borrosas azuladas que viera a lo lejos durante 20 años se habían disuelto para convertirse en puentes, rascacielos, costas y cimas de cerros con construcciones visibles en ellas. Y lanah, que antes sólo veía 20/80 con una graduación máxima, ahora veía 20/80 sin graduación. Ellen había quedado ciega de un ojo por un vidrio que se le incrustó. Después de tres de estas maratónicas sesiones de aplicación de las palmas de las manos logró distinguir entre la luz y la sombra con el ojo ciego, donde antes sólo había oscuridad; su ojo bueno pasó de 20/15 a 20/6, cerca de tres veces tan bueno como el 20/20 "normal".

Durante estas sesiones grupales, es muy útil turnarse para dar masaje a los hombros, el cuello y en ocasiones la cara de los demás. Si no sabes darlo, pronto adquirirás la habilidad necesaria, al descubrir que el contacto delicado requerido alrededor de los ojos es muy diferente del fuerte que suele agradarle a los hombros. Díganse lo que les ayuda a sentirse mejor y permítete relajarte por completo cuando tus amigos trabajen contigo. Consulta el capítulo sobre masaje (*Sanación personal*), donde encontrarás ideas sobre técnicas de éste para la parte superior del cuerpo. También es recomendable realizar algún estiramiento suave durante tus descansos. Intenta comer lo menos posible, porque si tienes demasiado lleno el estómago puedes sentirte somnoliento.

Tus amigos también te proporcionarán una evaluación objetiva de cuánto ha mejorado de hecho tu visión. Desde luego, el oftalmólogo puede hacer lo mismo, pero a muchos —en particular aquellos con problemas serios de visión— les resulta tan estresante acudir a consultarlo que los resultados de sus pruebas se ven afectados de manera adversa. Por otra parte, quienes te conocen a fondo tienen una noción bastante correcta de cuán bien ves y a menudo se percatan de cambios en tu visión antes que tú. El proceso de mejorarla llega a ser tan gradual que un avance en la agudeza puede quedar establecido sin que lo sepamos siquiera... hasta que un viejo amigo dice con incredulidad: "¿Quieres decir que distingues eso? ¿Hasta ahí?". En muchas ocasiones algunos amigos han empezado a describir o a leer algo a Maureen, sólo para enterarse de que ya lo ve por sí misma. Este recordatorio de cuánto ha cambiado su visión es un estímulo constante para ella.

Por consiguiente, para este fin, después de la sesión de aplicación de las palmas de las manos caminen por el parque o por otra zona atractiva y comenten lo que alcanzan a ver. Como siempre, recuerda que no compites contigo mismo ni con otra persona. No te pongas a prueba ni te exijas ver algo mejor esta semana que la semana anterior. Sólo disfruta el poner a tus ojos a su ritmo. Concéntrate en los ejercicios y los resultados hablarán por sí solos.

A medida que camines, practica tus ejercicios de distancia; deja que tus ojos barran el horizonte y regresen a ti. Si puedes hacerlo sin perder el equilibrio, deja que se muevan juntos en círculos mientras caminas; puede ser más fácil de lo que parece. De no ser así, entonces sólo desplázalos de manera constante y cómoda. Es literalmente imposible que veas todo en tu entorno al mismo tiempo, de modo que aprovecha lo que tus ojos hacen mejor y déjalos moverse de un punto a otro, disfrutando todo lo que ven.

16.9

Busca un lugar abierto: un campo, un lote baldío, la playa o la azotea si ése es el único sitio al aire libre disponible. Lleva una carta optométrica contigo para colgarla de un árbol, una reja o un poste. Párate a una distancia que te permita leer con facilidad las cuatro primeras líneas y toma sol durante unos minutos. Después abre los ojos y empieza a mecerte con suavidad de un lado a otro, parpadea y cambia de foco de un punto a otro mientras te meces. Deja que tus ojos vislumbren con breve-dad el cartel mientras pasa frente a ti, pero no permitas que se fijen en él. Observa el horizonte, mira en todas direcciones, contempla todo lo que te rodea y, de manera incidental, contempla de vez en cuando el cartel. Realiza esto 10 minutos a la vez. Varía lo que ves al cambiar de posición, al cambiar de dirección, al enfocarte en dife-rentes puntos en el horizonte. Piensa en esto como una afirmación de todo lo que *puedes* ver, en este preciso momento. No esperes ver el cartel con más claridad durante el ejer-cicio en sí; la claridad mayor vendrá en forma gradual, con el tiempo. Lo importante en este ejercicio es sentirte cómodo con el cartel, verlo sólo como otro objeto en el en-torno y hacerlo parte de una agradable experiencia al aire libre, en vez de una tortura.

Cuando lleguen a un punto soleado en tu día de mejora de la visión, siéntense y tomen un baño de sol juntos. ¡No se preocupen por lo que piensen otras personas! Nadie llamará a la policía para que se lleve a estos lunáticos. Nosotros hemos tomado sol durante años; casi siempre recibimos algún tipo de respuesta y casi siempre es positiva. La mayoría de las personas nos dice algo amistoso acerca de cuán bien se siente tomar baños de sol; en ocasiones alguien informado reconoce el ejercicio del doctor Bates y desea informarse más al respecto. Por tanto, toma sol con confianza. Después de todo, la gente también sale a hacer cosas mucho más tontas… como asolearse.

En tu día de mejora de la visión, intenta evitar actividades que tensen tus ojos, como leer, ver televisión, ir al cine o realizar algún tipo de trabajo en el que uses mucho los ojos. Después de la aplicación de las palmas de las manos, tu caminata y el baño de sol, dedícate a algo agradable y relajante para tu cuerpo. Ve a que te den un masaje completo (puedes realizar un intercambio con tus compañeros para ello), toma un baño de tina, un sauna o nada. Después sal a cenar algo ligero y, por último, camina de nuevo, esta vez para mirar las estrellas o las luces de la ciudad, lo que abunde más en los alrededores. Este tipo de vista constituye un descanso y un placer para tus ojos y la caminata te preparará para un sueño largo y reparador.

Te recomendamos que no descartes tus anteojos de inmediato. Para actividades que requieran una visión aguda, es mejor usar anteojos que regresar al viejo hábito de forzar los ojos para ver mejor. Si después de un mes de ejercitar tu visión descubres que ésta ha mejorado, te sugerimos que acudas al optómetra para que te ajuste un par de anteojos con menor aumento. Éstos te permitirán manejar, leer el pizarrón o desempeñar cualquier otra función para la cual tus ojos necesiten graduación, aunque sean lo bastante incómodos para recordarte que debes continuar el desplazamiento a través de ellos.

HIPERMETROPÍA

La hipermetropía comienza en la niñez y se debe a que un globo ocular es corto en forma poco usual del frente a la parte de atrás; por lo regular puede corregirse con anteojos o con lentes de contacto. Si empezaste a sufrir hipermetropía más tarde —a mediados de los 40 es la etapa más común en la que se desarrolla—, el trastorno se llama presbicia y se cree que se debe a que el cristalino se entiesa. Esta rigidez limita la capacidad del ojo para cambiar su forma al ajustarse de la visión distante a la cercana. Si descubres que tienes que sostener los documentos y objetos más y más lejos para poder leerlos, es probable que estés desarrollando presbicia. A menudo la gente sufre de miopía y presbicia a la vez, por lo que no ve claro ni de cerca ni de lejos.

Antes de comenzar a leer esta sección, lee y practica los ejercicios incluidos en el capítulo sobre visión de *Sanación personal*. Si eres presbítico, destina al menos entre dos y ocho semanas a practicarlos; si eres hiperópico, dedica por lo menos de dos a cuatro meses. Es probable que te percates de mejoras temporales en tu visión muy poco después de comenzar a practicarlos. Sabrás que estás listo para avanzar cuando encuentres que estas mejoras son ya consistentes.

Al trabajar con la hipermetropía, nuestro objetivo principal es hacer que el ojo sea más flexible, que se abandone la sensación de estrés y tensión mediante la cual se intenta ver y proporcionar las condiciones más favorables para el ojo, de modo que no ocurra una pérdida adicional de claridad.

Después de tu periodo inicial de trabajo con el capítulo sobre visión, adopta el programa siguiente durante dos semanas:

- Dedica media hora al día a la aplicación de las palmas de las manos.
- Toma sol para tus ojos durante no menos de 45 minutos al día; si no hay sol, trabaja con el ejercicio de ver el cielo (capítulo de visión, *Sanación personal*, ejercicios 8.6 y 8.7).
- Practica también los ejercicios de lectura 16.3, 16.5 y 16.7 de este libro (sostén la página tan cerca de ti como puedas mientras logres leerla con claridad). Leer a la luz del sol será más fácil para tus ojos, puesto que la luz contrae tus pupilas y mejora tu enfoque. Mientras realizas los ejercicios de lectura asegúrate de que la luz caiga en forma directa sobre la página. Es importante que dejes que tus ojos y tu cerebro experimenten un buen grado de visión fácil y libre de estrés, pues con el tiempo ésta le ayudará a tu cerebro a dejar de asociar la visión con el esfuerzo.

Mientras lees, observa si te esfuerzas para ver. ¿Sientes una sensación de dureza en los ojos, de tensión en la frente, la quijada o el cuello? Intenta eliminarla al relajar de manera consciente los músculos. Cerrar los ojos un momento y respirar hondo te ayudará. Si encuentras que la luz es demasiado fuerte al principio, tal vez empieces a bizquear para evitarla. No te permitas hacer esto, pues lo único que conseguirás será tensar y endurecer más tus ojos y tu cara. Más bien, toma un baño de sol para tus ojos unos minutos, parpadea en forma leve y continua mientras lees y recuerda desplazarlos continuamente de un punto a otro; todo esto aliviará la mirada fija. También puedes dar masaje a tu frente y mejillas mientras lees, rastrillando con los dedos.

Después de dos semanas puedes comenzar a aumentar la dificultad para tus ojos al acercar poco a poco la página a ti mientras realizas tus ejercicios de lectura. Sin embargo, al hacerlo recuerda que, si bien buscas mejorar tu visión, también intentas relajar los ojos, así que no hagas que se esfuercen demasiado. Incluso si sólo mueves la página una fracción de centímetro cada tercer día, estarás progresando. En este momento te beneficiarás mucho del masaje facial. Masajea tu cara todos los días, como se describe en el capítulo sobre visión de *Sanación personal* (ejercicio 8.1); también será útil que alguien haga lo mismo por ti.

Si eres presbítico, es probable que observes que mejoras más rápido que un hiperópico, puesto que cuanto más se haya sufrido un trastorno, más lento será el cambio. La presbicia puede mejorar después de tres meses; la hipermetropía llega a requerir el doble de tiempo.

DESPRENDIMIENTO DE LA RETINA

La miopía en extremo grave —trastorno que suele iniciarse a una edad muy temprana— puede ser peligrosa para tus ojos. Un globo ocular miope es muy largo del frente a la parte de atrás y este alargamiento irregular puede estirar la retina a tal punto que se rompa o se desprenda. Desde luego, la miopía grave no es la única causa de dicho desprendimiento, pero sí es la principal. Si sufres desprendimiento de retina, debes recibir atención inmediata de un oftalmólogo. La cirugía en estos casos tiene una alta tasa de éxito y se recomienda mucho siempre que sea factible. Sin embargo, por desgracia las mismas condiciones que causaron el desprendimiento original pueden dar paso a nuevos desprendimientos en otras partes de la retina. Para prevenirlo, te sugerimos que empieces los ejercicios de visión tan pronto la retina haya cicatrizado, por lo general de dos a tres meses después de la cirugía. Los ejercicios oculares también pueden ser muy útiles si tu grado de desprendimiento es lo bastante menor como para no requerirse una cirugía, o si es tan grave que la misma no resultaría útil.

Asegúrate de consultar a tu oftalmólogo con respecto a si estos ejercicios son apropiados para ti.

Para prevenir un mayor desprendimiento, evita esforzar tus ojos en exceso y flexionar el cuello, lo que significa doblarlo hacia adelante. Un fuerte impacto en tu cuerpo también es peligroso para la retina; por tanto, procura no practicar ejercicios aeróbicos, transportarte en automóviles sin amortiguadores en caminos en mal estado, pisar con demasiada fuerza y cualquier otro efecto similar.

Lisa, una clienta de Meir, fue muy miope desde la niñez; su visión se había corregido a 20/70, cuando mucho. Poco después de cumplir 20 años sufrió el desprendimiento total de la retina en un ojo y parcial en el otro. Con el ojo cuya retina se había desprendido por completo sólo alcanzaba a ver sus dedos si los acercaba a su cara y los agitaba; más allá su visión era borrosa. La retina desprendida en parte se fijó de nuevo y se sostuvo con silicón. Cuando llegó a ver a Meir, su visión en este ojo era de 20/200 con lentes de contacto y anteojos combinados.

Durante su primera sesión con Lisa, Meir se percató de que casi nunca parpadeaba. Su oftalmóloga había observado lo mismo y lo anotó en su historia clínica, pero no había hablado de ello con la joven. Las primeras instrucciones de Meir a Lisa fueron que realizara ejercicios de parpadeo, así como masaje facial para relajar los músculos alrededor de los ojos que inhibían dicho parpadeo y, *a la vez*, se volvían aún más rígidos como resultado de la falta del mismo. Lisa también aprendió a usar su ojo débil, aunque no para leer ni para otro uso extenuante. Lo empleaba sólo para mirar objetos muy grandes y claros, con el único fin de estimularlo a participar en el acto de ver y equilibrar de alguna manera su visión. Añadió ejercicios de visión de distancia, entre ellos el favorito: observar las olas del mar llegar del horizonte.

Lisa dedicaba dos horas al día a la práctica de los ejercicios oculares. En el transcurso de un año, su visión en el ojo más fuerte había regresado a 20/80 con graduación. La agudeza en el más débil también había aumentado y lo utilizaba con mayor frecuencia.

Como es natural, una retina desprendida debilita la visión en el ojo afectado, lo que causa desequilibrio en el uso de los dos ojos y división del campo visual. Aun si, como en el caso de Lisa, una persona tiene dos retinas desprendidas, muy a menudo un ojo resultará afectado con mayor gravedad. En tales casos necesitas estimular al ojo más débil para que trabaje, aunque sin esforzarlo ni sobrecargarlo.

Deberás proporcionar descanso al ojo más fuerte, el cual tenderá a trabajar en exceso para compensar lo que no puede hacer el más débil. Asimismo, deberás estimular a los dos ojos a trabajar juntos como una unidad, a pesar de sus diferentes agudezas.

Para este trastorno recomendamos que dediques el mayor tiempo posible a la aplicación de las palmas de las manos, como mínimo dos horas y media al día. También sugerimos que tomes sol 20 minutos al día.

El masaje facial será útil si se hace *con gran suavidad y no en el área situada alrededor de los ojos*. Limítalo a la frente, la quijada y la parte inferior de las mejillas.

Mientras tu retina esté desprendida, no realices los ejercicios 8.4 ó 4.2 de *Sanación personal* (mencionados en el capítulo sobre la visión) porque implican flexionar el cuello; espera bastante tiempo después de que pase el periodo de recuperación de la cirugía para volver a fijar la retina y después coméntalo con tu oftalmólogo.

Los ejercicios 8.12 a 8.14 y 8.16 a 8.18, de visión periférica, también se recomiendan en gran medida, en especial si uno de tus ojos es más débil que el otro, dado que ayudan a equilibrar el uso de ambos; el ejercicio 8.15 y la primera etapa del 8.19 deben omitirse pues también implican flexión del cuello; todos se incluyen en el capítulo sobre visión de *Sanación personal*.

Trabaja con la sección de Desplazamiento del mismo capítulo, tal como se describe, y después repite cada ejercicio mientras tapas el ojo fuerte con la mano. Mantén el ojo cubierto por no más de cuatro minutos a la vez, cuatro o cinco veces al día; si sientes tensión en tu ojo más débil, detente de inmediato y aplica la palma de tu mano durante varios minutos antes de repetir el desplazamiento.

Fusión

Recomendamos el ejercicio siguiente, no sólo para el desprendimiento de retina sino para cualquier trastorno que provoque que un ojo trabaje en forma mucho más activa que el otro y, por tanto, impida que se fusionen. Cuando no ocurre tal fusión, el cerebro no logra integrar las dos imágenes separadas que recibe de los ojos, bien sea porque uno es mucho más débil que el otro o porque el cerebro no está listo para crear la visión bilateral. Esto llega a suceder con casi cualquier trastorno visual. Un ojo más débil *versus* un ojo dominante pueden presentar un verdadero dilema.

Si tu ojo más fuerte realiza todo el trabajo, acabará por debilitarse debido al esfuerzo, en tanto que el que es más débil perderá en forma gradual la agudeza que haya tenido.

Sin embargo, si tú te esfuerzas para ver con el ojo más débil, puedes dañarlo con carácter permanente. Lo ideal es que estimules a ambos ojos a trabajar, con sensibilidad hacia el débil y tomando el descanso que sea necesario. El siguiente es un ejercicio excelente para ayudar a recrear la fusión.

16.10

Este ejercicio requiere algo de equipo. Lo primero que se necesita es un par de anteojos de plástico con un lente rojo y uno verde, como los que se usan para las películas en tercera dimensión. Puedes conseguirlos en algunas empresas de productos ópticos. Además, requerirás un pedazo de acetato rojo (que puedes conseguir en tiendas de artículos de arte y entretenimiento) de por lo menos 10 centímetros por 12.5 centímetros, un pedazo de papel blanco del mismo tamaño, un bolígrafo o lápiz rojo, cinta para enmascarar y una pluma luminosa (linterna muy delgada).

Este ejercicio, al igual que todos los oculares, deben hacerse sin anteojos ni lentes de contacto. Sugerimos que apliques las palmas de tus manos antes y después de los mismos.

Siéntate ante una mesa, sin ponerte aún los anteojos, y con el bolígrafo traza en el papel un círculo de dos a cinco centímetros de diámeto y una cruz con las líneas vertical y horizontal de unos cinco centímetros de largo. Coloca el papel sobre la hoja de acetato y ponte los anteojos de plástico. Sostén el papel y el acetato juntos en una mano y observa tu dibujo. Deberás alcanzar a ver tu círculo y tus líneas sólo con tu ojo "verde", puesto que el lente rojo cancelará las líneas rojas de tu dibujo. Si tu ojo "rojo" distingue las líneas, tal vez necesites sentarte bajo una luz más tenue o utilizar un tono de tinta o de lápiz más suave. Sin embargo, por lo general tu ojo "rojo" sólo verá una página en blanco.

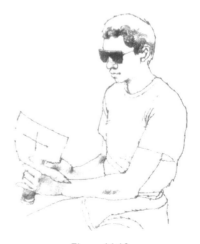

Ahora enciende la linterna y sostenla debajo del acetato y del papel, de modo que su luz se dirija, a través de ellos, hacia tus ojos (ver la figura 16.10). Deberás ser capaz de ver la luz sólo con tu ojo "rojo" , puesto que la combinación del acetato rojo y el lente verde cancelará la luz.

Figura 16.10

Si tu ojo "verde" alcanza a verla, es posible que la luz de la linterna sea demasiado fuerte y bastará con cubrirla con una capa de cinta de enmascarar. Éste no es uno de nuestros ejercicios más sencillos. Ahora que has realizado la parte manual de esta prueba de inteligencia, pasemos a la parte visual de la misma. Recuerda que tienes un ojo que no puede ver el dibujo que hiciste y otro que no puede ver la luz debajo de la página. Lo que intentarás hacer en este ejercicio es trazar los contornos de tus dibujos con la linterna. Para lograrlo, es obvio que necesitas ver tanto las líneas como la luz, y verlas a la vez. Con un ojo que ve sólo la luz y el otro que ve sólo líneas, la única manera de conseguirlo es lograr que trabajen juntos. Cada ojo enviará al cerebro diferente información y el cerebro la integrará en una sola imagen, la de la luz que traza las líneas.

Tal vez te parezca que sigues las líneas con la luz cuando en realidad esto no es así. Para saber si tienes éxito, es probable que lo mejor sea practicar este ejercicio mientras alguien más te mira. De no ser posible, puedes sencillamente observar por encima de los anteojos cada minuto para ver si la luz en verdad se encuentra donde parece estar debajo de la línea. Podría sorprenderte descubrir, por ejemplo, que puedes seguir una línea vertical a la perfección, pero tal vez no distinguir una horizontal por dos centímetros. Si descubres que no puedes realizar este ejercicio en absoluto, ello querrá decir que uno de tus ojos no sólo está débil sino que está reprimido: su información es ignorada por el cerebro. En este caso, aplica las palmas de tus manos durante uno o dos minutos e imagina que puedes seguir las líneas con la luz; empuja los anteojos hacia arriba en tu cabeza y, sin los anteojos, traza las líneas con la luz. Mantén esta imagen visual en el ojo de tu mente, ponte los anteojos de nuevo e inténtalo de nuevo.

Nunca realices este ejercicio durante más de 15 minutos, ya que puede resultar extenuante para tus ojos. Siempre aplica tus palmas después de practicarlo.

Sí importa cuál ojo ve a través del lado rojo y cuál ve a través del verde, ya que el cerebro es más atraído a la luz que a las líneas. Por tanto, lo mejor es dedicar más tiempo a que el ojo débil mire a través del lado rojo (lo cual significa ver la luz), debido a que entonces tiene la oportunidad de ser dominante mientras dura el ejercicio.

DEGENERACIÓN MACULAR

La degeneración macular es ahora la causa principal de la ceguera en Occidente. Es más común en los ancianos, pero su incidencia entre las personas de mediana edad va en aumento. La mácula es el lugar de la retina donde la visión es más aguda, por lo que cuando comienza a deteriorarse la agudeza visual se pierde poco a poco y el resultado final puede ser la ceguera parcial o total. Creemos que varios factores pueden contribuir a la degeneración macular: uso excesivo de la visión cercana y poco uso de la distante; mirada fija; uso de anteojos, lo cual reduce tu campo visual activo y limita el uso de tu visión periférica. Los tres factores colocan bajo indebida presión tu visión central y pueden ocasionar que se debilite.

No sugerimos que no debas emplear tus ojos: un uso sano de los mismos los estimula y los ayuda a mantenerse fuertes. Lo que decimos es que utilizarlos en formas que se opongan a su modo natural de funcionar los debilitará y acabará por dañarlos. Las funciones naturales del ojo incluyen un cambio constante de foco cercano a distante, uso del campo central y el periférico y, más en especial, el movimiento constante de un punto a otro que nosotros llamamos desplazamiento, el opuesto directo de la mirada fija.

La función y la naturaleza de la mácula se describen en detalle en el capítulo sobre visión de *Sanación personal*, en la sección relativa al desplazamiento. Por favor lee todo el capítulo y presta atención particualr a esta sección. Sin embargo, los ejercicios que te resultarán más beneficiosos son la aplicación de las palmas de las manos, para aliviar y prevenir la tensión de tus ojos; la toma de sol, debido a que la mayoría de tus células cónicas sensibles a la luz están en tu mácula y la luz del sol las estimula y las refuerza; asmismo, los ejercicios 8.20 a 8.23, de desplazamiento, refuerzan tu mácula. Pon énfasis también en los ejercicios 16.1 y 16.2 de este capítulo, que combinan el desplazamiento con la visión distante. Esto es importante, dado que casi todos los que sufren de degeneración macular utilizan sus ojos sobre todo para trabajar de cerca y han dejado que su visión distante se deteriore. Los ejercicios periféricos (8.13 a 8.19 del capítulo sobre visión de *Sanación personal*) también pueden ser útiles, al eliminar el estrés de tu visión central y equilibrar el uso de tus ojos.

Quizá te hayan ofrecido con frecuencia terapia láser como tratamiento para la degeneración macular. De acuerdo con la experiencia de nuestros clientes, este tratamiento puede ser útil en ocasiones, aunque en forma limitada, de modo que es una posibilidad que podrás discutir con tu oftalmólogo.

No permitas que tu edad te impida buscar la mejora de tu visión: algunos de nuestros clientes más exitosos han comenzado la pelea contra la degeneración macular a los 70. Uno de ellos, José, tenía 73 años, con una visión de distancia de 20/400 y una visión cercana que era tan escasa que ni siquiera podía medirse. También veía imágenes múltiples como resultado del astigmatismo. Puesto que era farmaceuta, había usado los ojos casi en exclusiva desde una distancia cercana durante muchos años y dependía por completo de sus anteojos; los empleaba aunque no fuera estrictamente necesario. Dado que la visión cercana de José era la más dañada, Meir comenzó a enseñarle los ejercicios de visión distante, junto con el baño de sol y la aplicación de las palmas. Cuando sus ojos se sintieron cómodos al desplazarse hacia objetos situados a lo lejos, José estaba listo para avanzar a los ejercicios de desplazamiento más cercanos y, por último, incluso a los de lectura. También realizó ejercicios y recibió masaje para aliviar la tensión de sus hombros y parte superior de la espalda, que le había provocado una postura encorvada y deterioro en la columna cervical. El trabajo corporal parecía acelerar el avance de su mejora visual, tal vez porque permitía una mayor circulación sanguínea en la cabeza. Su visión distante acabó por mejorar a 20/25 y logró leer con facilidad sin anteojos.

Al igual que con cualquier otro trastorno, el grado de mejora de la degeneración macular varía de una persona a otra y depende hasta cierto grado, no de la condición de los ojos, sino de la condición física general.

Retinitis pigmentaria

En este trastorno la pérdida de visión aparece primero en el campo periférico y por lo regular no se extiende al campo central sino hasta después de unos años. El resultado es la visión en túnel. Dado que el campo periférico contiene la mayoría de los bastoncitos retineanos que funcionan bajo una luz tenue, la visión nocturna resulta afectada con gravedad y algunas veces se pierde por completo.

Hemos trabajado con éxito con varias personas con retinitis pigmentaria. Una de ellas era Bárbara, cuya visión fue normal hasta los ocho años, momento en el cual comenzó a deteriorarse con rapidez debido a dicho trastorno. Al cumplir los 22, cuando comenzó su trabajo con Meir, casi no veía. Lo único que mantenía era un sentido limitado de variación de color y el recuerdo de haber sido capaz de distinguir, durante un paseo en tren, algunos detalles como el lugar y la dimensión. Meir pensó que el movimiento aparente del paisaje por las ventanillas del tren pudo haber estimulado la actividad en su campo periférico, como el movimiento lo hace con los ojos sanos.

En el transcurso de su trabajo de autosanación, se hizo evidente que Bárbara tenía varias secciones sanas diminutas en cada retina. Buena parte de su trabajo se realizó al aire libre, en movimiento, mientras Meir y ella caminaban en las montañas situadas en las afueras de la ciudad. La joven descubrió que podía percibir la diferencia entre la luz y la sombra, y utilizó esto para distinguir formas. Con el tiempo pudo identificar con los ojos las formas de letras impresas de gran tamaño; de hecho, leer.

Bárbara se sentía muy bien. Ahora podía escribir sus tareas y exámenes escolares con marcadores y no con Braille. Podía leer letras grandes. Un día que fue al mercado con su perro guía, eligió un envase de yogur de una repisa con tanta naturalidad que una mujer que se encontraba cerca de ella la acusó de fingir ser ciega para obtener los beneficios financieros correspondientes… ¡lo cual le encantó!

Hemos trabajado con clientes con casos mucho menos graves de retinitis pigmentaria que el de Bárbara. Como es natural, las necesidades de cada persona son diferentes y responden a ejercicios diferentes. Una clienta, aunque en definitiva se le diagnosticó retinitis pigmentaria, respondió con más fuerza al trabajo corporal de tejido profundo en su cuello y su quijada, donde la tensión era tan extrema que evidentemente interfería con sus ojos.

Todos los ejercicios del capítulo sobre la visión pueden ser útiles en el caso de este padecimiento. Hemos encontrado que los ejercicios 8.13 a 8.19, de visión periférica (*Sanación personal*), son excepcionalmente útiles. Ambos hemos tenido varios clientes que han experimentado un aumento temporal de su alcance periférico después de sólo una sesión de trabajo periférico.

También recomendamos que trabajes con luces brillantes o parpadeantes. El equipo para estos ejercicios puede comprarse en casi cualquier ferretería. Necesitas focos de colores, tantos colores como sea posible; un enchufe para la corriente eléctrica pegado a un cable eléctrico (cable para corriente) y un adaptador que se inserta entre el enchufe y el foco y hace que éste se apague y se encienda a intervalos regulares. Si no encuentras adaptador, te servirá cualquier otro aparato que haga que el foco parpadee cada uno o dos segundos.

16.11

La luz parpadeante ayuda a estimular las áreas de la periferia donde se ha perdido visión. Para usarla, siéntate primero en una habitación que se haya oscurecido lo más posible y aplica las palmas de las manos sobre tus ojos durante cinco minutos para relajarlos. Comienza con el foco rojo, ya que es el color que la mayoría de la gente ve con facilidad y con el que se siente más cómoda. Cubre por completo el ojo que esté en mejor estado al sostener un pedazo de tela sobre él con una mano.

Deja que parpadee la luz roja. Sostenla como a dos centímetros de tu cara y muévela alrededor de todo el campo visual que el ojo pueda haber tenido. ¿Distingues cuándo está encendida y cuándo apagada? ¿Distingues su color? Si te das cuenta de que está parpadeando, cuentas con algo para trabajar.

Cobra conciencia de que tus células retinales pueden cansarse con gran rapidez. Si sólo percibes el parpadeo durante medio minuto antes de perderlo, practica durante medio minuto a la vez y después aplica las palmas de tus manos sobre tus ojos durante cinco minutos. Si no lo pierdes con rapidez, observa el parpadeo durante tres minutos cada vez entre una sesión breve de aplicación de las palmas y otra.

Cuando puedas identificar la luz roja —aun si ésta algunas veces se vuelve rosa y otras, blanca—, habrás llegado a una etapa en la que la poca visión con la que cuentes en tu ojo dañado puede ya soportar a la visión mejor que tienes en tu otro ojo. Sin permitir que tu cabeza se mueva o siguiéndolo con los ojos, sostén el enchufe y muévelo de arriba abajo y de lado a lado, para determinar a qué distancia lo ves y dónde acaba tu alcance visual. Descubre qué tanto hacia arriba, hacia abajo, hacia la izquierda y hacia la derecha puedes mover el foco y aun así verlo, sin mover la cabeza o los ojos. Intenta encontrar el área donde el foco se pone borroso o poco claro; tal vez puedas ver sólo el color o alcances a ver el parpadeo sólo de manera ocasional. Mantén la luz en esta área borrosa y muévela hacia arriba y hacia abajo, de atrás para adelante y en círculos, todo dentro de ese campo pequeño donde apenas puedes verla. Cierra los ojos e imagina que la ves con claridad y después ábrelos y mueve la luz de nuevo. Observa si tu imagen del foco se vuelve más clara o brillante. De ser así, aleja un poco el foco, de modo que de nuevo comience a ser apenas visible, y repite todo el proceso. De no verlo, mueve el foco de vuelta al sitio donde lo veías con bastante claridad y sencillamente muévelo en tantas direcciones como sea posible dentro de ese claro campo de visión… y después inténtalo una vez más desde el principio.

Si tienes problema con la periferia más lejana, comienza por sostener la luz de modo que primero estimule tu campo central y después, en forma gradual, muévela para estimular el borde de la periferia. Si tienes un "anillo de ceguera", esto es, si tu visión central y la periferia externa están activas, pero la periferia interna está dañada, practica el ejercicio en forma alternada, moviéndote tanto del centro hacia afuera, hacia el anillo ciego, como de la periferia interna lejana hacia el anillo ciego. Si tu ceguera es en pedazos, trabaja desde cualquier área en la que veas bien hacia aquella en la que pierdes la visión.

Prueba con todos los colores, pero dedica la mayor cantidad de tiempo a trabajar con aquellos que veas mejor. Detente cada cinco minutos para aplicar las palmas de las manos durante cinco minutos y así evitar agotar las células recién estimuladas. Si lo deseas, trabaja con un ojo a la vez o con dos focos de manera simultánea o alternada. Si utilizas dos, lo mejor es emplear focos del mismo color al mismo tiempo.

De manera ideal, pide a alguien que sostenga el foco ante ti (ver la figura 16.11), puesto que entonces no habrá duda acerca del campo visual, o de exactamente cuánto se movió el foco antes de que tu percepción de él cambiara,

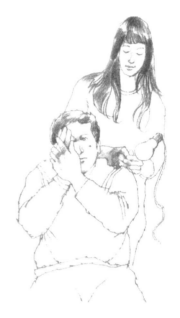

Figura 16.11

etcétera. Si tu trastorno es lo bastante grave como para bloquear tu sentido del color, pide a tu compañero que cambie el color del foco sin decirte de qué color se trata, para que intentes determinar por ti mismo qué color ves.

Algunos oftalmólogos piensan que la luz del sol acelera el proceso de deterioro cuando se sufre retinitis pigmentaria. No deseamos oponernos a los consejos que pueda darte tu médico, de modo que cualquier decisión de practicar o no el ejercicio de tomar baños de sol debe quedar a tu criterio absoluto. Sin embargo, hemos descubierto que este ejercicio ha sido beneficioso para las personas con retinitis pigmentaria. Si tu oftalmólogo —y sólo en este caso— no se opone a la práctica de tomar sol, inténtalo y juzga por ti mismo si te resulta útil. Muestra a tu médico la sección de baño de sol del capítulo sobre visión (*Sanación personal*) y analízalo con él con todo cuidado. En cualquier caso, si decides efectuar este ejercicio, lee la sección con atención y sigue las instrucciones con precisión, de modo que no perjudiques tus ojos.

La aplicación de las palmas de las manos es para los ojos dañados lo que el descanso en cama representa para un cuerpo lesionado. Durante los primeros seis meses de tu régimen de ejercicios, aplícalas durante dos horas al día. Los resultados de este descanso profundo te asombrarán.

Los ejercicios de desplazamiento serán muy útiles si los realizas con las áreas más funcionales de tus ojos cubiertas, concentrándote en la menos funcional. Imagina al hacerlo que el área más débil del ojo es lo único con lo que cuentas para ver y utiliza el desplazamiento para captar todos los detalles posibles.

Si puedes leer, bien sea que te resulte fácil o difícil, practica los ejercicios de lectura que te parezcan adecuados.

GLAUCOMA

El glaucoma, o hipertensión de los ojos, es un factor estresante que en niveles bajos quizá no sea un problema en sí mismo, pero puede provocar otros problemas, como pérdida de la visión periférica y daño del nervio óptico. En niveles más altos el glaucoma causa ceguera.

Si te ha aumentado la presión del ojo y tu oftalmólogo ha sugerido el uso de medicamentos, tal vez desees obtener una segunda y una tercera opiniones antes de empezar a tomarlos. Consulta a especialistas que hayan trabajado de manera amplia con el trastorno. Una vez que se introducen los medicamentos, el cuerpo se vuelve dependiente de los mismos y se dificulta mucho vivir sin ellos, ya que debilitan cualquier capacidad que el ojo tenga para manejar la mayor presión. Tal es la razón por la que muchos de los mejores oftalmólogos no se apresuran para iniciar a sus pacientes en el uso de medicamentos. Éstos podrían ser necesarios cuando la presión ocular es inestable. Por ejemplo, si la presión de tu ojo salta de pronto de 18 mm Hg a 26, esto podría causar ceguera. Si la presión hubiera subido a 26 en forma gradual y se hubiera estabilizado ahí, el cuerpo se habría ajustado a ella y el peligro de quedarse ciego habría disminuido. De tal manera, asegúrate de consultar a un médico en quien confíes, para que puedas seguir sus instrucciones con total seguridad. No realices ninguno de los ejercicios presentados en este libro sin solicitar primero la aprobación de tu médico.

Tu primer objetivo al trabajar con el glaucoma será concentrarte en los síntomas, para mejorar tu visión periférica y fortalecer la actividad de tu nervio óptico. REDUCIR LA PRESIÓN DE TUS OJOS REQUERIRÁ UN LARGO TIEMPO Y NECESITARÁS PRACTICAR LOS EJERCICIOS CON FIDELIDAD DURANTE ESE LAPSO. NO ESPERES A QUE LA PRESIÓN REGRESE A SU NIVEL ANTERIOR AL GLAUCOMA, PUES ESTO POR LO GENERAL NO SUCEDE. SI SE ESTABILIZA EN ALGUNA PARTE ENTRE EL NIVEL NORMAL Y EL QUE IMPLICA PELIGRO, HABRÁS LOGRADO UN GRAN ÉXITO.

Nosotros creemos que el glaucoma, sean cuales sean los síntomas patofisiológicos que presente, se desarrolla en un inicio como resultado del uso incorrecto de los ojos: tanto de un uso desequilibrado de ambos, en el cual uno de ellos trabaja duro y el otro está reprimido o no se utiliza, como de un uso desequilibrado de diferentes partes del ojo, por lo regular consistente en forzar el campo central y al mismo tiempo descuidar la periferia.

Por tanto, recomendamos que trabajes de manera amplia con los ejercicios de visión periférica, 8.13 a 8.19 del capítulo sobre visión (*Sanación personal*), para corregir la pérdida de visión periférica y equilibrar el uso de los dos ojos. Muchas de las células del campo periférico son bastoncitos retineanos, que están activas bajo luz tenue. Las células periféricas también son estimuladas por el movimiento. Puedes utilizar ambos atributos para estimular y, por tanto, para fortalecer las células periféricas al caminar bajo la luz de la luna o de las estrellas, lo más lejos posible de la luz artificial. Tanto la luz tenue como el movimiento despertarán a la periferia en una forma muy suave y no estresante, al usar células que por lo regular no tienen oportunidad de funcionar. Si has experimentado una gran pérdida periférica, trabaja con los otros ejercicios periféricos durante varias semanas antes de realizar éste y quizá sea mejor que pidas a alguien que te acompañe.

Sin embargo, tu trabajo no debe limitarse al campo periférico. Los ejercicios de desplazamiento (8.20 a 8.24 de *Sanación personal*) se recomiendan ampliamente para mejorar el funcionamiento de tu campo central de visión. Si tienes un ojo que es más fuerte que el otro en forma significativa, trabaja en el ejercicio de fusión, 16.10 de este capítulo.

Los ejercicios siguientes deben realizarse sólo después de por lo menos tres meses de práctica de los ejercicios básicos antes sugeridos, cuando tus ojos estén cómodos y relajados y hayas comenzado a percatarte de alguna mejora en tu visión. Son ejercicios diseñados para reducir o estabilizar, al fin y al cabo, la presión de los ojos. Deben realizarse con enorme paciencia. Si no los practicas en forma relajada, si tienes demasiada prisa para obtener resultados, tu ansiedad puede incluso producir un aumento de la presión ocular.

Y recuerda que incluso la estabilidad puede ser una señal de progreso, como lo es en cualquier trastorno que implique deterioro. Hemos visto a clientes correr a consultar a sus médicos después de una sesión visual, con la esperanza de encontrar que su presión ha bajado, y se han desilusionado al ver que sólo se ha estabilizado. Intenta hacer que tus expectativas sean realistas y apreciar cada mejora que puedas lograr, incluso la estabilización.

Si ya empezaste a utilizar gotas para los ojos, pregunta a tu oftalmólogo si hay alguna posibilidad de reducir su uso. Explícale lo que estás haciendo y pídele su ayuda. Tu avance deberá ser vigilado con mucho cuidado por tu médico durante esta etapa. Y, desde luego, éste deberá aprobar los ejercicios.

El primer ejercicio es el masaje facial, como se describe en el ejercicio 8.1, en el capítulo sobre visión (*Sanación personal*). Creemos que la tensión en los músculos faciales crea presión que puede añadirse a la presión dentro de los propios ojos. Lo mejor será que practiques el masaje primero en ti, antes de pedir a otra persona que te lo dé, para que puedas identificar qué nivel de presión en la cara te parece cómodo y seguro. Por lo menos deberás dedicar diez minutos dos veces al día a masajear tu cara, comenzando con mucha suavidad y aumentando la presión poco a poco, a un ritmo cómodo.

El segundo ejercicio es la aplicación de las palmas de las manos. Por lo regular recomendamos que se practique, y en gran cantidad, como herramienta esencial. Es el más básico de todos los ejercicios curativos para los ojos. Sin embargo, en el caso del glaucoma hay una dificultad: estar a oscuras tiende a aumentar la presión ocular de alguna manera. No obstante, hemos descubierto que esto se compensa con el efecto en extremo relajante que causa la aplicación de las palmas, tanto sobre el nervio óptico —que puede tender a dañarse con el glaucoma— como sobre los músculos del ojo y de la cara. La reducción en la tensión de estos músculos ayuda en última instancia a reducir la presión del ojo. Recomendamos que practiques la aplicación de las palmas en sesiones breves de diez minutos, tantas veces al día como te sea posible.

Para el tercer ejercicio, de visualización, necesitas un compañero, alguien que no sufra glaucoma. Siéntate en una habitación oscurecida en forma agradable pero no total. Cierra los ojos, relaja tus ojos y tu cara como lo haces antes de la aplicación de las palmas y roza tus párpados cerrados con las puntas de tus dedos. No ejerzas presión alguna en los ojos, pues esto puede lesionarlos, en especial la retina. Sigue tocando apenas los párpados cerrados a medida que visualizas que las puntas de tus dedos penetran lentamente en los globos oculares.

Imagina que los globos están suaves por completo y que se suavizan cuando los tocan. Ahora toca un párpado de tu compañero. Siente el grado de suavidad de ese ojo y compáralo con cómo sientes los tuyos. Imagina que tus ojos se sienten tan suaves como el de tu compañero. El toque suave puede de hecho ayudar a tus ojos a relajarse lo suficiente como para suavizarse ligeramente; en cualquier caso, la visualización resulta relajante para los ojos y la mente. Después de uno o dos minutos, detente y masajea con suavidad el área alrededor de tus ojos. Visualiza que tus dedos suavizan las áreas que tocan, incluso los huesos de la cuenca del ojo.

Siempre que practiques tus ejercicios de visión de ahora en adelante, detente en forma intermitente para cerrar los ojos, tocar tus párpados e imaginar que tus ojos se suavizan.

Queratocono

El queratocono es un trastorno progresivo en el cual la córnea del ojo asume, de manera gradual, una forma cónica. Además de los cambios en la acción refractaria del ojo, el enrojecimiento y la sensación de tensión, este trastorno genera el peligro del adelgazamiento y el desgarre de la córnea. En tales casos es posible que haya que reemplazarla quirúrgicamente.

Hay dos maneras de tratar el queratocono, además de la cirugía. Una de ellas es el uso de lentes de contacto diseñados para ejercer presión sobre la córnea y ayudarla a mantener su forma original. La otra son los ejercicios oculares.

Leonardo, de cuarenta años, sufría queratocono y llegó a trabajar con Meir después de que su trastorno había avanzado hasta el punto en el que ya no podía usar lentes de contacto. Temía que un trasplante de córnea era lo único que podría ayudarlo. Se había vuelto dependiente de los ahora inútiles lentes, en especial en su ojo derecho, que era el más débil. Como sucede con muchas personas que sufren este mal, la luz fuerte molestaba sus ojos y lo deslumbraba, a lo cual respondía frunciendo el ceño para no dejar pasar la luz. Junto con el masaje para relajar sus músculos faciales de este constante fruncimiento de ceño, Leonardo encontró que el baño de sol, en todas sus variedades, era el ejercicio que más le ayudaba. Reducía su sensibilidad a la luz y eliminaba la sensación de deslumbramiento que había sufrido, haciendo innecesario que frunciera el ceño. También mejoró en gran medida al realizar los ejercicios 8.10, de parpadeo, y 8.15, de visión periférica (*Sanación personal*).

Sin embargo, en vez de practicar el ejercicio 8.10 en la oscuridad, como suele hacerse, Leonardo lo realizaba bajo una luz fuerte, mientras le daba masaje a su frente, y descubrió que esto enriquecía sus ejercicios de baños de sol. También se benefició con sesiones diarias de aplicación de las palmas de las manos, así como con masaje facial y de la parte superior del cuerpo.

Debido a que su tensión se había acumulado a lo largo de muchos años, Leonardo necesitó cerca de cuatro meses de sesiones semanales de trabajo ocular y corporal antes de observar un cambio significativo en su estado. Más o menos en ese momento, descubrió que su capacidad de tolerar la luz había aumentado en forma drástica y también que ahora podía usar sus lentes de contacto con comodidad, sin efecto negativo alguno. Ha podido posponer la cirugía de córnea en forma indefinida. Aún necesita sesiones ocasionales para sostener su avance. Su visión, que cuando empezó su programa de ejercicios era de 20/200 en el ojo fuerte y de 20/400 en el débil, ahora mide 20/80 y 20/200. (Su oftalmólogo se mostró sorprendido, aunque no curioso por esta mejora.)

Durante los primeros tres meses de trabajo con el queratocono, dedica de 40 minutos a una hora al día para tomar sol o mirar el cielo, ejercicios 8.6 y 8.7 de *Sanación personal*, y cerca de una hora al día a los ejercicios de desplazamiento, parpadeo y periféricos, en particular los descritos en la historia de Leonardo.

Procura que tu cara reciba la mayor cantidad posible de masaje, tanto por parte tuya como de otras personas. Si cuentas con un grupo de apoyo, ellos pueden hacerlo por ti. Este tipo de masaje se describe en el capítulo sobre visión, ejercicio 8.1 (*Sanación personal*).

A las técnicas que ahí se incluyen añade lo siguiente: con los ojos cerrados, pide a tu compañero que presione ligeramente tu frente con todos los dedos de sus manos y después los agite sin levantarlos, como para hacer vibrar los músculos de la frente.

Después de tres meses podrás reducir a la mitad los ejercicios de baño de sol y aplicación de las palmas y el masaje facial a una vez por semana.

Ambliopía y estrabismo

En el estrabismo, los problemas visuales pueden deberse al desequilibrio de los músculos externos de los ojos, pero en muchos casos éste es resultado de que el cerebro no integra bien la información visual proporcionada por los dos ojos. Por tanto, al trabajar con este trastorno, debemos involucrar al cerebro para que, de manera consciente, vea con ambos ojos. Trabajar con un ojo perezoso es similar. Muchas personas que lo padecen tienden a no usar ese ojo en absoluto, y cualquier información que éste llegue a mandar al cerebro se reprime en forma inconsciente. Algunas veces un ojo perezoso puede, de hecho, tener buena agudeza. En tal caso, tu interés principal deberá ser ayudar a los dos ojos a trabajar juntos como una unidad, o "fundirse". Si el ojo perezoso también tiene poca agudeza, necesitarás trabajar en eso, así como en la fusión.

Bien sea que sufras de estrabismo o de ambliopía, debes empezar tu programa al trabajar con el capítulo sobre visión (*Sanación personal*) durante dos semanas y realizar todos los ejercicios, tal como se describen, sin énfasis especial. Naturalmente, algunos te parecerán más útiles que otros y otros te resultarán más placenteros, pero pruébalos todos. Incluso si no eres miope, puedes beneficiarte con los ejercicios de visión distante o de lectura presentados en este capítulo: hemos visto que las personas mejoran de una visión de 20/20 a 20/6 mediante los ejercicios de desplazamiento.

Ambliopía

Si tu ojo más débil es miope o hiperópico, consulta las secciones que tratan estos problemas y sigue las instrucciones ahí incluidas. Sin embargo, sea buena o mala tu agudeza, deberás poner énfasis en los ejercicios de desplazamiento, tanto de cerca como de lejos. El desplazamiento se usa en los ejercicios bajo diferentes títulos: "desplazamiento", en los ejercicios 8.20 a 8.24 en el capítulo sobre visión (*Sanación personal*); "Visión distante", en los ejercicios 16.1 y 16.2 de este capítulo, y "Lectura", del 16.5 al 16.9. Durante alguno de ellos, y en otros momentos a lo largo del día, puedes tapar o cubrir tu ojo más fuerte durante no más de cinco minutos a la vez y realizar el ejercicio —o cualquier otra actividad— sólo con el ojo más débil. Hacer esto durante periodos amplios de tiempo puede tensionar al ojo más débil y anular los beneficios, pero practicarlo de manera regular y frecuente durante lapsos breves acostumbrará al ojo más débil a trabajar sin tensión. Mientras trabajas con el parche, estimula tus células periféricas al agitar los dedos a unos 20 centímetros al lado del ojo que está trabajando; esto también ayuda a aliviar la presión que se ejerce sobre él.

Ahora que capturaste la atención del ojo ambliópico pon énfasis en la relajación de los ojos; de nuevo, tu objetivo es evitar agotar al ojo recién activo. Lee la sección sobre la aplicación de las palmas de las manos (ejercicio 8.5 de *Sanación personal*) y practícala dos horas al día por lo menos durante una semana, o hasta que sientas que tus ojos se han relajado de verdad. Puedes dividir las dos horas en varias sesiones de veinte minutos si lo deseas, pero, cuanto más larga sea cada una, más profundo será su efecto.

Después de esta preparación (no antes), comienza a trabajar de manera intensiva con los ejercicios de visión periférica, 8.13 a 8.19, capítulo sobre visión de *Sanación personal*. Si intentaras practicarlos desde un inicio, es probable que terminarías por realizarlos con sólo tu ojo más fuerte, de modo que es muy importante que trabajes en el desplazamiento y la relajación antes de avanzar a éstos. Si bien están diseñados para realizarse con ambos ojos a la vez, asegúrate de practicar cada ejercicio como se describe y después *repetirlo usando sólo el ojo más débil*. Practica estos ejercicios de manera fiel durante un mes.

Por último, practica el ejercicio de fusión, 16.10, para coordinar los dos ojos.

Estrabismo

Trabajarás para utilizar y fortalecer los músculos externos de tus ojos, para hacerlos fuertes, flexibles y capaces de permitir cualquier movimiento que pueda requerirse para usarlos por completo. Comienza con el ejercicio 8.2 en el capítulo sobre visión (*Sanación personal*) y continúa con los ejercicios de parpadeo, 8.9 a 8.11. Todos éstos te ayudarán a que tus músculos externos adquieran más fuerza y control, como lo harán los ejercicios adicionales siguientes. (Realizar acostado los dos ejercicios presentados a continuación te relajará más.)

16.12

Cubre un ojo con una mano y mueve el otro ojo en círculos, varias veces en cada dirección. Puedes hacerlo a lo largo del día, siempre que tengas un momento libre.

16.13

Mira con ambos ojos lo más lejos que puedas hacia arriba, hacia abajo, hacia la izquierda y hacia la derecha. Después combina los movimientos al mirar primero hacia arriba, luego —mientras sigues mirando hacia arriba— mover ambos ojos ligeramente a la derecha, de modo que ahora miren en diagonal ascendente. Mantén los ojos en esta posición por espacio de tres respiraciones profundas —inhalaciones y exhalaciones—, parpadea varias veces y después mueve los ojos —todavía mirando hacia arriba— hacia la izquierda. Mantenlos ahí durante tres respiraciones, parpadea varias veces y mira hacia abajo.

Mientras lo haces, repite todo el proceso. Mira a la izquierda y, a la vez, mueve ambos ojos hacia arriba y hacia abajo; mira a la derecha y en esa posición mueve los ojos para arriba y para abajo, como se describe. Si sientes algún dolor o sensación de tensión, detente y aplica las palmas de tus manos durante varios minutos antes de continuar.

Mueve ambos ojos en círculos lentos y completos. Cuando muevas los ojos en círculos, primero enfoca en algún objeto que se encuentre directamente adelante de ti y cerca de ti, y gira tu punto de enfoque a su alrededor, de modo que el círculo que tus ojos hagan cubra sólo un pequeño campo. Después, de manera gradual, expande el tamaño de tu círculo, hasta que éste abarque los puntos más lejanos de tu campo periférico. Por ejemplo, puedes empezar con sólo mirar tu nariz ante un espejo y tu círculo cubriría sólo la mitad de tu cara; sin embargo, terminarías con un círculo que abarcaría el piso, el techo y las esquinas más lejanas de la habitación.

También puedes intentar realizar este ejercicio con los ojos cerrados, concentrándote en la sensación del movimiento más que en lo que ves: esto tal vez resulte difícil al principio, pero te ayudará a crear más movimiento dentro de tus ojos.

Los ejercicios anteriores no son fáciles y es probable que desees tomar descansos frecuentes durante su práctica. En dichos descansos sentirás un gran alivio si aplicas las palmas de tus manos, si le das masaje a tu cara y a la zona alrededor de tus ojos y aplicas compresas tibias sobre los ojos cerrados. Muchas personas usan una compresa remojada en una hierba, la cual puedes buscar en tiendas de productos naturistas. Sin embargo, hay que tener cuidado con que no manche la piel. Si nada de esto ayuda, descontinúa los ejercicios por ese día, lleva a cabo una larga sesión de aplicación de las palmas de las manos más bien e intenta de nuevo el día siguiente. Tal vez descubras que la incomodidad inicial desaparece con gran rapidez. Practica estos ejercicios durante dos meses antes de avanzar al siguiente, enfocándote en el papel del cerebro. Es posible que tengas doble visión. De no ser así, cobra conciencia de que estos ejercicios pueden producirla de manera temporal, y que ésta puede ser una buena señal, puesto que significa que el cerebro recibe información hasta ahora reprimida del ojo más débil. Te recomendamos que practiques la aplicación de las palmas antes y después de estos ejercicios.

Consulta el ejercicio de fusión, 16.10, en este capítulo.

24.14

Necesitarás un pedazo grande de papel y un lápiz. Con gran lentitud, traza una línea que se extienda desde la mitad del papel hasta arriba, lejos de ti, y, al hacerlo, no enfoques en la línea misma, sino en el lápiz, dejando que tus ojos viajen hacia arriba y hacia abajo del largo del mismo con lentitud y en forma continua. Ahora traza otra línea, que comience esta vez en la parte superior de la página, y llévala hacia la mitad, más cerca de ti; de nuevo, deja que tus ojos viajen en forma continua y repetida hacia arriba y hacia abajo del largo del lápiz. Toma un descanso de uno o dos minutos, y retira la vista del papel a lo lejos, fuera de la ventana de ser posible, o simplemente cierra los ojos e imagina que observas un horizonte distante. Continúa con este ejercicio durante ocho a 10 minutos, toma descansos frecuentes para observar a lo lejos y después aplica las palmas de las manos unos 10 minutos.

Practica el ejercicio 8.18 del capítulo sobre visión (*Sanación personal*) y después regresa al ejercicio 16.13 de esta sección; esta vez hazlo sólo con tu ojo más débil, en tanto que cubres el más fuerte con un parche o con la mano.

De manera inicial, dedica sólo un mes a trabajar con estos ejercicios de fusión a diario. Trabajar demasiado tiempo o demasiado arduo en ellos tan sólo ocasionará tensión y obstaculizará tu avance hacia la fusión. Transcurrido el mes, regresa a ejercicios más básicos, como la aplicación de las palmas, el baño de sol, el desplazamiento y el parpadeo. Tal vez te interese trabajar con el resto de tu cuerpo: realizar ejercicios de visión a menudo aumenta tu conciencia de tu cuerpo en general. Si has descubierto un área que necesita atención, como tu espalda, consulta el capítulo o capítulos de este libro que ofrecen información al respecto. Es posible que te resulte útil olvidarte por completo de tus ojos durante un mes y concentrarte en tu cuerpo. Después de ese periodo, vuelve a los ejercicios de fusión y comprueba si los resultados obtenidos con ellos han mejorado.

Quizá te percates de que, aunque has avanzado, tu estrabismo se presenta de nuevo cuando estás cansado o estresado.

Si tienes un hijo con estrabismo, obtén un diagnóstico de un oftalmólogo lo más pronto posible. ¿Está ciego de un ojo o ciego en parte? En tal caso, debes empezar a trabajar con ejercicios lo más pronto posible. La visión se desarrolla temprano en el cerebro y tú querrás impedir que el bebé desarrolle un ojo perezoso. Asimismo, es muy probable que descubras que un bebé de dos meses es más cooperativo que uno de 18.

Es posible que tu médico recomiende un parche. Esta medida es correcta, pero sólo por lapsos breves de unos cinco minutos. El problema con el uso de parches es que, si bien fuerza al ojo débil a trabajar, también envía un mensaje al cerebro de que sólo puedes ver con un ojo o con el otro, no con ambos juntos. Para fortalecer los dos ojos a la vez, utiliza un pedazo pequeño de cinta para enmascarar y pega un pedazo de papel de unos 2.5 centímetros cuadrados entre los ojos del bebé, justo arriba de la nariz. A un bebé muy pequeño no le importará esto y puede mantenerlo ahí durante horas. Mientras el papel esté pegado, puedes atraer su atención hacia varios objetos en movimiento o luces parpadeantes, manteniéndolos en movimiento mientras los ojos del bebé los siguen. Aun sin el papel, es buena idea animar al bebé a observar objetos en movimiento, entre ellos móviles que cuelguen arriba de su cuna.

Agitar los dedos en el campo periférico del bebé también ayuda a mantener activos ambos ojos. Los niños tienen un corto espacio de atención, de modo que hacer esto con frecuencia pero por breves lapsos tal vez sea más fácil para ambos.

Ten cuidado con la cirugía.

CATARATA

Una catarata es la opacidad del cristalino, o de una parte del cristalino, del ojo. Se piensa que es causada por un cambio en la estructura de las proteínas de las que está hecho el cristalino. Una vez que aparece una catarata, tiende a aumentar de tamaño y a expandirse en forma gradual sobre el lente y hacer borrosa la visión. Si tienes una catarata, es probable que tu oftalmólogo recomiende su extirpación quirúrgica. La mayoría de los oftalmólogos prefiere operar sólo después de que la catarata haya "madurado", esto es, no antes de que esté relativamente grande y densa y cause una pérdida sustancial de visión.

En ese momento puede retirarse el lente completo y algunas veces reemplazarse con un implante de cristalino artificial. En una época las cataratas eran la causa principal de la ceguera en los adultos. Hoy, la cirugía de este mal es una de las grandes historias de éxito de la oftalmología.

Cualquier cirugía implica riesgos y la de las cataratas no es la excepción. Mediante nuestro trabajo hemos conocido a personas para quienes la operación no fue exitosa del todo, así como otras para las cuales no es una opción. Algunos sencillamente prefieren evitar cirugías de cualquier tipo. En nuestra experiencia, la cirugía puede retrasarse o evitarse por completo al mejorar la visión por medio de la relajación y de ejercicios.

Ésta es una importante elección personal y debe hacerse con la mente abierta y sobre la base de la mayor cantidad posible de información. Sabemos de una mujer que ha estado ciega por cataratas durante 10 años y, sin embargo, se niega a la operación debido a su inquebrantable fe en la sanación natural. En nuestra opinión, este tipo de fe está muy cerca del fanatismo y no redunda en su beneficio. No obstante, si tu visión se está deteriorando por catarata, podrías considerar la cantidad que aún tienes y sopesarla contra los posibles efectos negativos de la cirugía. Si tu visión es débil, pero aún resulta funcional, puede valer la pena que trabajes para mejorarla de manera natural. Nuestra regla general es que, si es todavía mejor que 20/200, los ejercicios podrían ayudarte. Pasado ese punto, la cirugía sería tu mejor opción.

Muchas personas tienen una combinación de catarata y degeneración macular. Si éste es tu caso, realiza los ejercicios orientados a estos trastornos durante dos o tres meses y observa si tu visión mejora. Si no es así y tu oftalmólogo te ha recomendado una intervención quirúrgica, deberás considerarlo con seriedad. La cirugía permitirá que penetre más luz a tus ojos, que es lo que la mácula necesita para evitar mayor degeneración. Por tanto, la operación puede resultar útil para ambos trastornos.

Tal vez te inclines a elegir la cirugía en vez de los ejercicios para la visión si sabes que tu catarata es muy densa. No permitas que este factor te desanime. Se ha comprobado que la densidad de una catarata no necesariamente se correlaciona con la cantidad de visión disponible. En otras palabras, puedes tener una catarata muy densa y, sin embargo, ver más y mejor que otra persona con una más ligera.

Algunas veces las cataratas aparecen junto con otras enfermedades. Lucy, una de nuestras clientas con esclerosis múltiple, se percató de que sufría también catarata. Le sugerimos que relajara los ojos mediante la aplicación de las palmas de las manos, de modo que añadió dos horas diarias de esta práctica a sus demás ejercicios. Debido a su esclerosis múltiple, había perdido fortaleza y equilibrio en su caminar, por lo que realizaba ejercicios para las piernas y la espalda. En apariencia, una combinación de mejoras en su circulación, funcionamiento neurológico y otros factores ocasionó que su catarata desapareciera en el transcurso de cuatro meses.

Cuando empieces a trabajar en mejorar tu visión, recuerda que lo único que esto puede ofrecerte son beneficios. Quizá lo logres a pesar de la catarata, al igual que lo ha hecho más de la mitad de la gente con la que hemos trabajado. Incluso podrías lograr eliminar la catarata del todo, aunque eso sucede rara vez. Pero, aun si no mejora tu visión, habrás aprendido mejores hábitos visuales, habrás relajado los ojos, los habrás liberado de la presión y habrás mejorado tu circulación. En resumen, te habrás regalado una mayor oportunidad de sobrepasar la cirugía con éxito. No perderás tiempo al trabajar en tu persona. Si puedes dedicar dos semanas a trabajar de manera intensiva con tus ojos, es probable que te beneficies en gran medida.

La ubicación de tu catarata ejerce más impacto en tu visión que su tamaño. Una catarata central por lo general ocasiona que la visión sea más borrosa que una periférica. Sin embargo, la pregunta más importante es: ¿cuál es la calidad de tu visión? ¿Hasta qué grado se ha vuelto borrosa o más tenue? La catarata obstaculiza la penetración de la luz en la retina. Es probable que te esfuerces para ver debido a la falta de luz.

Recomendamos que tu primer ejercicio esencial sea el de aplicación de las palmas de las manos, ejercicio 8.5 del capítulo sobre visión (*Sanación personal*). Debemos insistir en el carácter esencial de la relajación en la sanación de la catarata.

Practica la aplicación de las palmas durante al menos 20 minutos a la vez, varias veces al día.

El siguiente ejercicio que nos parece útil, pero que se considera controversial, es tomar sol, mucho sol. Muchos creen que la luz del sol de hecho causa catarata y, por tanto, intentan evitarla a toda costa. Nosotros creemos que lo que resulta perjudicial no es la luz del sol sino nuestra reacción a ella: los ojos que no se han acostumbrado a una luz de sol fuerte bizquean. Es esa tensión de los ojos para no dejar pasar el destello lo que resulta perjudicial. Esto se analiza en detalle en el capítulo sobre visión (*Sanación personal*), en la sección baño de sol, ejercicio 8.6. Por desgracia, casi todas las personas que sufren catarata tienden a tensarse ante la luz aún más que la persona promedio, cuando, de hecho, la luz es lo que más necesitan.

Lee la sección sobre el baño de sol y después analiza este ejercicio con tu oftalmólogo; no experimentes con él si el médico se opone. Si lo aprueba, sigue las instrucciones del capítulo sobre visión (*Sanación personal*) tanto para tomar el sol como para mirar el cielo, ejercicio 8.7. Durante el primero, siempre dale masaje a tu cara: alrededor de los ojos, en las sienes, mejillas y frente, y detrás de las orejas. También puedes pedir a un miembro de tu grupo de apoyo que te vigile mientras tomas el sol, para asegurarse de que no bizquees al enfrentarte a éste. Relajar los músculos alrededor de tus ojos permite que penetre más luz y, en consecuencia, ayuda en gran medida a tu visión. Para ver en realidad la diferencia, toma el sol durante un minuto y observa el color que ves con los ojos cerrados. ¿Es amarillo? ¿Naranja? ¿Rojo? Ahora tensa los músculos alrededor de tus ojos y apriétalos lo más que puedas. ¿Provoca esto que todo parezca más oscuro, aunque tus ojos hayan estado cerrados desde el principio? Después, relaja esos músculos, sin abrir los ojos, y comprueba qué color ves ahora. ¿Es más brillante? Esto significa que penetra más luz, puesto que tus músculos faciales lo permiten. Tal vez no te percates de ello, pero es muy probable que de manera inconsciente tensiones los músculos de tus ojos todo el tiempo. Tomar sol puede hacer que tus ojos se sientan tan cómodos con la luz que en forma gradual pierdas ese bizqueo inconsciente.

Es probable que uno de tus ojos sea más funcional que el otro. De ser así, aun si tienes catarata en ambos ojos, te beneficiarás con los ejercicios 8.13 a 8.19 (*Sanación personal*), orientados a equilibrar el uso de tus ojos y limitar el dominio del ojo más fuerte en tanto que se refuerza al más débil. También puedes practicar en forma ocasional el ejercicio 8.12, que consiste en tapar el ojo más fuerte. Asimismo, lee las secciones sobre los ejercicios de desplazamiento y de visión distante, y practícalos para ver cuáles te parecen más útiles. Después podrás añadirlos a tu régimen de ejercicios. Programa trabajar en tus ojos unas dos horas al día; el trastorno que deseas remediar no es sólo funcional sino orgánico, y cambiarlo requiere dedicación.

La vista cansada ejerce estrés no sólo sobre los ojos sino sobre todo el cuerpo. Debido a ello sugerimos que recibas un masaje corporal, el cual debe incluir algo de masaje facial, dos veces a la semana. Puedes intercambiar masajes con miembros de tu grupo de apoyo u obtener ayuda de un terapeuta masajista profesional.

Catarata congénita

La catarata congénita puede ser resultado de enfermedades, de factores genéticos o de causas desconocidas. Un niño con visión normal puede, a las ocho semanas de nacido, ver el rostro de una persona a unos 60 o 90 centímetros. El cerebro del infante está programado para esperar ver igual de bien en este momento. Si algo, como una catarata, bloquea la visión en esta etapa, no ocurre el desarrollo visual normal. Éste depende tanto de los ojos como del cerebro y si este último no recibe el estímulo esperado de los ojos, se desarrolla un patrón visual que puede generar como resultado una mala visión para toda la vida.

El estrés resultante sobre el nervio óptico también puede ocasionar nistagmo, o movimiento involuntario del ojo. (El nistagmo, por cierto, sólo se desarrolla en los seres humanos. Sin embargo, otros animales desarrollan mala visión si se les priva de los estímulos apropiados en la etapa crítica.)

Si la catarata congénita es densa y está localizada en la parte central, la práctica general consiste en quitar el cristalino mediante una cirugía dentro de las primeras semanas de la vida del infante, y recetar lentes de contacto de inmediato. Esto le permite al cerebro recibir de los ojos la información que necesita en el momento en que la requiere. Si no surgen complicaciones por la cirugía, es posible que con el tiempo el niño tenga visión normal o casi normal. Puesto que es del todo irrealista esperar que un infante se beneficie de los ejercicios de visión en tan corto tiempo —menos de ocho semanas—, la cirugía es muy recomendable.

Sin embargo, es posible que tu hijo se beneficie en gran medida de los ejercicios de visión después de recuperarse de la cirugía. Un ojo sin cristalino, que depende de poderosos lentes de contacto casi desde el nacimiento, con certeza es más vulnerable que un ojo normal, y los ejercicios oculares le brindarán un buen apoyo. Después de la cirugía también puede presentarse glaucoma o desprendimiento de retina, casos en los que ayudan las medidas preventivas. Nunca es demasiado temprano para comenzar a fortalecer los ojos de tu hijo. Tu primera meta es proporcionar la mayor cantidad posible de relajación para sus ojos. Tu segundo objetivo es desarrollar la capacidad del ojo de adaptarse —es decir, de cambiar de la visión cercana a la distante y a la vez mantener la claridad—, a pesar de la falta del cristalino o lentes naturales. Si se hace esto, es posible que en determinado momento se reduzca la graduación de los lentes de contacto.

Lee con cuidado el capítulo sobre visión de *Sanación personal*, más que para aprender ejercicios específicos, para entender los conceptos que los sustentan. Puedes ayudar a los ojos de tu bebé a relajarse al aplicar las palmas de tus manos sobre ellos mientras duerme y darle un suave masaje a su cara. Puedes ayudarlo a aprender a desplazarlos, al hacer que observe lo que se mueve: olas, nubes, papalotes, pájaros, perros, móviles, personas bailando o corriendo o incluso sólo tus dedos en movimiento. Por lo regular podrás captar el interés y la atención de tu ojo con sólo interesarte en algo tú mismo; por consiguiente, presta atención a lo que se mueve y atrae la atención de tu bebé a ello también. Cuando crezca un poco más, puedes rodar o lanzarle una pelota y hacer que te la devuelva. Puedes señalar detalles en sus libros de imágenes, como la cola o las orejas o las manchas de un perro.

Mantén los lentes de contacto en los ojos del niño durante los ejercicios de visión hasta que cumpla cinco años. A esa edad su desarrollo mental y visual habrá avanzado lo suficiente como para permitirle participar en los ejercicios sin ellos y beneficiarse al practicarlos. Sin los lentes, podrás practicar la aplicación de las palmas y el baño de sol, pero concéntrate sobre todo en el desplazamiento; anima a tu hijo a seguir con los ojos los objetos en movimiento, observar los detalles de los objetos grandes, como los árboles y las casas, y los pequeños, como flores, juguetes, cuadros, rocas o cualquier cosa que le interese. También puedes animarlo a mirar objetos distantes, aunque no los distinga con claridad. Deberás estar preparado para dedicar de dos a cuatro horas al día a trabajar en la visión de tu hijo, pero, por fortuna, una buena parte puede hacerse mientras salen a caminar, juegan, leen cuentos o incluso ven televisión. De vez en cuando, deberás llevar al niño a que le examinen los ojos, para comprobar si es posible reducir la graduación de sus lentes de contacto. Algunos oftalmólogos son más comprensivos al respecto que otros, de modo que solicita una segunda opinión antes de renunciar a esta reducción. El estrabismo y el nistagmo pueden presentarse como efectos colaterales de la catarata. Si tu hijo padece alguno de estos males, consulta las secciones apropiadas de este capítulo.

Si la catarata se desarrolla más tarde en la niñez, la cirugía puede posponerse por un periodo más largo que en la infancia, puesto que el necesario desarrollo temprano cerebro-ojo ya ha ocurrido. Con la aprobación de tu oftalmólogo, puedes dedicar unos tres meses a trabajar de manera intensiva con los ejercicios que hemos sugerido. Si ves que la visión de tu hijo mejora como resultado de los mismos, pregunta al especialista si la cirugía puede posponerse indefinidamente mientras el niño continúa con la práctica de los ejercicios. Recuerda que éstos no sólo se dirigen a la catarata: fortalecen el ojo en su conjunto y entrenan a tu hijo en hábitos visuales que mejorarán su visión durante toda su vida.

Cirugía sin éxito

Algunas veces la cirugía puede provocar cicatrices, desprendimiento de la retina o glaucoma. Si sufres alguno de estos problemas, analiza las secciones sobre desprendimiento de la retina y glaucoma incluidas en este capítulo. El ejercicio que más recomendamos para la recuperación es la aplicación de las palmas de las manos, bien sea que el daño sea leve o serio. Lo más pronto posible después de la cirugía, comienza a aplicar las palmas de las manos sobre tus ojos durante unas tres horas al día, en sesiones de por lo menos 20 minutos cada una. Después de dos semanas, añade ejercicios del capítulo sobre visión (*Sanación personal*), en particular del 8.13 al 8.19, para estimular y fortalecer el ojo más débil. Dar masaje a la parte superior de tu cuerpo también servirá para promover la sanación.

Aprende de tus experiencias. Si has sufrido desprendimiento de la retina como resultado de la cirugía de cataratas en un ojo, sé precavido en cuanto a operar el otro.

ASTIGMATISMO

El astigmatismo es generado por una córnea de forma irregular. Creemos que, al igual que muchos otros problemas de la visión, es causado y perpetuado sobre todo por estrés. Hay varios ejercicios útiles en particular para el astigmatismo.

Comienza por poner a prueba tu visión con una carta optométrica estándar y observa cuál es la última línea inferior que ves con claridad. Después practica los ejercicios del capítulo sobre visión; todos serán útiles para ti. Si eres hiperópico, practica el régimen recomendado en la sección correspondiente de este capítulo. Realiza estos ejercicios básicos hasta que leas por lo menos dos líneas más abajo en el cartel de lo que podías hacerlo en un inicio.

Las personas que han logrado reducir su miopía a menudo descubren que su astigmatismo se vuelve más notorio para ellas. En vez de ver una mancha borrosa general, ahora ven imágenes dobles o incluso múltiples. Esto no significa que el astigmatismo haya empeorado, sólo que la mente tiene más capacidad para distinguir u ordenar lo que los ojos han visto siempre.

En esta etapa debes hacer hincapié en el baño de sol. Los ojos que son demasiado sensibles a la luz tienden a evitarla, ejerciendo presión sobre los músculos a su alrededor e intensificando la distorsión de la córnea.

16.15

Este ejercicio es efectivo para el astigmatismo, aunque con frecuencia no se advierta avance alguno por un tiempo, seguido por una mejoría repentina y significativa. Necesitarás una carta optométrica y una pequeña página con letras impresas muy grandes en ella, de un centímetro a dos centímetros y medio de tamaño. Coloca el cartel a una distancia a la que alcances a leer varias líneas en tanto las otras se ven borrosas y lee las letras de ahí, una por una. Practica el desplazamiento como en el ejercicio 16.4. En ocasiones pasa rápidamente la página con las letras grandes frente a ti. No la mires, pero no te esfuerces por no hacerlo. De vez en cuando tu cerebro puede elegir concentrarse en ella y tal vez reconozca una letra aunque se haya movido rápido. Como mencionamos, es posible que necesites varias sesiones antes de que esto suceda. El astigmatismo crea un aspecto borroso. Pasar rápidamente la página frente a tus ojos crea una mancha artificial y es posible que tu cerebro encuentre una manera de enfocarse a través de ella.

NISTAGMO

Ambos autores, así como muchas otras personas que padecen nistagmo, o movimiento ocular involuntario, han podido reducir este trastorno en forma drástica. Una reducción en él produce también, de manera automática, mejoría en la agudeza visual. Sin embargo, no conocemos a persona alguna que haya eliminado el nistagmo por completo por medio de ejercicios. Nos gustaría saber si alguien lo ha logrado.

Las personas que han padecido nistagmo desde el nacimiento o la infancia por lo general ven mal; suelen padecer miopía, astigmatismo y visión doble. El desarrollo de la visión resultó obstaculizado en esta etapa temprana y crucial, lo cual provoca que el padecimiento sea difícil de corregir… pero puede lograrse, con mucho trabajo. Maureen, cuyo nistagmo era un trastorno genético, lo redujo en 60 por ciento. Meir, cuyo padecimiento era un trastorno secundario resultado de la catarata, lo ha reducido en más de 80 por ciento.

Comienza con largas sesiones de aplicación de las palmas de las manos. Es probable que te hayas percatado de que tu nistagmo empeora cuando estás cansado o perturbado; este trastorno está relacionado de cerca con el sistema nervioso. Tal vez más en el caso del nistagmo que en cualquier otro, la aplicación de las palmas relaja no sólo los ojos sino también la mente y sirve casi como meditación. Ambos hemos experimentado saltos dramáticos de mejoría de la visión después de sesiones my largas (seis horas) de aplicación de las palmas. Debido a la fuerte conexión entre los ojos y el sistema nervioso que se presenta en el nistagmo, recomendamos con firmeza que trabajes a la vez con los ejercicios del capítulo sobre el sistema nervioso. Son difíciles pero gratificantes; te brindarán la combinación de relajación y control que resulta esencial para aliviar el nistagmo.

Todos los ejercicios del capítulo sobre visión de *Sanación personal* son esenciales, pero ninguno lo es tanto como el baño de sol (8.6). Por lo regular el nistagmo se relaciona con la hipersensibilidad a la luz, por lo que es crucial que entrenes a tus ojos a sentirse cómodos con ésta. Tanto el baño de sol como el mirar el cielo (ejercicio 8.7) son útiles en extremo. Elige horas en las que la luz del sol no sea demasiado fuerte, toma descansos frecuentes para aplicar las palmas de las manos durante la sesión de baño de sol y masajea tu frente con frecuencia. Si no lo haces, tan sólo aumentarás tu sensación de incomodidad, te esforzarás con la luz y el nistagmo empeorará. Por otra parte, si lo haces, encontrarás que este ejercicio es más útil que ningún otro.

También te recomendamos que dediques tiempo a trabajar con los ejercicios descritos en la sección de estrabismo de este capítulo.

La mayoría de las personas con nistagmo no estaría consciente del problema si otros no le dijeran que lo tiene. El cerebro aprende muy pronto a ignorar el movimiento en las imágenes visuales enviadas por los ojos. En casi todos los casos, la persona con nistagmo no percibe el movimiento ocular, no ve que el entorno se mueve y a menudo no percibe el nistagmo cuando se mira al espejo, incluso cuando alguien más que está detrás de ella y mira el espejo al mismo tiempo lo ve con claridad. En el caso de Maureen, la primera vez que se dio cuenta de cómo se veía su nistagmo fue cuando le pidió a su amiga que la mirara a los ojos y siguiera su movimiento. Al observar los ojos de su amiga comenzar a moverse de un lado a otro, se enteró de lo que los suyos lo habían hecho durante 19 años.

Entonces, ¿cómo controlar un trastorno que en cierto nivel es casi mítico? En primer lugar, tienes que adquirir conciencia física de él. Cuanto más estés consciente de él, más podrás controlarlo. Esto se ha demostrado con máquinas de biorretroalimentación, pero no necesitas una de ellas cuando cuentas con tus propios ojos, manos y nervios.

16.16

Cierrra los ojos, respira hondo y toca tus párpados cerrados con mucha suavidad con tus dedos índice y medio. Siente si tus ojos se mueven o permanecen fijos. Cuanto más ligero sea tu toque, más podrás sentir, ya que demasiada presión interfiere con el movimiento acostumbrado. Incluso si tus ojos están fijos por completo, has comenzado a atraer la atención de tu mente consciente hacia el nistagmo... un primer paso importante.

16.17

Enseguida, mírate al espejo; éste es otro aparato de biorretroalimentación que resulta muy económico. Si tienes que mirar muy de cerca, está bien; de otra manera, aléjate unos 20 centímetros. En vez de intentar ver los globos de tus ojos, mira el puente de la nariz, justo entre los ojos y arriba de ellos. Si te concentras en esta área podrás ver el movimiento de tus ojos. Ahora puedes concentrarte en intentar controlarlos. Respira profundo, deja caer los hombros y relaja el cuerpo. Algunas veces es útil hacer rotaciones de cadera: mover la parte inferior del cuerpo, de las caderas hacia abajo, en círculos, como en el baile de ombligo, y mantener quieta la parte superior del cuerpo; mientras tanto, continúa observando el puente de tu nariz en el espejo. Este ejercicio es bueno para el equilibrio, la postura, la columna vertebral y el sistema nervioso central. Sigue los movimientos de tus ojos e intenta aminorarlos, dirigirlos y fijarlos. Algunas personas lo han conseguido, durante periodos cortos, en el primer intento; otras necesitan mucho más tiempo. Sin embargo, al fin y al cabo, este ejercicio es drásticamente efectivo. Ahora bien, incluso si tienes éxito, no lo hagas por más de unos cuantos minutos. Descansa y después realízalo con frecuencia durante todo el día.

Maureen recomienda de corazón el ejercicio del espejo. Cuando llegó a su primera sesión con Meir, le preocupaba que éste fuera un charlatán y no ayudó mucho el hecho de que él llegara media hora tarde a la sesión.

Nerviosa e irritada, Maureen le dijo:

—Por favor, ¡necesito creer en usted, hay gente que piensa que podría ser un charlatán!

—Si alguien va a ser charlatán aquí será usted, porque será quien realice todo el trabajo —replicó Meir.

Es bueno que cualquier persona involucrada o interesada en la sanación personal recuerde este episodio. En ese momento, Maureen comenzó a sospechar que había llegado al sitio correcto. El primer ejercicio —el del espejo— se lo confirmó. Por primera vez en su vida pudo ver el movimiento de sus ojos. Además, logró percibir que éste se reducía en cierta medida cuando ella, de manera consciente, los dirigía para que lo hicieran. Los efectos duraban el resto de ese día y parte del siguiente. No ha dejado de mejorar desde entonces. El trabajo conjunto de sanación personal ha durado el mismo tiempo.

EPÍLOGO

El libro que acabas de leer, así como el de *Sanación personal*, son diferentes de cualquier otro libro de ejercicios. Creemos que te serán útiles toda la vida. Contienen programas para muchas necesidades distintas: para padecimientos tan diversos como la distrofia muscular y la degeneración macular; para mejorar habilidades como correr o tocar el arpa.

Has comenzado con las secciones dirigidas a tu propio problema u objetivo. Es probable que al trabajar con los ejercicios contenidos en esas secciones, hayas empezado a experimentar un cambio sutil —o quizá dramático— en tu manera de relacionarte con tu cuerpo. Los libros pueden ayudarte a ampliar este cambio. Al entrar más en contacto con tu propia conciencia, tomarás este libro o el de *Sanación personal* para trabajar en tu respiración, para aprender cómo mejorar la circulación de tus pies fríos o cómo doblar la espalda, tan sólo porque nunca lo hiciste antes. Volverás a consultarlos en tiempos de crisis y momentos de crecimiento personal. En esas ocasiones, ejercicios que tal vez te hayan parecido irrelevantes se convertirán justo en lo que necesitas.

La mejor manera de acercarse a estos libros es en etapas. Comienza con las secciones que se relacionan con tu objetivo actual y trabaja con minuciosidad en esos ejercicios. Después continúa con todo su contenido, de principio a fin, y selecciona los ejercicios que te parezcan más útiles. Tu conciencia cinestésica en desarrollo, es decir, el sentido de dónde y cómo necesita moverse tu cuerpo, te guiará. Escribe tu programa de ejercicios y realízalos con consistencia. Evita practicarlos de manera mecánica o inconsciente. Cada movimiento de tu programa puede profundizar tu conciencia local.

La tercera etapa de tu recorrido por la sanación personal consiste en consultar los libros de nuevo, de principio a fin. Ahora, la experiencia será por completo diferente. Para este momento habrás practicado la sanación personal durante un año o dos y tendrás un cuerpo muy diferente. Tu comprensión de tus necesidades corporales será más profunda, más holística. La conciencia cinestésica de nuevo te dirá cuál deberá ser el paso siguiente: si la cultivas, tu práctica de sanación personal nunca perderá interés. Quizás el paso siguiente sea descubrir que los ejercicios para la visión alivian tu dolor crónico en la parte inferior de la espalda o que los ejercicios para la espalda sanan tu muñeca. La conexión que parecía extraña puede empezar a adquirir sentido.

La última etapa consiste en desarrollar tus propios ejercicios. Ahora contarás con un gran fondo de conocimiento del cual echar mano. Te moverás con espontaneidad, desprendiéndote de tus pensamientos y limitándote a sentir, a escuchar y a responder. Cuando Meir, en su adolescencia, llegó a esta etapa, dejó que los movimientos surgieran libres, experimentó los resultados y después se percató de "para qué" servían los nuevos ejercicios. Cada uno de los incluidos en estos libros fue descubierto por alguien de esta manera. Estos momentos de experimentación y descubrimiento enseñarán a tu mente lo que tu cuerpo necesita. Te liberarán de los patrones de movimiento autolimitantes que adquiriste con la experiencia, el hábito y la cultura, patrones que contribuyen a la disfunción y la enfermedad.

Cuando goces de estos momentos, comunícate con nosotros. Nos dará mucho gusto saber de ti, escuchar y aprender, o aclarar tus dudas. Puedes escribirnos o llamarnos al Center for Self-Healing, 1718 Taraval Street, San Francisco, CA 94116, Estados Unidos, teléfono (415) 665-9574, fax (415) 665-1318. También es muy probable que puedas hablar con Meir en persona, pues viaja mucho. Si solicitas que te incluyamos en nuestra lista de correos, te mantendremos informado de los seminarios, conferencias y clases programados para la zona en la que vives. Es probable que cerca de ti haya algún practicante a quien puedas consultar.

Tu trabajo de sanación personal es algo de lo más importante que puedes hacer. Dedícale el tiempo y la atención que requiere. Se trata de un proceso para toda la vida, una transformación continua en la cual cambias tú y el mundo del que formas parte. La energía que creas en el movimiento transforma la materia que es tu cuerpo. Cada vez más, entras en armonía con el movimiento incesante de la Naturaleza, la Tierra, el Universo. Moverse en formas nuevas es renacer a cualquier edad, una y otra vez.

Índice analítico